实用中医辨证诊疗学

SHIYONG ZHONGYI BIANZHENG ZHENLIAOXUE

吴筱枫　主编

汕頭大學出版社

图书在版编目（CIP）数据

实用中医辨证诊疗学 / 吴筱枫主编. -- 汕头 : 汕
头大学出版社, 2019.1
ISBN 978-7-5658-3818-7

Ⅰ.①实… Ⅱ.①吴… Ⅲ.①辨证论治 Ⅳ.
①R241

中国版本图书馆CIP数据核字(2019)第029503号

实用中医辨证诊疗学
SHIYONG ZHONGYI BIANZHENG ZHENLIAOXUE

主　　编：吴筱枫
责任编辑：宋倩倩
责任技编：黄东生
封面设计：蒲文琪
出版发行：汕头大学出版社
　　　　　广东省汕头市大学路243号汕头大学校园内　　邮政编码：515063
电　　话：0754-82904613
印　　刷：朗翔印刷（天津）有限公司
开　　本：880mm×1230mm　1/32
印　　张：10.25
字　　数：366千字
版　　次：2019年1月第1版
印　　次：2019年9月第1次印刷
定　　价：60.00元
ISBN 978-7-5658-3818-7

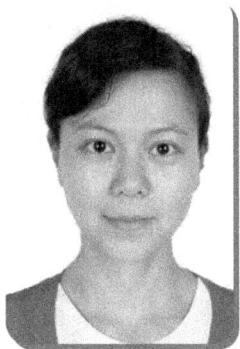

吴筱枫

　　女，博士研究生，讲师，中华中医药学会内经分会会员，世界中医药学会联合会中医药文献与流派研究分会会员，贵州养生创新人才团队成员，贵阳中医学院中医文化学科成员。从事中医理论相关课程教学、临床、科研十余年。先后发表相关学术论文九篇，主持参与各级各类科研、教改项目七项。

　　中医学是中国传统文化中的一颗璀璨明珠,凝聚了几千年来中国人民与疾病做斗争的丰富经验,是中国优秀文化的一个重要组成部分,为中华民族的繁衍昌盛做出了巨大的贡献。在长期的医疗实践中,经无数的中医人不断总结和提炼,中医学形成了自己独特的理论体系,临床疗效十分显著。

　　为了反映中医的理论体系,本书全部沿用中医病证名称,依次介绍了八纲辨证、脏腑辨证、治疗原则与方法、心脑病证、肺系病证、脾胃病证、肝胆病证、肾系病证,每种病证分病因病机、诊断方法、辨治要领等项叙述。全书力争体现严谨科学、与时俱进的创新性,紧密结合临床实践的实用性,把握学科进展和诊治水平的先进性三个特点。

　　由于水平有限,加之时间紧迫,书中难免有缺点错误,希望读者在临床实践中不断总结经验,提出宝贵意见,帮助本书进一步完善。

吴筱枫

贵阳中医学院

2018 年 10 月

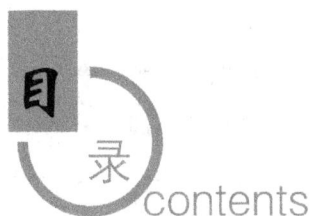

目录 contents

总论

第一章

中医辨证

第一节 八纲辨证

八纲指表、里、寒、热、虚、实、阴、阳八个辨证的纲领。八纲辨证是医者通过对四诊所获得的各种病情资料进行综合分析，进而用表、里、寒、热、虚、实、阴、阳这八类证候归纳说明病变部位在表在里、病情性质属寒属热、邪正关系属虚属实、疾病类别属阴属阳以及病变过程中正邪双方力量对比等情况的辨证方法。它们是从各种具体证候的个性中抽象出来的带有普遍规律的共性证候，较为突出地反映了中医学的辨证法思想。因此，学习和掌握八纲辨证，对整个辨证体系的学习和运用具有指导性意义。

尽管疾病的证候极其复杂，但基本上都可用八纲来加以归纳。因按疾病类别划分，非属阳即属阴；从大体病位来看，总离不开表或里；从病情性质来辨，不外乎寒与热；从邪正盛衰来讲，有虚有实。因此，八纲辨证起到了执简驭繁、提纲挈领的作用。

一、表里辨证

表里辨证是辨别疾病病位和病势转归的两个纲领，其中病位的表与里是相对而言的。凡病变在机体的皮毛、肌腠、经络相对为外，属表，其病较轻浅；病变在脏腑、气血、骨髓相对为内，属里，其病较深重。所以在外感病过程中，表证入里为病进，里证出表为病退，这在伤寒六经辨证和温病卫气营血辨证中很重要。

（一）表证

表证是病位浅在肌表的一类证候，一般指六淫之邪从皮毛、口鼻侵入人体而引起的外感病初起阶段。因此，表证往往具有起病急、病程短、病情轻、病位浅的特点，病性一般属实，故多数能较快治愈。若外邪不解，则可进一步内传，成为半表半里证或里证。

（二）里证

里证指病位在内（脏腑、气血、骨髓等）的一类证候，多见于外感病中、后期或内伤杂病。里证范围广泛，可以说凡不是表证的特定证候一般都可归属于里证的范畴，即所谓"非表即里"。里证一般起病较缓，病程较长，病情较重，病证复杂。

里证的成因：一是外邪袭表，表邪不解内传入里；二是外邪直接入里，侵犯脏腑气血，即为"直中"；三是情志、饮食、劳倦内伤，直接损伤脏腑气血。里证具体证候的辨别必须结合气血辨证、脏腑辨证等方法，才能进一步明确。相对表证来说，里证的病因复杂，病位广泛，病情较重，故治法较多，一般难以在短时期内取效。

（三）表证与里证鉴别

辨别表证和里证，主要审察其寒热特点，以及舌象、脉象等变化。一般来说，外感病中发热、恶寒同时并见的属表证；但热不寒或但寒不热的属里证；表证舌象变化不明显，而里证则舌象变化较多；表证多见浮脉，里证则多见沉脉或其他脉象（表1-1）。

表1-1　表证与里证的比较

证型	临床表现	舌象	脉象
表证	发病急，病情轻，病程短，恶寒、发热并见	舌苔薄白	浮脉
里证	发病缓，病情重，病程长，但寒不热或但热不寒	舌苔多样	沉脉

（四）表证与里证的关系

在疾病的发展过程中，在一定条件下，表里之间可以相互传变。若表证不解，内传入里，出现里证，即为由表入里。如外感风寒表证，初见恶寒发热、鼻塞清涕等症，继而不恶寒反恶热，并见烦躁、渴饮、舌红苔黄、尿赤等症，表明表寒入里化热。某些里证，病邪从里透达于肌表，则为由里出表。如里证内热烦躁、咳逆胸闷，继见发热汗出，疹子透露，而后烦热减轻，表明治疗护理得当，机体正气增强而抗邪向外透达。若表证和里证在同一个时期出现，则为表里同病。

一般而言，表证入里表示病势加重；里邪出表，说明邪有出路，病势减轻，预后较好。

二、寒热辨证

寒热是辨别疾病性质的两个纲领。寒证与热证反映机体阴阳的偏盛偏衰，故辨寒热实际上是辨阴阳的盛衰。临床上只有辨明病证的寒热性质，才能给予正确的治疗。

（一）寒证

寒证指感受寒邪或阳虚阴盛，导致机体功能活动衰退所表现出的证候。寒证有实寒证与虚寒证之分。实寒证多为感受外界寒邪或过服生冷寒凉所致，其中寒邪袭于肌表，多为表实寒证；寒邪客于脏腑，多为里实寒证。虚寒证是因体质虚弱、内伤久病，阳气耗伤而致阴寒偏胜，也称阳虚证。

（二）热证

热证指感受热邪或久病阴虚，表现为机体的功能活动亢进的证候。热证有实热证与虚热证之分。实热证多由于火热阳邪入侵，或过服辛辣燥热之品，或情志过极等，使机体阳热之气过盛。其中风热之邪袭于肌表，多为表实热证；热邪盛于脏腑，则多为里实热证。虚热证是久病伤阴或房事劳伤，阴精耗损而致虚火偏亢，也称阴虚证。

（三）寒证与热证的鉴别

寒证与热证是机体阴阳盛衰的反映，是疾病性质的主要体现，故寒热证的鉴别不能孤立地根据某一症状做出判断，应对疾病的全部表现进行综合考察，尤其是口渴与否、面色赤白、四肢温凉、二便、舌象、脉象等，这样才能得出正确的结论（表1-2）。

表 1-2　寒证与热证的比较

证型	临床表现	舌象	脉象
寒证	喜暖恶寒，面色多白，四肢不温，口多不渴，便溏溲清	舌淡苔白润	脉迟或紧
热证	喜凉恶热，面色多赤，四肢发热，口渴欲饮，便秘溲赤	舌红苔黄燥	脉洪或数

（四）寒证与热证的关系

寒证和热证是两种不同的证候类型，有着本质的区别。临床上除可见到单独的寒证和热证外，在一定条件下，寒证与热证可以相互转化或者相互错杂，甚至出现寒热真假的证候。

1. 寒热转化

寒证化热指原为寒证，后出现热证，而寒证随之消失的病理变化。如外感寒邪，开始身热恶寒、身痛无汗、苔白、脉浮紧，属表寒证；若未及时发散，邪入于内，可从阳化热，阳热内郁，则转化为热证。热证转寒指原为热证，后出现寒证，热证随之消失的病理变化。常见于邪热毒气深重，或因失治、误治，以致邪气过盛，耗伤正气，正不胜邪，阳气散失，故而转化为虚寒证。寒证与热证的相互转化的原因很多，如自身体质以及治疗得当与否等，但转化的关键还在于机体阳气的盛衰及邪正力量的对比状况。

2. 寒热错杂

在疾病的某一阶段，寒证与热证同时并存，称寒热错杂。由于证候的错杂中存在着矛盾的两方面，但均反映着疾病的本质，故应详辨寒热的程度及部位等，以便采取正确的治疗措施。寒热错杂临床常见有表寒里热证、表热里寒证、上热下寒证、上寒下热等。如外感风寒，头身疼痛，恶寒、无汗，鼻塞流涕等，此为表寒，若表邪不解内传入里，出现发热、咳喘、胸痛、吐痰黄稠等里热之症，即为表寒证与里热证并存。

3. 寒热真假

在病情危重阶段，可以出现一些与疾病本质相反的"假象"症候，此假象掩盖了疾病病情的真象。

真热假寒指因邪热内盛，阳气郁闭于内而不能布达于外而见到的内真热外假寒的证候，即"阳盛格阴"证。其特点是"热深厥亦深"，临床可见四肢厥冷、恶寒、神识昏沉、面色紫暗、脉沉迟等似为阴寒证的症候，但必有高热、胸腹灼热、口臭息粗、口渴引饮、小便短黄、舌红苔黄而干、脉搏有力等里热证的表现。

真寒假热指因阴盛阳虚，虚阳浮越于外而见到的内真寒外假热的证候，即"阴盛格阳"证。临床可见身热面红、口渴咽痛、脉浮大等颇似阳热证的表现，但身热反欲盖衣被、口渴喜热饮、脉大而无力，并可见四肢厥冷、小便清长、下利清谷、舌淡苔白等一派里寒的症候。

三、虚实辨证

虚实是辨别邪正盛衰的两个纲领，主要反映病变过程中正邪相争过程中双方力量的对比状况。虚指正气不足；实指邪气盛实。正如《素问·通评虚实论》所说"邪气盛则实，精气夺则虚"。通过虚实辨证，可以了解病体的邪正状态，为治疗提供依据。

（一）实证

实证主要是邪气亢盛所表现出的证候。当机体感受外邪，或疾病过程中阴阳气血失调而以阳、热、滞、闭等为主，或体内痰饮、瘀血、食积等病理产物蓄积，以致邪气盛实、正气不虚，邪正斗争剧烈，即可形成实证。实证表现为有余、强烈、停聚等特点，临床上一般新起、暴病多实证，病情急剧者多实证，体质壮实者多实证。

（二）虚证

虚证是机体正气不足所表现的各种虚弱证候的概括。人体正气包括阳气、阴液、精、血、津液等，故阳虚、阴虚、气虚、血虚、精亏等均属于正虚的范畴。虚证以不足、松弛、衰退、徐缓等为症候特征，临床一般久病、势缓者多虚证，耗损过多者多虚证，体质素弱者多虚证。

（三）虚证与实证的鉴别

虽然虚、实证有着本质的差别，但还应从临床表现上加以鉴别（表1-3）。

表1-3 虚证与实证的比较

证型	临床表现	舌象	脉象
虚证	面色苍白，精神萎靡，久病体弱，声低息微，身倦乏力，心悸气短，失眠健忘，自汗盗汗，遗精遗尿，疼痛喜按	舌质淡嫩，无苔或少苔	细弱
实证	形体壮实，精神兴奋，声高气粗，胸腹胀满，疼痛拒按，小便不利，大便秘结	舌苔厚腻	大而有力

（四）虚证与实证的关系

虚证与实证虽有正衰与邪盛的区别，但在疾病发展过程中，邪气与正气是相互影响的，因此，在一定条件下，可以发生虚实转化，而见到虚实错杂之证和虚实真假的病机特点。

1. 虚实转化

在疾病发展过程中，由于正邪力量对比的变化，实证可以转变为虚证，虚证亦可转化为实证。实证转虚是先表现为实证，由于失治、误治等原因，致使病邪耗伤正气，或病程迁延，邪气渐却，阳气或阴血已伤，病证渐由实证转为虚证。虚证转实指本为虚证，因正气不足、气化失常，以致病理产物等停积体内，而表现出某些"实"的症候，多属于虚实夹杂的范畴。

2. 虚实错杂

凡虚证中夹有实证，或实证中夹有虚证，以及虚实并见的，都属虚实错杂证。例如表实里虚、表虚里实、上实下虚、上虚下实等。虚实错杂的证候治疗上应攻补兼施。

3. 虚实真假

当病情发展到比较严重阶段或比较复杂时，有时会出现虚实真假的情况。真实假虚指疾病本质为实证，反见某些虚弱的征象。如患者虽然神情淡漠少言，但言语时声高气粗；腹痛身屈曲，但按之痛剧；脉沉细，但重按有力。真虚假实指疾病本质为虚证，反见某些实盛之征象。多因脏腑虚衰，正气虚甚，气机不运导致闭阻不通，见腹部胀满、呼吸喘促、二便闭涩等实证。即所谓"大实有羸状""至虚有盛候"。

四、阴阳辨证

阴阳是病证归类的两个基本纲领。因阴阳分别代表事物相互对立的两个方面，虽然临床证候复杂多变，但总不外于阴阳两大类别，而诊病之要也必须首先辨明其属阴属阳，因此，阴阳两纲可以统括表里、寒热、虚实六纲，故为八纲之总纲。《素问·阴阳应象大论》说"善诊者，察色按脉，先别阴阳"。

（一）阴证与阳证

1. 阴证

临床上凡疾病表现为抑制、沉静、衰退、晦暗等特点，辨证属于里证、寒证、虚证，均可归属为阴证的范畴。

2. 阳证

凡疾病表现为兴奋、躁动、亢进、明亮等特点，辨证属于表证、热证、实证，都可归属为阳证的范畴。

3. 阴证与阳证的鉴别

临床上为了更好地辨证，常根据患者症状和体征表现的特点，用阴证和阳证对病情进行归类，从而起到提纲挈领和对比鉴别的作用（表1-4）。

表1-4 阴证与阳证的比较

证型	临床表现	舌象	脉象
阴证	面白黯淡，身倦乏力，声低气短，畏寒怕冷，身重思卧，食少不渴，便溏溲清	舌淡苔润	脉沉、迟、细、弱
阳证	面红颧赤，神躁不安，声高多言，呼吸喘促，口渴唇燥，心烦躁扰，便秘尿少，拒按身热	苔黄燥裂	脉浮、洪、数、滑、实

（二）阴虚证与阳虚证

1. 阴虚证

阴虚指体内津、液、精、血等阴液亏少，脏腑组织失养，功能减退所表现出的虚热证候，也称虚热证。多因热病后期，或杂病日久，耗伤阴液；或五志过极，房事不节等，阴液暗耗而致。阴虚证常见有心阴虚、肺阴虚、胃阴虚、肝阴虚、肾阴虚等证型，具有病程长、病势缓等虚证的特点。

2. 阳虚证

阳虚指机体阳气亏损，其温煦、推动、蒸腾、气化等功能减退所表现出的证候，亦称虚寒证。多由久病不愈，伤及阳气；或久居阴寒之处，阳气渐耗；或因年高，命门之火不足以致阳气受伤。阳虚证常见有心阳虚、脾阳虚、胃阳虚、肾阳虚等证型。

3. 阴虚证与阳虚证的鉴别

阴虚、阳虚除了见有"虚"的证候外，阴虚还表现有热象，阳虚还表现有寒象，但与实寒证和实热证有本质的区别，鉴别见表 1-5。

表 1-5　阴虚证与阳虚证的比较

证型	临床表现	舌象	脉象
阴虚证	午后潮热，两颧发红，手足心热，心烦失眠，盗汗，咽干口燥，尿短黄，大便干结	舌红少苔	脉细数
阳虚证	畏寒肢冷，神倦面白，口淡不渴，便溏溲清，水肿，乏力，自汗，气短，懒言	舌淡胖苔白滑	脉沉迟或细弱

（三）亡阴证与亡阳证

1. 亡阴证

指机体阴液大量耗损，阴液严重匮乏而欲竭所表现的危重证候。多由久病阴液亏虚，或因壮热不退、吐泻太过、大汗不止、严重烧伤等，致阴液暴失而成。所涉及的脏腑多与心、肝、肾等有关。若救治不及时，势必造成阳气亦随之而亡脱。

2. 亡阳证

指机体阳气过度消耗而表现出阳气欲脱的危重证候。多因阴寒之邪极盛而致阳气暴伤，或因大汗、大失血、严重外伤等阴血消亡而阳随阴脱。一般多指心阳或肾阳亡脱。

3. 亡阴亡阳证的鉴别

亡阴与亡阳均出现在疾病的危重阶段，故应及时、准确地辨识，并积极救治。临床危重患者，若突然汗出不止，往往是亡阴或亡阳之先兆，根据汗出特点、身凉或身灼、面白或面赤、脉微或数疾等进行辨别（表1-6）。

表 1-6 亡阴证与亡阳证的比较

证型	临床表现	舌象	脉象
亡阴证	汗热而黏，如珠如油，身体灼热或四肢温和，面赤颧红，神烦躁绕，皮肤皱瘪	舌红而干	脉细数疾
亡阳证	冷汗淋漓，清稀而凉，肌肤不温或手足厥冷，面色苍白，神倦淡漠，呼吸气微	舌淡而润	脉微欲绝

亡阴证与亡阳证虽然临床表现有所不同，但由于阴阳互根的关系，亡阴则阳气必无所依附而散越，亡阳则阴液必无以化生而耗竭。所以亡阴可迅速导致亡阳，亡阳之后亦往往出现阴竭，最后因而导致"阴阳离决，精气乃绝"。

第二节 气、血、津液辨证

气、血、津液辨证是运用有关气、血、津液理论，对临床证候进行分析、综合，辨别因气、血、津液失调所致病证的辨证方法。由于气、血、津液是脏腑功能活动的物质基础，而其生成和运行又依赖于脏腑的功能活动，因此，在病理上，气、血、津液的病变，必然影响到脏腑的功能，而脏腑发生病变，也可影响到气、血、津液发生变化。

一、气病辨证

气的病证很多，一般可概括为气虚、气陷、气脱、气滞、气逆五种。引起的原因有外感六淫、内伤七情、饮食劳逸等，临床上主要表现为气的功能减退及气机运行失调两方面。

（一）气虚证

气虚证指元气不足，气的推动、温煦、固摄、防御、气化等功能减退，脏腑组织功能活动减弱所出现的虚弱证候。多由久病、重病或劳累过度使元气耗损；先天不足、后天失养使元气生成匮乏；老年精气自衰等造成。辨证要点为少气懒言，神疲乏力，动则加剧，舌淡，脉虚。此外，还应根据各脏腑的功能特点进一步分析，来确定气虚病变的具体脏腑部位，如心气虚、肺气虚、脾气虚、肾气虚等。

（二）气陷证

气陷证指气虚无力升举，清阳之气下陷所表现出的虚弱证候。本证为气虚的进一步发展，故辨证要点为内脏下垂，伴见气虚证一般表现。

（三）气脱证

气脱证指元气虚极欲散、脏腑功能衰竭所表现的危重证候。辨证要点为呼吸微弱，汗出不止，脉微欲绝。

（四）气滞证

气滞证指人体某部位或某脏腑的气机阻滞、运行不畅所表现出的证候。多由情志不舒、饮食失调、感受外伤、跌仆损伤等引起，另外，痰饮、瘀血、食积等的阻滞也可影响气机运行而出现气滞。辨证要点为胀闷、胀痛、窜痛。

（五）气逆证

气逆证指气机升降失常、气上逆而不降所表现出的证候。临床以肺气上逆、胃气上逆、肝气上逆多见。辨证要点为肺、胃、肝三脏的气机上逆。

气病证辨证归纳见表 1-7。

表 1-7　气病辨证归类简表

证型	主要证候	舌象	脉象
气虚	少气懒言，神疲乏力，气短自汗，动则加剧	舌淡	脉虚
气陷	少气乏力，腹部坠胀，脏器下垂，脱肛，子宫脱垂	舌淡	脉虚
气脱	呼吸微弱而无规则，或意识模糊，甚则昏不识人，面色苍白，口开目合，二便失禁	舌淡白苔白润	脉微欲绝
气滞	胸胁脘腹胀闷或胀痛、窜痛	舌淡红	脉弦
气逆	咳嗽气喘，或嗳气呃逆，或头痛头晕，或伴出血		

二、血病辨证

血病的常见证候不外乎血液不足和血行失常两方面，可概括为血虚证、血瘀证、血热证和血寒证。

（一）血虚证

血虚证指体内血液不足，或对机体脏腑经脉、四肢百骸的滋润濡养作用减弱而表现出的证候，多由各种原因造成的失血过多或生血不足所致。辨证要点为面色淡白或萎黄，头昏眼花，心悸失眠，舌淡脉细。

（二）血瘀证

凡离开经脉的血液，未能及时排出或消散而瘀于某处，或血液运行不畅，瘀积于脏腑经脉之内，均属瘀血。由瘀血引起的病证，称为血瘀证。瘀血形成的原因很多，临床表现也不尽相同。辨证要点为痛如针刺，痛有定处，肿块，出血，舌质紫暗或有瘀斑，脉涩。

（三）血热证

血热证，指血分有热，或火热炽盛，侵迫血分所表现出的实热证候。多由外感热邪，或五志过极化火等原因引起。辨证要点为身热夜甚，口渴，烦躁谵语，各种出血，疮疡，舌绛，脉滑数。

（四）血寒证

血寒证指寒邪客于血脉，凝滞气机，血行不畅所表现的证候。多由外感寒邪，侵犯血脉，或阴寒内盛，凝滞脉络而成。辨证要点为患处冷痛拘急，得温则减，畏寒，舌淡紫，脉沉迟或涩。

血病证辨证归纳见表1-8。

表 1-8　血病辨证归纳简表

证型	主要证候	舌象	脉象
血虚	面色萎黄或淡白，唇色淡白，心悸，失眠，妇女经量少，愆期甚或闭经	舌质淡	脉细无力
瘀血	痛如针刺，部位固定，拒按，或有肿块，或见出血，血色紫暗，有血块，面色晦暗，口唇及皮肤甲错	舌质紫暗或有瘀斑	脉涩
血热	身热夜甚，口渴，面赤，或见各种出血或皮疹紫红密集，或疮疡红肿热痛，或烦躁、谵语，甚至狂乱	舌绛	脉滑数
血寒	肢体或少腹冷痛拘急，得温则减，皮肤紫暗，月经愆期，经色紫暗夹有血块，痛经，闭经，畏寒，面唇青紫	舌紫暗	脉沉迟或涩

三、气血同病辨证

气为血帅，血为气母。气血相互依存、相互资生、相互为用，因而在病理上也相互影响。气对于血有温煦、化生、推动、统摄作用，血对于气有濡养、运载等作用，气血的变化是相互影响的，临床上常见气血同病的证候有气滞血瘀、气虚血瘀、气血两虚、气不摄血。

（一）气滞血瘀证

气滞血瘀证是气机郁滞不行，导致血运障碍，出现血瘀所表现出的证候。多由情志不遂，或闪挫外伤等因素引起。辨证要点为局部胀痛、刺痛、拒按，舌紫或有瘀斑，脉弦涩。

（二）气虚血瘀证

气虚血瘀证是气虚运血无力，血行瘀滞所表现出的证候。辨证要点为神疲、乏力、刺痛、舌淡黯或瘀斑，脉沉涩。

（三）气血两虚证

气血两虚证指气虚无以生化，血亦因之亏少，临床出现气虚和血虚同时存在的证候。辨证要点为面色淡白或萎黄，心悸气短，脉细弱。

（四）气不摄血证

气不摄血证指气虚不能统摄血液而见出血的证候，临床可见气虚证并伴有出血的表现。辨证要点为慢性出血，面白神疲，舌淡，脉细弱。

气血同病辨证归纳见于表 1-9。

表 1-9　血病辨证归纳简表

证型	主要证候	舌象	脉象
气滞血瘀	胸胁胀满，走窜疼痛，性情急躁；或刺痛，部位固定，拒按	舌质紫暗或有瘀斑	脉弦涩
气虚血滞	面色淡白或晦滞，身倦乏力，少气懒言，痛如针刺，痛处不移，拒按	舌淡黯或有瘀斑	脉沉涩
气血两虚	神疲乏力，少气懒言，面色萎黄或淡白，心悸失眠，自汗	舌淡而嫩	脉细弱
气不摄血	吐血，便血，皮下瘀斑，崩漏，气短，倦怠乏力，面白无华	舌淡	脉细弱

四、津液病辨证

各种原因所致水液代谢障碍，或津液耗损证候，均可称之为津液病。津液病变一般可概括为津液不足和水液停聚两方面。

（一）津液不足证

津液不足证又称津伤、津亏证，指由于津液亏少，全身或某些脏腑组织器官失其濡润、滋养而表现出的证候。多由燥热伤津，或大汗、吐泻、失血等引起。辨证要点为肌肤、口、唇、舌、咽干燥，尿少便干，舌红少津，脉细数。

（二）水液停聚证

水液停聚证多由肺、脾、肾和三焦等脏腑功能失常，使津液代谢发生障碍，造成水湿潴留，而形成痰饮、水肿等病证。

1. 痰饮

指水液凝结，停聚于脏腑经络、胃肠、胁下、胸膈、四肢肌肉之间等所表现出的证候。其中，质地稠厚者为痰，质地清稀者为饮。多由外感六淫，或饮食、劳逸、七情内伤引起。辨证要点为咳喘痰多，咳痰清稀或黏稠，或眩晕，或见痰核，胸胁积水及舌淡胖、苔白滑、脉弦。

2. 水肿

指体内水液停聚、泛溢肌肤，引起面目、四肢、胸腹甚至全身水肿的病证。临床辨证有阳水和阴水之别。阳水由外邪引起，其性质属实。阴水由久病或内伤所致，其性质属虚实夹杂。阳水辨证要点为发病急骤，先见眼睑、头面、上半身肿甚，兼发热、恶寒。阴水辨证要点为发病缓慢，水肿先从足部开始，腰以下肿甚，兼神疲肢困。

津液病辨证归纳见表 1-10。

表 1-10　津液病辩证归纳简表

证型	主要证候	舌象	脉象
津液不足	唇、舌、咽喉、皮肤干燥，肌肉消瘦，口渴，便秘，尿少	舌红少津有裂纹	脉细数
痰饮	咳喘痰多，咳痰清稀或黏稠，或眩晕，或见痰核，胸胁积水	舌淡胖苔白滑	脉弦
水肿	阳水发病急骤，先见眼睑、头面、上半身肿甚，兼发热、恶寒	舌苔白腻	脉沉迟无力
	阴水发病缓慢，水肿先从足部开始，腰以下肿甚，兼神疲肢困	舌淡胖苔白滑	

第三节 脏腑辨证

脏腑辨证是根据脏腑的生理功能与病理特点，对望、闻、问、切四诊收集的病情资料进行分析、归纳，对疾病所在脏腑部位、性质、正邪盛衰做出判断的一种辨证方法。脏腑辨证以脏腑定位为主，针对性强，是临床辨证的基本方法，为辨证体系中的重要组成部分，广泛用于临床各科，尤其适用于内科、妇科和儿科的疾病辨证。

一、心与小肠病辨证

心居胸中，主血脉，藏神，与小肠相表里。因此，心的病变多表现在血脉和神志活动异常两个方面，常见表现有心悸、失眠、健忘、神昏、脉结或代或促等。

小肠的生理功能是主受盛化物和分别清浊，所以小肠的病理变化主要反映在消化功能障碍和清浊不分两个方面。

心的病证有虚有实，虚证为气血阴阳不足，实证多为火热痰瘀等。

（一）心病虚证

1. 心气虚、心阳虚证

指心气不足，或心阳不振、鼓动无力致虚寒内生所表现出的证候。多由久病体虚、暴病伤阳耗气、禀赋不足或年老体弱等原因所致。共有症状有心悸、气短，活动或劳累后诸症加重，脉弱。心气虚证则兼见面色㿠白、神疲体倦、自汗少气、舌淡苔白。心阳虚证除上述共有症状外，兼见形寒肢冷、面唇青紫、心胸憋闷或疼痛、面色苍白、舌质淡胖或紫暗、苔白滑。

辨证要点：心气虚证为心悸伴见气虚证的表现。心阳虚证为在心气虚证的基础上出现阳虚证的表现。

2. 心血虚、心阴虚证

指心血亏虚，心失濡养进一步致虚热内扰所表现出的证候。

多因血化生之源不足，或失血过多，或热病伤阴，或七情内伤，阴血暗耗所致。共同症状有心悸、失眠、多梦、健忘。心血虚证则兼见眩晕、面色萎黄、唇舌色淡、脉细。心阴虚证兼见五心烦热、盗汗、口干咽燥、舌红少津、脉细数。

辨证要点：心血虚证为心悸、失眠、多梦伴见血虚证的表现。心阴虚证为心烦、失眠、多梦伴见阴虚证的表现。

（二）心病实证

1. 心火亢盛证

指火热内炽，上扰心脉所表现出的证候。多由火热内炽，侵扰心神，火热壅滞，热盛肉腐所致。临床表现有心胸烦热、面赤口渴、尿黄便秘、口舌生疮，或吐血衄血，或狂躁谵语，舌尖红赤，舌苔黄，脉数。

辨证要点：心胸烦热伴见实热内炽的表现。

2. 心脉痹阻证

指瘀血、痰浊、阴寒、气郁等因素使心脏脉络气血运行不畅或阻滞不通所表现出的证候。多由心气虚或心阳虚继发瘀血内阻，或痰浊停聚，或阴寒凝滞，或气机郁滞等病变，阻痹心脉，遂成本证。临床表现以心悸、怔忡；心胸憋闷或疼痛，痛引肩背内臂，时痛时止；或见痛如针刺；舌质晦暗或青紫或有瘀点瘀斑；脉细涩或结代为主。

辨证要点：心悸、怔忡；心胸憋闷或刺痛，伴见与其疼痛成因一致的相应表现。

3. 痰迷心窍证

指痰浊阻闭心窍，蒙蔽心神所表现出的证候。多由七情所伤，如抑郁、暴怒等，或感受湿浊邪气，阻塞气机，以致气结而痰凝，阻闭心窍所致。临床表现为面色晦滞，胸脘痞闷，神志痴呆，精神抑郁，或意识模糊，甚则昏不知人；或突然昏仆，不省人事，两目上视，手足抽搐，口吐痰涎，喉中痰鸣。舌苔白腻，脉滑。

辨证要点：脘闷，意识模糊等神志异常伴见喉中痰鸣等痰浊内盛的表现。

4. 痰火扰心证

指火热与痰浊之邪交结，侵扰心神所表现出的证候。多由气郁化火，煎熬津液成痰，痰火犯扰心神；或外感热病，邪热夹痰内陷心包所致。临床表现为发热面赤，心烦口渴，痰黄稠，喉间痰鸣，甚则神昏谵语；或失眠，多梦易惊；或语言错乱，哭笑无常，狂躁妄动。舌质红，舌苔黄腻，脉滑数。

辨证要点：发热，喉间痰鸣，狂躁谵语等神志异常伴见痰热（火）内盛的表现。外感热病以高热、痰盛、神昏为辨证要点；内伤病轻者见失眠心烦，重者见神志狂乱为辨证要点。

（三）小肠实热证

小肠实热证指心火下移，致小肠里热炽盛所表现出的证候，多由于心热之邪下移小肠所致。临床表现为心中烦热，口渴喜凉饮，口舌生疮，小便赤涩，尿道灼痛，尿血，舌质红苔黄，脉数。

辨证要点：小便赤涩、灼痛、尿血伴见心火热炽的表现。

二、肺与大肠病辨证

肺居胸中，主气，司呼吸，主宣发肃降，通调水道。因此，肺的病变多反映在呼吸功能活动、水液代谢以及机体卫外功能等方面，常见表现有咳嗽、气喘、胸闷、胸痛、鼻塞流涕、水肿等。

大肠位于腹中，主传化糟粕。因此，大肠病变多反映在大便异常，常见表现有便秘、泄泻、便下脓血等。

（一）肺病虚证

1. 肺气虚证

指肺的功能减弱所表现出的证候。多由慢性咳嗽，久咳伤气，使肺气逐渐虚弱而致。临床表现为咳嗽气喘，痰液清稀，声音低怯，少气懒言，神疲乏力，舌淡苔白，脉虚。

辨证要点：咳喘无力、痰液清稀和气虚证的表现。

2. 肺阴虚证

指肺阴不足，虚热内生所表现出的证候。多由久咳伤津，劳损所伤。临床表现为干咳，痰少而黏，或痰中带血，口干咽燥，五心烦热，潮热盗汗，舌红少津，脉细数。

辨证要点：干咳少痰、潮热盗汗等阴虚证的表现。

（二）肺病实证

1. 风寒犯肺证

指风寒侵袭，肺气被束所表现出的证候。多由风寒之邪侵袭肌表，肺失宣降所致。临床表现为咳嗽，痰白清稀，恶寒，发热，无汗，鼻塞、流清涕，头痛身痛，舌苔薄白，脉浮紧。

辨证要点：咳嗽伴见风寒表证的表现。

2. 风热犯肺证

指风热侵袭，肺卫受病所表现出的证候。多由外感风热之邪，侵袭肺卫，肺失宣肃而致。临床表现为咳嗽，痰黄而稠，发热、微恶风寒，鼻塞、流浊涕。咽喉疼痛，口渴，舌尖红、苔薄黄，脉浮数。

辨证要点：咳嗽伴见风热表证的表现。

3. 燥邪犯肺证

指燥邪侵袭肺卫，肺卫津伤，肺失宣降所表现出的证候。多由外感风热之邪，伤及肺卫，肺失宣肃而致。临床表现为干咳，或痰少而黏、不易咯出，甚则胸痛，痰中带血，唇舌鼻咽干燥，舌苔薄而干，轻微恶寒发热，无汗或少汗，脉浮。

辨证要点：干咳、痰少而黏、唇舌鼻咽干燥等肺系表现伴见干燥少津等表证。

4. 痰热壅肺证

指痰热互结，壅闭于肺，肺失宣肃所表现出的证候。多由外感风热，或风寒入里郁而化热所致。临床表现为咳嗽，痰黄稠而多，气喘息粗，甚则鼻翼翕动，或咯吐脓血腥臭痰，发热烦躁，口渴胸痛，小便短赤，大便秘结，舌红苔黄腻，脉滑数。

辨证要点：咳喘、痰黄稠而多伴见里实热证的表现。

5. 痰浊阻肺证

指痰浊停聚于肺，肺失宣降所表现出的证候。多由长期咳嗽，肺失宣降，肺津停聚所致。临床表现为咳嗽痰多、色白质黏、容易咯出，胸闷气喘，舌淡、苔白腻，脉滑。

辨证要点：咳嗽，痰多色白、质黏，容易咯出。

（三）大肠病证

1. 大肠湿热证

指湿热侵犯大肠所表现出的证候。多由湿热之邪侵犯大肠，熏蒸并壅阻气机，损伤肠络所致。临床表现为腹痛下利，里急后重，或便脓血，肛门灼热，小便短赤或发热，口渴，舌红苔黄腻，脉滑数。

辨证要点：腹痛，排便次数增多，或下痢脓血等伴见湿热证表现。

2. 大肠液亏证

指津液不足，不能濡润大肠，传导不利所表现出的证候。多见于老年人或妇女产后，或热病后期津液亏乏所致。临床表现为大便干燥秘结，艰涩难排，口干咽燥，舌红少津，苔黄燥，脉细。

辨证要点：大便干燥，艰涩难排。

三、脾与胃病辨证

脾胃同位中焦，脾主运化、统血，胃主受纳、腐熟；脾气主升，胃气主降。因此，脾胃的病变主要反映在饮食物的消化、吸收与转输，中焦气机升降协调，血液循行及内脏位置的相对恒定；胃的病变主要表现在胃腑通降与否。脾病常见表现有腹胀、纳少、便溏、水肿、出血、内脏下垂等；胃病常见表现为脘胀、脘痛、呕吐、嗳气、呃逆等。

（一）脾病虚证

1. 脾气虚证

指脾气不足、功能减退所表现出的证候，多因饮食失调，或劳倦损伤，或吐泻太过所致。其功能减退可表现为脾失健运，症见腹胀、食后胀甚、纳少、便溏；亦可表现为脾气下陷，症见脘腹坠胀，肛门气坠，内脏下垂；还可表现为脾不统血，症见各种慢性出血。均见面色淡黄或萎黄，神疲乏力，少气懒言，动则加重，舌质淡，舌苔白，脉缓或细或弱。

辨证要点：脾失健运常见腹胀、纳少、便溏伴见气虚证的表现；脾气下陷者常见脘腹坠胀、内脏下垂兼见脾失健运表现；脾不统血者常见出血伴见脾失健运表现。

2. 脾阳虚证

指脾阳虚衰，失于温运，阴寒内生所表现出的证候，多由脾气虚发展而来，也可因饮食失调、过食生冷或过用寒凉药物伤及脾阳所致。临床表现为纳少、腹胀，或脘腹冷痛，喜温喜按，大便稀溏，形寒肢冷，神疲乏力，白带清稀量多，舌质淡胖或有齿痕，舌苔白滑，脉沉迟无力。

辨证要点：腹胀、纳少、便溏伴见虚寒证的表现。

（二）寒湿困脾证与湿热蕴脾证

1. 寒湿困脾证

指寒湿内盛，脾阳受困，运化失司所表现出的证候。多因贪凉饮冷、过食生冷，致寒湿停于中焦；或因冒雨涉水，居住潮湿，寒湿内侵；或内湿素盛，中阳被困，寒湿内生所致。临床表现为脘腹胀闷，泛恶欲吐，口淡不渴，纳少便溏，头身困重，或身目发黄，面色晦暗，或白带量多，舌淡胖苔白腻，脉濡缓。

辨证要点：腹胀、纳少、便溏等脾胃运化功能障碍伴见寒湿内盛的表现。

2. 湿热蕴脾证

指湿热蕴结脾胃，受纳运化失司所表现出的证候。多由感受湿热之邪，或饮食不节，过食肥甘酒酪，酿成湿热，内蕴脾胃所致。临床表现为脘腹痞闷，呕恶厌食，肢体困重，便溏不爽，小便短黄，或身目鲜黄或皮肤发痒，舌红苔黄腻，脉濡数。

辨证要点：腹胀、纳呆、便溏等脾胃运化功能障碍伴见湿热内蕴的表现。

（三）胃病证

1. 胃阴虚证

指胃阴不足，胃失濡润所表现出的证候。多因热病伤阴，或过服温燥之药。或过食辛辣之品，耗伤胃阴所致。临床表现为胃脘隐痛，不思饮食，或饥不欲食，口咽干燥，或干呕呃逆，大便干结，小便短少，舌红少津，脉细数。

辨证要点：胃脘隐痛、嘈杂、饥不欲食等胃病常见症状伴见阴虚证的表现。

2. 胃阳虚证

指胃阳不足，胃失温煦所表现出的证候。多因胃阳素虚，饮食不洁，过食生冷所致。临床表现为胃脘隐痛，喜温喜按，泛吐清水，或食后作呕，面色㿠白，神疲乏力，舌淡苔白，脉沉迟无力。

辨证要点：胃脘疼痛伴见喜温喜按等阳虚证的表现。

3. 食滞胃脘证

指饮食停滞胃脘，腐熟无权，胃失和降所表现出的证候。由于饮食不节，暴饮暴食，致食积不化而引起。临床表现为脘腹胀痛，厌食，嗳腐吞酸，或呕吐酸腐食物，吐后胃脘胀痛减轻，大便不调，舌苔厚腻，脉滑。

辨证要点：脘腹胀闷疼痛，嗳腐吞酸或呕吐酸腐，或泻物臭如败卵。

4. 胃热炽盛证

指火热壅滞于胃，胃失和降所表现出的证候。多因胃热偏盛，或情志郁而化火，或邪热犯胃，或过食辛热之品而成。临床表现为胃脘灼痛，拒按，吞酸嘈杂，渴喜冷饮，消谷善饥，或口臭，或牙龈肿痛，或齿衄，小便短黄，大便秘结，舌红苔黄，脉滑数。

辨证要点：胃脘灼痛等胃病常见症状和火热内炽共见的表现。

四、肝与胆病辨证

肝位于右胁，主藏血、主疏泄、主筋。肝的病变主要表现在疏泄失常、血不归藏和筋脉不利等方面，常见表现有胸胁、少腹胀闷或疼痛，情绪抑郁，烦躁易怒，头晕目眩，巅顶疼痛，肢体震颤，手足抽搐，月经不调，睾丸疼痛等。

胆附于肝，与肝互为表里。胆的主要功能是储藏和排泄胆汁，促进饮食物的消化。在发病时，多与肝同病，常见惊悸、口苦、消化异常、黄疸等症状。

（一）肝病虚证

1. 肝血虚证

指肝血不足，所系组织器官失养所表现出的证候。多由久病、出血或其他慢性病耗伤肝血所致。临床表现为头晕目眩，面白无华，视物模糊或夜盲，爪甲不荣，肢体麻木，关节拘急，月经量少色淡，甚则闭经，舌质淡，脉弦细。

辨证要点：目、筋脉、爪甲等失养伴见血虚证的表现。

2. 肝阴虚证

指肝阴不足，所系组织器官失养，虚热内扰所表现出的证候。多由阴血化源不足，久病阴血亏虚，或热病后期，耗伤阴血所致。临床表现为头晕眼花，两目干涩，视物模糊，或胁肋隐隐灼痛，五心烦热，潮热盗汗，舌红少津，脉弦细数。

辨证要点：头、目、肝络失养等肝病证状伴见阴虚内热的表现。

（二）肝病实证

1. 肝郁气滞证

指肝失疏泄、气机郁滞所表现出的证候，多因情志不遂，或异常情志刺激，或病邪阻滞肝脉所致。临床表现为胸胁或少腹胀满窜痛、情志抑郁、善太息，或咽部有异物感，妇女乳房作胀甚或疼痛、痛经、月经不调，舌苔薄白，脉弦。病情轻重与情志变化相关。

辨证要点：胸胁、少腹胀痛，肝经所过部位发生胀闷疼痛，情志抑郁，妇女月经不调。

2. 肝火上炎证

指火热炽盛，内扰于肝，气火上逆所表现出的证候。多由气郁化火，或过嗜烟酒肥腻，蕴热化火，或他脏火热累及于肝所致。临床表现为头晕胀痛，面红目赤，胁肋灼痛，急躁易怒，口苦咽干，失眠，耳鸣耳聋，或吐血衄血，大便秘结，小便短黄，舌红苔黄，脉弦数。

辨证要点：急躁易怒，口苦咽干及肝循行的头、目、耳、胁部位见实火炽盛的表现。

3. 肝阳上亢证

指肝肾阴虚，肝阳亢扰于上所表现出的证候。多因肝肾阴虚不能制约肝阳，以致肝阳亢逆于上，或因郁怒焦虑，气郁化火，内耗阴血，阴不制阳所致。因其本病为阴虚，标病为阳亢，故又称阴虚阳亢。临床表现为眩晕耳鸣，头目胀痛，面红目赤，急躁易怒，失眠多梦，健忘心悸，腰膝酸软，舌红少津，脉弦细数。

辨证要点：眩晕耳鸣，头目胀痛，面红目赤，急躁易怒，腰膝酸软等肝阳亢于上、肾阴亏于下的表现。

4. 肝风内动证

肝风内动证病变过程中常出现抽搐、震颤、麻木等症状，一般常见有肝阳化风证、热极生风证、阴虚生风证、血虚生风证等。

（1）肝阳化风证：指肝肾之阴过度亏耗，阳气失所制约，或肝火上炎，升发太过，阳动化风所致。临床表现为眩晕欲仆，头胀头痛，肢体麻木或震颤，步履不稳，语言謇涩，甚则突然昏倒，不省人事，舌强不语，口眼㖞斜，半身不遂，舌质红，舌苔腻，脉弦或弦细。

辨证要点：素有头晕目眩等肝阳上亢征象，突然出现眩晕欲仆、肢体震颤、语言謇涩，甚则突然昏倒、半身不遂等表现。

（2）热极动风证：指邪热炽盛，耗伤津液，筋脉失养，引动肝风所表现出的证候。多由热邪亢盛，燔灼肝经，热陷心包所致。临床表现为高热烦渴，或神昏谵语，颈项强直，牙关紧闭，手足抽搐，角弓反张，舌质红绛，舌苔黄，脉弦数。

辨证要点：高热伴见手足抽搐，甚见角弓反张等动风之症。

（3）阴虚动风证：指肝阴亏虚，筋脉失养，引动肝风所表现出的证候。多见于热病后期伤阴，或内伤久病耗阴，致使经脉拘挛，从而引动肝风。临床表现为手足蠕动或震颤，眩晕耳鸣，形体消瘦，五心烦热，潮热盗汗，颧赤，舌红少津，脉细数。

辨证要点：手足蠕动或震颤等动风之象伴见阴虚内热表现。

（4）血虚生风证：指肝血亏虚，筋脉失养，引动肝风所表现出的证候。多见于久病血虚，或急、慢性失血患者，导致营血亏虚，筋脉失养而拘挛，从而引动肝风。临床表现为手足震颤，肢体麻木，肌肉瞤动，眩晕耳鸣，面色无华，爪甲不荣，舌质淡白，脉弦细或细弱。

辨证要点：手足震颤、肢体麻木、肌肉瞤动等风动之象伴见血虚的表现。

五、肾与膀胱病辨证

肾位于腰部，左右各一，主藏精、主骨生髓通脑、主水、主纳气。肾的病变主要反映在生长发育，生殖功能、水液代谢、呼吸运动、大便、小便等方面。临床常表现有腰膝酸软或疼痛，耳鸣耳聋，阳痿，遗精，早泄，精少不育，经少、经闭不孕，水肿，呼吸气短，二便异常等。

膀胱位于下腹部，储藏和排泄尿液，因此膀胱的病变主要反映在尿液异常方面。常见表现有尿频、尿急、尿痛、尿短少、尿闭、遗尿、尿失禁等。

（一）肾病证

1.肾阳虚证

指肾阳虚衰，温煦失职，气化无权所表现出的证候，多因素体阳虚，年高肾亏，或久病及肾、房劳过度损耗肾阳所致。临床表现为头晕耳鸣，面色㿠白，腰膝酸冷，形寒肢冷，精神萎靡，阳痿早泄，滑精，妇女宫寒不孕，或久泄不止，或小便频数清长，或水肿而腰以下为甚，舌淡苔白，脉弱。

辨证要点：腰膝冷痛，性欲减退，夜尿多伴见寒象。

2.肾阴虚证

指肾阴亏虚，失于滋养，虚热内生所表现出的证候。多由久病伤肾，或房事不节，或失血耗液，或过服温燥劫阴之品，或情志内伤，暗耗肾阴所致。临床表现为头晕耳鸣，多梦，腰膝酸软，遗精早泄，女子经少或经闭，形体消瘦，五心烦热，骨蒸潮热，盗汗颧赤，咽干口燥，舌红少苔少津，脉细数。

辨证要点：耳鸣、腰膝酸痛、男子遗精、女子经少等肾病主要症状伴见虚热症状。

3. 肾精不足证

指肾精亏虚，以致生长发育迟缓或生殖功能低下、早衰等所表现出的证候。多由禀赋不足，先天发育不良，或后天失养，或劳倦过度，久病伤肾所致。临床表现为小儿发育迟缓，身材矮小，囟门迟闭，骨骼痿软，智力低下，动作迟钝，男子精少不育，女子经闭不孕，发脱齿摇，耳鸣耳聋，健忘恍惚，精神呆钝，腰膝酸软，足痿无力，舌淡，脉弱。

辨证要点：小儿发育迟缓，成人早衰，生殖功能低下的表现。

4. 肾气不固证

指肾气亏虚，封藏固摄无权所表现出的证候。多由于年高，肾气衰弱，或由于年幼，肾气不充，或因久病，劳损而伤肾所致。临床表现为神疲乏力，耳鸣耳聋，腰膝酸软，小便频数清长，夜尿频多，或尿后余沥不尽，男子滑精早泄，女子带下清稀量多，或胎动易滑，舌淡苔白，脉细弱。

辨证要点：腰膝酸软，膀胱、精关、任带失固伴见气虚表现。

（二）膀胱病证

膀胱湿热证是指湿热蕴结膀胱，气化不利所表现出的证候。多由外感湿热之邪，蕴结膀胱，或饮食不节，湿热内生，下注膀胱所致。临床表现为尿急、尿频、尿涩少而痛，尿黄赤浑浊，或尿血，或尿有砂石，小腹胀闷，或腰痛，或发热，舌红苔黄腻，脉数。

辨证要点：尿频、尿急、尿道灼痛、尿黄伴见湿热表现。

六、脏腑兼病辨证

人体是一个有机的整体，各脏腑之间在生理上紧密联系，发病时可相互影响。脏病可及脏，亦可及腑，凡两个或两个以上脏腑的病证并见者，称为脏腑兼病。常见的脏腑兼病有以下几种。

（一）心肾不交证

心肾不交证指心肾阴阳水火既济关系失调所表现出的证候。多因久病劳倦，房事不节，损伤心肾之阴，或五志过极，心火亢盛，下及肾阴，或心火亢于上，不能下交于肾，以致心肾不交，水火失济。临床表现为心烦失眠，惊悸健忘，多梦遗精，头晕耳鸣，腰膝酸软，五心烦热，潮热盗汗，口咽干燥，舌红少苔，脉细数。

辨证要点：失眠伴见心火亢、肾水虚的心悸、心烦、耳鸣腰酸、遗精等症状。

（二）心脾两虚证

心脾两虚证指心血不足，脾气虚弱所表现出的证候。多因病后失调，慢性出血，或思虑过度，或饮食不节，以致心血耗伤，脾气受损所致。临床表现为心悸失眠，多梦健忘；饮食减少，腹胀便溏，少气懒言，神疲乏力，面色萎黄，或慢性出血，女子月经量少色淡或淋漓不尽，唇舌色淡，脉细弱。

辨证要点：心悸失眠、腹胀纳少、便溏伴见气血亏虚的表现。

（三）肝火犯肺证

肝火犯肺证指肝火炽盛，上逆犯肺，肺失清肃所表现出的证候。多由情志郁结，或邪热蕴结肝经，郁而化火，上犯于肺所致。临床表现为胸胁灼痛，急躁易怒，头胀头晕，面红目赤，烦热口苦，咳嗽阵作，痰黄而黏，甚则咯血，舌质红，舌苔薄，脉弦数。

辨证要点：胸胁灼痛、急躁易怒、目赤口苦、咳嗽或咯血伴见实热表现。

（四）肝脾不调证

肝脾不调证指肝气郁结，横逆犯脾，脾失健运所表现出的证候。多因郁怒伤肝，饮食劳倦伤脾，以致肝郁脾虚，肝脾失调。临床表现为胸胁胀满疼痛，情志抑郁或急躁易怒，喜太息，纳少腹胀，便溏不爽或溏结不调，或腹痛欲泻，泻后痛减，舌苔白，脉弦。

辨证要点：胸胁胀满、纳少腹胀、便溏、情志抑郁。

（五）肝肾阴虚证

肝肾阴虚证指肝肾阴液亏虚，虚火内扰所表现出的证候。多因七情内伤，劳伤精血，或久病不愈，耗损肝肾之阴所致。临床表现为头晕目眩，失眠健忘，耳鸣如蝉，腰膝酸软，胁痛，多梦，五心烦热，盗汗颧赤，口咽干燥，男子遗精，女子经少，舌红少苔，脉细数。

辨证要点：眩晕耳鸣、腰酸胁痛、遗精伴见阴虚内热的表现。

（六）肝胃不和证

肝胃不和证指肝气郁结，横逆犯胃，胃失和降所表现出的证候。多因情志不舒，肝郁胃弱，肝气横逆犯胃所致。临床表现为胸胁、脘腹胀满甚则疼痛，吞酸嘈杂，呃逆嗳气，郁闷或急躁易怒，舌淡红，苔薄黄，脉弦。

辨证要点：脘胁胀痛、呃逆嗳气、吞酸嘈杂、情志郁闷。

第四节　经络辨证概要

经络是经脉和络脉的总称，是人体运行全身气血，联络脏腑形体官窍，沟通上下内外的通道。经络学说是研究人体经络系统的组织结构，生理功能，病理变化及其与脏腑形体官窍，气血津液等相互关系的学说，是中医理论体系的重要组成部分。

一、经络系统

经脉是人体气血循行的主要通道，经脉包括十二正经、奇经八脉和十二经别。经脉有固定的循行路线，且循行部位一般较深，多纵行分布于人体上下。十二正经包括手、足三阴经和手、足三阳经。奇经包括督脉、任脉、冲脉、带脉、阴跷脉、阳跷脉、阴维脉、阳维脉，十二经别是十二经脉的较大分支，起于四肢，循行于脏腑深部，上出于颈项浅部。

络脉也是经脉的分支，但多无一定的循行路径，纵横交错，网络全身，多布于人体浅表。络脉有别络、浮络和孙络之分，其中别络的主要功能是加强相为表里的两条经脉之间在体表的联系。

经脉外连经筋和皮部，经脉络脉内络属脏腑，联系全身的组织、器官，散布于体表各处，同时深入体内，连属各个脏腑。经络的基本生理功能是运行全身气血，营养脏腑组织，联络脏腑器官，沟通上下内外，感应传导信息，调节功能平衡。

二、十二经脉

（一）经脉的命名与分布

经脉的命名主要是根据阴阳、手足、脏腑三个方面而定的。人体各部位按阴阳分类，脏为阴，腑为阳；内侧为阴，外侧为阳；手经循于上肢，足经循于下肢。阴经属脏，循行于四肢内侧；阳经属腑，循行于四肢外侧。

十二经脉命名及分布规律见表 1-11。

表 1-11　十二经脉命名及分布规律

			（前）	（中）	（后）
	阴经	手	肺	心包	心
		（内侧）	太阴	厥阴	少阴
		足	脾	肝	肾
十二经脉					
		手	大肠	三焦	小肠
	阳经	（外侧）	阳明	少阳	太阳
		足	胃	胆	膀胱

（二）走向规律

手之三阴，从胸走手；手之三阳，从手走头；足之三阳，从头走足；足之三阴，从足走腹胸。阴经向上，阳经向下。

（三）交接规律

阴阳经交于四肢末端，阳经交于头面部，阴经交于内脏，即手三阴经与手三阳经交于上肢末端，手三阳经与足三阳经交于头面部，足三阳经与足三阴经交于下肢末端，足三阴经与手三阴经交于内脏。

（四）表里关系

主要与脏腑的表里关系有关，如手太阴肺经，属肺络大肠，手阳明大肠经，属大肠络肺，其特点是四肢内外侧相对的两条经互为表里。如手太阴肺经分布于上肢内侧前部，手阳明大肠经分布于上肢外侧前部。

（五）流注次序

手太阴肺经食指端，手阳明大肠经鼻翼旁，足阳明胃经足大趾端，足太阴脾经心中，手少阴心经小指端，手太阳小肠经目内眦，足太阳膀胱经足小指端，足少阴肾经胸中，手厥阴心包经无名指端，手少阳三焦经目外眦，足少阳胆经足大趾，足厥阴肝经肺中手太阴肺经。

三、奇经八脉

奇经八脉是督、任、冲、带、阴跷、阳跷、阴维、阳维脉的总称。其主要功能是可加强十二经脉之间的联系，调节十二经脉气血，参与肝、肾、女子胞、脑、髓等重要脏器生理功能。其中督脉为阳脉之海，总督一身之阳经。任脉为阴脉之海，总督一身之阴经。冲脉为血海，调节十二经脉气血。

第二章

治疗原则与方法

第一节　治疗原则

治则，是治疗疾病时所必须遵循的基本原则。它是在整体观念和辨证论治精神指导下而制定的治疗疾病的准绳，对临床立法、处方等具有普遍的指导意义。

治法与治则有别，治法是在一定治则指导下制定的针对疾病与证候的具体治疗大法、治疗方法和治疗措施。其中治疗大法是针对一类相同病机的证候而确立的，如汗、吐、下、和、清、温、补、消等八法，其适应范围相对较广，是治法中的较高层次。治疗方法却是在治疗大法限定范围之内，针对某一具体证候所确立的具体治疗方法，如辛温解表、镇肝熄风、健脾利湿等，它可以决定选择何种治疗措施。治疗措施，是在治法指导下对病证进行治疗的具体技术、方式与途径，包括药治、针灸、按摩、导引、熏洗等。

治则与治法二者既有区别，又有联系。治则是治疗疾病时指导治法的总原则，具有原则性和普遍性意义；治法是从属于一定治则的具体治疗大法、治疗方法及治疗措施，其针对性及可操作性较强，较为具体而灵活。如从邪正关系来探讨疾病，则不外乎邪正盛衰，因而扶正祛邪就成为治疗的基本原则。在这一总原则的指导下，根据不同的虚证而采取的益气、养血、滋阴、扶阳等治法及相应的治疗手段就是扶正这一治则的具体体现；而在不同的实证中，发汗、清热、活血、涌吐、泻下等治法及采取的相应的治疗手段就是祛邪这一治则的具体体现。

治则与治法的运用，体现出了原则性与灵活性的结合。由于治则统摄具体的治法，而多种治法都从属于一定的治则。因此，治疗上就可执简驭繁，既有高度的原则性，又有具体的可操作性与灵活性。

治病求本，是指在治疗疾病时，必须辨析出疾病的病因病机，抓住疾病的本质，并针对疾病的本质进行治疗。故《素问·阴阳应象大论》说："治病必求于本。"病因病机是对疾病本质的抽象认识，因其涵盖了病因、病性、病位、邪正关系、机体体质及机体反应性等，因而是疾病本质的概括。故"求本"，实际上就是辨清病因病机，确立证候。治病求本是整体观念与辨证论治在治疗观中的体现，是中医学治疗疾病的主导思想。

临床实际操作中，对外感性疾病，着重病因的辨析；对内伤性疾病，则注重病机的辨析。如头痛病，既有因感受六淫邪气，如风寒、风热、风湿、风燥、暑湿等所致者，又有因机体自身代谢失调而产生气虚、血虚、瘀血、痰浊、肝阳上亢、肝火上炎等病理变化而发者。外感性头痛，辨清了病因，则能确立证候而施治，如风寒者以辛温散之，风热者以辛凉解之，风湿者用辛燥之品，风燥者宜辛润之药，暑湿者当芳香化湿。内伤性头痛，一般难以找到确切的病因，因而必须辨明病机，据病机确立证候，然后论治：属气虚者当补气，血虚者当补血，瘀血者当活血，痰浊者宜化痰，肝阳上亢者当平肝潜阳，肝火上炎者宜清肝泻火。

疾病的外在表现与其内在本质一般是统一的，但有时候是不完全一致的，因而透过临床表现探求疾病的本质，即病因病机，是十分重要的。治病求本是治疗疾病的主导思想，而正治与反治、治标与治本、扶正与祛邪、调整阴阳、调理精气血津液、三因制宜等，则是受此主导思想支配和指导的治疗原则。

一、正治与反治

在错综复杂的疾病过程中，病有本质与征象一致者，有本质与征象不一致者，故有正治与反治的不同。

正治与反治，是指所用药物性质的寒热、补泻效用与疾病的本质、现象之间的从逆关系而言。即《素问·至真要大论》所谓"逆者正治，从者反治。"

（一）正治

正治，是指采用与疾病的证候性质相反的方药以治疗的一种治疗原则。由于采用的方药与疾病证候性质相逆，如热证用寒药，故又称"逆治"。

正治适用于疾病的征象与其本质相一致的病证。实际上，临床上大多数疾病的外在征象与其病变本质是相一致的，如热证见热象、寒证见寒象等，故正治是临床最为常用的治疗原则。正治主要包括以下几种。

1. 寒者热之

寒证热之是指寒性病证出现寒象，用温热方药来治疗。即以热药治寒证。如表寒证用辛温解表方药，里寒证用辛热温里的方药等。

2. 热者寒之

热证寒之是指热性病证出现热象，用寒凉方药来治疗。即以寒药治热证。如表热证用辛凉解表方药，里热证用苦寒清里的方药等。

3. 虚则补之

虚则补之是指虚损性病证出现虚象，用具有补益作用的方药来治疗。即以补益药治虚证。如阳虚用温阳的方药，阴虚用滋阴方药，气虚用益气的方药，血虚用补血的方药等。

4. 实则泻之

实则泻之是指实性病证出现实象，用攻逐邪实的方药来治疗。即以攻邪泻实药治实证。如食滞用消食导滞的方药，水饮内停用逐水的方药，瘀血用活血化瘀的方药，湿盛用祛湿的方药等。

（二）反治

反治是指顺从病证的外在假象而治的一种治疗原则。由于采用的方药性质与病证中假象的性质相同，故又称为"从治"。

反治适用于疾病的征象与其本质不完全吻合的病证。由于这类情况较少见，故反治的应用相对也较少。究其实质，用药虽然是顺从病证的假象，却是逆反病证的本质，故仍然是在治病求本思想指导下针对疾病的本质而进行的治疗。反治主要包括以下内容。

1. 热因热用

即以热治热，是指用热性药物来治疗具有假热征象的病证。它适用于阴盛格阳的真寒假热证。如格阳证中，由于阴寒充塞于内，逼迫阳气浮越于外，故可见身反不恶寒，面赤如妆等假热之象，但由于阴寒内盛是病本，故同时也见下利清谷，四肢厥逆，脉微欲绝，舌淡苔白等内真寒的表现。因此，当用温热方药以治其本。

2. 寒因寒用

即以寒治寒，是指用寒性药物来治疗具有假寒征象的病证。它适用于阳盛格阴的真热假寒证。如热厥证中，由于里热盛极，阳气郁阻于内，不能外达于肢体起温煦作用，并格阴于外而见手足厥冷，脉沉伏之假寒之象。但细究之，患者手足虽冷，但躯干部却壮热而欲掀衣揭被，或见恶热、烦渴饮冷、小便短赤、舌红绛、苔黄等里真热的征象。这是阳热内盛，深伏于里所致。其外在寒象是假，里热盛极才是病之本质，故须用寒凉药清其里热。

3. 塞因塞用

即以补开塞，是指用补益药物来治疗具有闭塞不通症状的虚证。适用于因体质虚弱，脏腑精气功能减退而出现闭塞症状的真虚假实证。如血虚而致经闭者，由于血源不足，故当补益气血而充其源，则无须用通药而经自来。又如肾阳虚衰，推动蒸化无力而致的尿少癃闭，当温补肾阳，温煦推动尿液的生成和排泄，则小便自然通利。再如脾气虚弱，出现纳呆、脘腹胀满、大便不畅时，是因为脾气虚衰无力运化所致，当采用健脾益气的方药治疗，使其恢复正常的运化及气机升降，则症自减。因此，以补开塞，主要是针对病证虚损不足的本质而治。

4. 通因通用

即以通治通,是指用通利的药物来治疗具有通泻症状的实证。适用于因实邪内阻出现通泄症状的真实假虚证。一般情况下,对泄泻、崩漏、尿频等症,多用止泻、固冲、缩尿等法。但这些通泄症状出现在实性病证中,则当以通治通。如食滞内停,阻滞胃肠,致腹痛泄泻,泻下物臭如败卵时,不仅不能止泄,相反当消食而导滞攻下,推荡积滞,使食积去而泄自止。又如瘀血内阻,血不循经所致的崩漏,如用止血药,则瘀阻更甚而血难循其经,则出血难止,此时当活血化瘀,瘀去则血自归经而出血自止。再如湿热下注而致的淋证,见尿频、尿急、尿痛等症,以利尿通淋而清其湿热,则症自消。这些都是针对邪实的本质而治。

正治与反治相同之处,都是针对疾病的本质而治,故同属于治病求本的范畴;其不同之处在于:正治适用于病变本质与其外在表现相一致的病证,而反治则适用于病变本质与临床征象不完全一致的病证。

二、治标与治本

标与本是相对而言的,标本关系常用来概括说明事物的现象与本质,在中医学中常用来概括病变过程中矛盾的主次先后关系。

作为对举的概念,不同情况下标与本之所指不同。就邪正而言,正气为本,邪气为标;就病机与症状而言,病机为本,症状为标;就疾病先后言,旧病、原发病为本,新病、继发病为标;就病位而言,脏腑精气病为本,肌表经络病为标,等等。

掌握疾病的标本,就能分清主次,抓住治疗的关键,有利于从复杂的疾病矛盾中找出和处理其主要矛盾或矛盾的主要方面。在复杂多变的疾病过程中,常有标本主次的不同,因而治疗上就有先后缓急之分。

(一) 缓则治本

缓则治其本,多用在病情缓和,病势迁延,暂无急重病状的情况下。此时必须着眼于疾病本质的治疗。因标病产生于本病,本病得治，标病自然也随之而去。如痨病肺肾阴虚之咳嗽，肺肾阴虚是本，咳嗽是标，故治疗不用单纯止咳法来治标，而应滋养肺肾以治本，本病得愈，咳嗽也自然会消除；再如气虚自汗，则气虚不摄为本，出汗为标。单用止汗，难以奏效，此时应补气以治其本，气足则自能收摄汗液。另外，先病宿疾为本，后病新感为标，新感已愈而转治宿疾，也属缓则治本。

（二）急则治标

病证急重时的标本取舍原则是标病急重，则当先治、急治其标。标急的情况多出现在疾病过程中出现的急重、甚或危重症状，或卒病而病情非常严重时。如病因明确的剧痛，可先缓急止痛，痛止则再图其本。又如水臌患者，就原发病与继发病而言，臌胀多是在肝病基础上形成，则肝血瘀阻为本，腹腔积液为标，如腹腔积液不重，则宜化瘀为主，兼以利水；但若腹腔积液严重，腹部胀满，呼吸急促，二便不利时，则为标急，此时当先治标病之腹腔积液，待腹腔积液减退，病情稳定后，再治其肝病。又如大出血患者，由于大出血会危及生命，故不论何种原因的出血，均应紧急止血以治标，待血止，病情缓和后再治其病本。

另外，在先病为本而后病为标的关系中，有时标病虽不危急，但若不先治将影响本病整个治疗方案的实施时，也当先治其标病。如心脏病的治疗过程中，患者得了轻微感冒，也当先将后病感冒治好，方可使先病即心脏病的治疗方案得以实施。

（三）标本兼治

当标本并重或标本均不太急时，当标本兼治。如在热性病过程中，热盛伤津耗阴，津液与阴气受损，凉润作用减退而致肠燥便秘不通，此时邪热内结为本，津液与阴气受伤为标，治当泻热攻下与滋阴增液通便同用；又如脾气虚衰运化失职，水湿内停，此时脾气虚衰是本，水湿内停为标，治可补脾与祛湿同用；再如素体气虚，抗病力低下，反复感冒，如单补气则易留邪，纯发汗解表则易伤正，此时治宜益气解表。以上均属标本兼治。

总之，病证之变化有轻重缓急、先后主次之不同，因而标本的治法运用也就有先后与缓急、单用或兼用的区别，这是中医治疗的原则性与灵活性有机结合的体现。区分标病与本病的缓急主次，有利于从复杂的病变中抓住关键，做到治病求本。

三、扶正与祛邪

正邪相搏中双方的盛衰消长决定着疾病的发生、发展与转归，正能胜邪则病退，邪能胜正则病进。因此，治疗疾病的一个基本原则，就是要扶助正气，祛除邪气，改变邪正双方力量的对比，使疾病早日向好转、痊愈的方向转化。

（一）扶正祛邪的概念

扶正，即扶助正气，增强体质，提高机体的抗邪及康复能力。适用于各种虚证，即所谓"虚则补之"。而益气、养血、滋阴、温阳、填精、补津以及补养各脏的精气阴阳等，均是扶正治则下确立的具体治疗方法。在具体治疗手段方面，除内服汤药外，还可有针灸、推拿、气功、食疗、形体锻炼等。

祛邪，即祛除邪气，消解病邪的侵袭和损害、抑制亢奋有余的病理反应。适用于各种实证，即所谓"实则泻之"。而发汗、涌吐、攻下、消导、化痰、活血、散寒、清热、祛湿等，均是祛邪治则下确立的具体治疗方法。其具体使用的手段也同样是丰富多样的。

（二）扶正祛邪的运用

扶正与祛邪两者相互为用，相辅相成，扶正增强了正气，有助于机体祛除病邪，即所谓"正胜邪自去"；祛邪则在邪气被祛的同时，减免了对正气的侵害，即所谓"邪去正自安"。扶正祛邪在运用上要掌握好以下原则：①攻补应用合理，即扶正用于虚证，祛邪用于实证。②把握先后主次，对虚实错杂证，应根据虚实的主次与缓急，决定扶正祛邪运用的先后与主次。③扶正不留邪，祛邪不伤正。具体运用如下。

1. 单独运用

（1）扶正：适用于虚证或真虚假实证。扶正的运用，当分清虚证所在的脏腑经络等部位及其精气血津液阴阳中的何种虚衰，还应掌握用药的峻缓量度。虚证一般宜缓图，少用峻补，免成药害。

（2）祛邪：适用于实证或真实假虚证。祛邪的运用，当辨清病邪性质、强弱、所在病位，而采用相应的治法。还应注意中病则止，以免用药太过而伤正。

2. 同时运用

扶正与祛邪的同时使用，即攻补兼施，适用于虚实夹杂的病证。由于虚实有主次之分，因而攻补同时使用时亦有主次之别。

（1）扶正兼祛邪：即扶正为主，辅以祛邪。适用于以正虚为主的虚实夹杂证。

（2）祛邪兼扶正：即祛邪为主，辅以扶正。适用于以邪实为主的虚实夹杂证。

3. 先后运用

扶正与祛邪的先后运用，也适用于虚实夹杂证。主要是根据虚实的轻重缓急而变通使用。

（1）先扶正后祛邪：即先补后攻。适应于正虚为主，机体不能耐受攻伐者。此时兼顾祛邪反能更伤正气，故当先扶正以助正气，正气能耐受攻伐时再予以祛邪，可免"贼去城空"之虞。

（2）先祛邪后扶正：即先攻后补。适应于以下两种情况：一是邪盛为主，兼扶正反会助邪；二是正虚不甚，邪势方张，正气尚能耐攻者。此时先行祛邪，邪气速去则正亦易复，再补虚以收全功。总之，扶正祛邪的应用，应知常达变，灵活运用，据具体情况而选择不同的用法。

四、调整阴阳

阴阳失去平衡协调是疾病的基本病机，对此加以调治即为调整阴阳。调整阴阳，即指纠正疾病过程中机体阴阳的偏盛偏衰，损其有余、补其不足，恢复人体阴阳的相对平衡。

（一）损其有余

损其有余，即"实则泻之"，适用于人体阴阳中任何一方偏盛有余的实证。

1. 泻其阳盛

"阳胜则热"的实热证，据阴阳对立制约原理，宜用寒凉药物以泻其偏盛之阳热，此即"热者寒之"之意。若在阳偏盛的同时，由于"阳胜则阴病"，每易导致阴气的亏减，此时不宜单纯地清其阳热，而须兼顾阴气的不足，即清热的同时，配以滋阴之品，即祛邪为主兼以扶正。

2. 损其阴盛

"阴胜则寒"的实寒证，宜用温热药物以消解其偏盛之阴寒。此即"寒者热之"之意。若在阴偏盛的同时，由于"阴胜则阳病"，每易导致阳气的不足，此时不宜单纯地温散其寒，还须兼顾阳气的不足，即在散寒的同时，配以扶阳之品，同样是祛邪为主兼以扶正之法。

（二）补其不足

补其不足，即"虚则补之"，适用于人体阴阳中任何一方虚损不足的病证。调补阴阳，又有据阴阳相互制约原理的阴阳互制的调补阴阳及据阴阳互根原理的阴阳互济的调补阴阳。阴阳两虚者则宜阴阳并补。

1. 阴阳互制之调补阴阳

当阴虚不足以制阳而致阳气相对偏亢的虚热证时，治宜滋阴以抑阳，即唐·王冰所谓"壮水之主，以制阳光"（《素问·至真要大论》注语），《素问·阴阳应象大论》称之为"阳病治阴"。这里的"阳病"指的是阴虚则阳气相对偏亢，治阴即补阴之意。

当阳虚不足以制阴而致阴气相对偏盛的虚寒证时，治宜扶阳以抑阴，即王冰所谓"益火之源，以消阴翳"（《素问·至真要大论》注语）。《素问·阴阳应象大论》称之为"阴病治阳"。这里的"阴病"指的是阳虚则阴气相对偏盛，治阳即补阳之意。

2. 阴阳互济之调补阴阳

对于阴阳偏衰的虚热及虚寒证的治疗，明·张介宾还提出了阴中求阳与阳中求阴的治法，他说："善补阳者，必于阴中求阳，则阳得阴助而生化无穷；善补阴者，必于阳中求阴，则阴得阳升而泉源不竭"（《景岳全书·新方八阵》）。此即阴阳互济的方法。即据阴阳互根的原理，补阳时适当佐以补阴药谓之阴中求阳，补阴时适当佐以补阳药谓之阳中求阴。其意是使阴阳互生互济，不但能增强疗效，同时亦能限制纯补阳或纯补阴时药物的偏性及不良反应。如肾阴虚衰而相火上僭的虚热证，可用滋阴降火的知柏地黄丸少佐温热的肉桂以阳中求阴，引火归元，即是其例。

3. 阴阳并补

对阴阳两虚则可采用阴阳并补之法治疗。但须分清主次而用，阳损及阴者，以阳虚为主，则应在补阳的基础上辅以滋阴之品；阴损及阳者，以阴虚为主，则应在滋阴的基础上辅以补阳之品。

应当指出，阴阳互济之调补和阴阳并补两法，虽然用药上都是滋阴、补阳并用，但主次分寸不同，且适应的证候有别。

4. 回阳救阴

此法适用于阴阳亡失者。亡阳者，当回阳以固脱；亡阴者，当救阴以固脱。由于亡阳与亡阴实际上都是一身之气的突然大量脱失，故治疗时都要兼以峻剂补气，常用人参等药。

此外，对于阴阳格拒的治疗，则以寒因寒用，热因热用之法治之。阳盛格阴所致的真热假寒证，其本质是实热证，治宜清泻阳热，即寒因寒用；阴盛格阳所致的真寒假热证，本质是寒盛阳虚，治宜温阳散寒，即热因热用。

总之，运用阴阳学说以指导治疗原则的确定，其最终目的在于选择有针对性的调整阴阳之措施，以使阴阳失调的异常情况复归于协调平衡的正常状态。

五、调理精气血津液

精气血津液是脏腑经络功能活动的物质基础，生理上各有不同功用，彼此之间又相互为用。因此，病理上就有精气血津液各自的失调及互用关系失调。而调理精气血津液则是针对以上的失调而设的治疗原则。

（一）调精

1. 填精

填精补髓用于肾精亏虚，此精指的是具有生殖、濡养、化气、生血、养神等功能的一般意义的精，包括先天之精和后天水谷之精。精之病多以亏虚为主，主要表现为生长发育迟缓，生殖功能低下或不能生育，及气血神的生化不足等，可以补髓填精之法治之。

2. 固精

固精之法用于滑精、遗精、早泄，甚至精泄不止的精脱之候。其总的病机均为肾气不固，故治当补益肾气以摄精。

3. 疏利精气

精之病尚见于阴器脉络阻塞，以致败精、浊精郁结滞留，难以排出；或肝失疏泄，气机郁滞而致的男子不排精之候。治当疏利精气，通络散结。

（二）调气

1. 补气

用于较单纯的气虚证。由于一身之气的生成，源于肾所藏先天之精化生的先天之气（即元气），脾胃化水谷而生的水谷之精所化之气，以及由肺吸入的自然界清气。因此，补气多为补益肺、脾、肾。又由于卫气、营气、宗气的化生及元气的充养多与脾胃化生的水谷之气有关，故尤为重视对脾气的补益。

2. 调理气机

用于气机失调的病证。气机失调的病变主要有气滞、气逆、气陷、气闭、气脱等。治疗时气滞者宜行气，气逆者宜降气，气陷者宜补气升气，气闭者宜顺气开窍通闭，气脱者则宜益气固脱。

调理气机时，还须注意顺应脏腑气机的升降规律，如脾气主升，肝气疏泄升发，常宜畅其升发之性；胃气主通降，肺气主肃降，多宜顺其下降之性。

（三）调血

1. 补血

用于单纯的血虚证。由于血源于水谷精微，与脾胃、心、肝、肾等脏腑的机能密切相关。因此补血时，应注意同时调治这些脏腑的机能，其中又因"脾胃为后天之本，气血生化之源"，故尤为重视对脾胃的补养。

2. 调理血运

血运失常的病变主要有血瘀、出血等，而血寒是血瘀的主要病机，血热、气虚、瘀血是出血的主要病机。治疗时，血瘀者宜活血化瘀，因血寒而瘀者宜温经散寒行血；出血者宜止血，且须据出血的不同病机而施以清热、补气、活血等法。

（四）调津液

1. 滋养津液

用于津液不足证。其中实热伤津，宜清热生津。

2. 祛除水湿痰饮

用于水湿痰饮证。其中湿盛者宜祛湿、化湿或利湿；水肿或水臌者，宜利水消肿；痰饮为患者，宜化痰逐饮。因水液代谢障碍，多责之肺、脾、肾、肝，故水湿痰饮的调治，从脏腑而言，多从肺、脾、肾、肝入手。

（五）调理精气血津液的关系

1. 调理气与血的关系

由于气血之间有着互根互用的关系，故病理上常相互影响而有气病及血或血病及气的病变，结果是气血同病，故需调理两者的关系。

气虚生血不足，而致血虚者，宜补气为主，辅以补血，或气血双补；气虚行血无力而致血瘀者，宜补气为主，辅以活血化瘀；气滞致血瘀者，行气为主，辅以活血化瘀；气虚不能摄血者，补气为主，辅以收涩或温经止血。

血虚不足以养气，可致气虚，宜补血为主，辅以益气；但气随血脱者，因"有形之血不能速生，无形之气所当急固"（清·程国彭《医学心悟》），故应先益气固脱以止血，待病势缓和后再进补血之品。

2. 调理气与津液的关系

气与津液生理上同样存在互用的关系，故病理上也常相互影响，因而治疗上就要调理两者关系的失常。

气虚而致津液化生不足者，宜补气生津；气不行津而成水湿痰饮者，宜补气、行气以行津；气不摄津而致体内津液丢失者，宜补气以摄津。而津停而致气阻者，在治水湿痰饮的同时，应辅以行气导滞；气随津脱者，宜补气以固脱，辅以补津。

3. 调理气与精关系

生理上气能疏利精行，精与气又可互相化生。病理上气滞可致精阻而排出障碍，治宜疏利精气；精亏不化气可致气虚，气虚不化精可致精亏，治宜补气填精并用。

4. 调理精血津液的关系

"精血同源"，故血虚者在补血的同时，也可填精补髓；精亏者在填精补髓的同时，也可补血。"津血同源"，病理上常有津血同病而见津血亏少或津枯血燥，治当补血养津或养血润燥。

六、三因制宜

"人以天地之气生"，指人是自然界的产物，自然界天地阴阳之气的运动变化与人体是息息相通的，因此人的生理活动、病理变化必然受着诸如时令气候节律、地域环境等因素的影响。患者的性别、年龄、体质等个体差异，也对疾病的发生、发展与转归产生一定的影响。因此，在治疗疾病时，就必须根据这些具体因素做出分析，区别对待，从而制定出适宜的治疗方法，即所谓因时、因地和因人制宜。这也是治疗疾病所必须遵循的一个基本原则。

（一）因时制宜

根据时令气候节律特点，来制定适宜的治疗原则，称为"因时制宜"。因时之"时"一是指自然界的时令气候特点，二是指年、月、日的时间变化规律。《灵枢·岁露论》说："人与天地相参也，与日月相应也。"因而年月季节、昼夜晨昏时间因素，既可影响自然界不同的气候特点和物候特点，同时对人体的生理活动与病理变化也带来一定影响，因此，就要注意在不同的天时气候及时间节律条件下的治疗宜忌。

以季节而言，由于季节间的气候变化幅度大，故对人的生理病理影响也大。如夏季炎热，机体当此阳盛之时，腠理疏松开泄，则易于汗出，即使感受风寒而致病，辛温发散之品亦不宜过用，以免伤津耗气或助热生变。至于寒冬时节，人体阴盛而阳气内敛，腠理致密，同是感受风寒，则辛温发表之剂用之无碍；但此时若病热证，则当慎用寒凉之品，以防损伤阳气。即如《素问·六元正纪大论》所说："用寒远寒，用凉远凉，用温远温，用热远热，食宜同法。"即用寒凉方药及食物时，当避其气候之寒凉；用温热方药及食物时，当避其气候之温热。又如暑多夹湿，故在盛夏多注意清暑化湿；秋天干燥，则宜轻宣润燥等。

以月令而言，《素问·八正神明论》说："月始生，则血气始精，卫气始行；月郭满，则血气实，肌肉坚；月郭空，则肌肉减，经络虚，卫气虚，形独居。"并据此而提出"月生无泻，月满无补，月郭空无治，是谓得时而调之"的治疗原则。即提示治疗疾病时须考虑每月的月相盈亏圆缺变化规律，这在针灸及妇科的月经病治疗中较为常用。

以昼夜而言，日夜阴阳之气比例不同，人亦应之。因而某些病证，如阴虚的午后潮热，湿温的身热不扬而午后加重，脾肾阳虚之五更泄泻等，也具有日夜的时相特征，亦当考虑在不同的时间实施治疗。针灸中的"子午流注针法"即是根据不同时辰而有取经与取穴的相对特异性，是择时治疗的最好体现。

（二）因地制宜

根据不同的地域环境特点，来制定适宜的治疗原则，称为"因地制宜"。不同的地域，地势有高下，气候有寒热湿燥、水土性质各异。因而，在不同地域长期生活的人就具有不同的体质差异，加之其生活与工作环境、生活习惯与方式各不相同，使其生理活动与病理变化亦不尽相同，因地制宜就是考虑这些差异而实施治疗。

如我国东南一带，气候温暖潮湿，阳气容易外泄，人们腠理较疏松，易感外邪而致感冒，且一般以风热居多，故常用桑叶、菊花、薄荷一类辛凉解表之剂；即使外感风寒，也少用麻黄、桂枝等温性较大的解表药，而多用荆芥、防风等温性较小的药物，且份量宜轻。而西北地区，气候寒燥，阳气内敛，人们腠理闭塞，若感邪则以风寒居多，以麻黄、桂枝之类辛温解表多见，且份量也较重。

也有一些疾病的发生与不同地域的地质水土状况密切相关，如地方性甲状腺肿、大骨节病、克山病等地方性疾病。因而治疗时就必须针对疾病发生在不同的地域背景而实施适宜的治疗方法与手段。

（三）因人制宜

根据患者的年龄、性别、体质等不同特点，来制定适宜的治疗原则，称为"因人制宜"。不同的患者有其不同的个体特点，应根据每个患者的年龄、性别、体质等不同的个体特点来制定适宜的治则。如清·徐大椿《医学源流论》指出："天下有同此一病，而治此则效，治彼则不效，且不惟无效，而及有大害者，何也？则以病同人异也。"

1. 年龄

年龄不同，则生理功能、病理反应各异，治宜区别对待。如小儿生机旺盛，但脏腑娇嫩，气血未充，发病则易寒易热，易虚易实，病情变化较快。因而，治疗小儿疾病，药量宜轻，疗程多宜短，忌用峻剂。青壮年则气血旺盛，脏腑充实，病发则由于邪正相争剧烈而多表现为实证，可侧重于攻邪泻实，药量亦可稍重。而老年人生机减退，气血日衰，脏腑机能衰减，病多表现为虚证，或虚中夹实。因而，多用补虚之法，或攻补兼施，用药量应比青壮年少，中病即止。

2. 性别

男女性别不同，各有其生理、病理特点，治疗用药亦当有别。妇女生理上以血为本，以肝为先天，病理上有经、带、胎、产诸疾及乳房、胞宫之病。月经期、妊娠期用药时当慎用或禁用峻下、破血、重坠、开窍、滑利、走窜及有毒药物；带下以祛湿为主；产后诸疾则应考虑是否有恶露不尽或气血亏虚，从而采用适宜的治法。男子生理上则以精气为主，以肾为先天，病理上精气易亏而有精室疾患及男性功能障碍等特有病证，如阳痿、阳强、早泄、遗精、滑精以及精液异常等，宜在调肾基础上结合具体病机而治。

3. 体质

因先天禀赋与后天生活环境的不同，个体体质存在着差异，一方面不同体质有着不同的病邪易感性，另一方面，患病之后，由于机体的体质差异与反应性不同，病证就有寒热虚实之别或"从化"的倾向。因而治法方药也应有所不同：偏阳盛或阴虚之体，当慎用温热之剂；偏阴盛或阳虚之体，则当慎用寒凉之品；体质壮实者，攻伐之药量可稍重；体质偏弱者，则应采用补益之剂。

三因制宜的原则，体现了中医治疗上的整体观念以及辨证论治在应用中的原则性与灵活性，只有把疾病与天时气候、地域环境、患者个体诸因素等加以全面的考虑，才能使疗效得以提高。

第二节　治疗方法

一、汗法

汗法，亦称解表法，即通过开泄腠理，促进发汗，使表证随汗出而解的治法。

1. 应用要点

汗法，不仅能发汗，凡欲祛邪外出，透邪于表，畅通气血，调和营卫，皆可酌情用之。临床常用于解表、透疹、祛湿和消肿。

（1）解表：通过发散，以祛除表邪，解除恶寒发热、鼻塞流涕、头项强痛、肢体酸痛、脉浮等表证。由于表证有表寒、表热之分，因而汗法又有辛温、辛凉之别。辛温用于表寒，以麻黄汤、桂枝汤、荆防败毒散为代表；辛凉用于表热证，以桑菊饮、银翘散等为代表。

（2）透疹：通过发散，以透发疹毒。如麻疹初起，疹未透发，或难出而透发不畅，均可用汗法透之，使疹毒随汗透而散于外，以缓解病势。透疹之汗法，一般用辛凉，少用辛温，且宜选用具有透疹功能的解表药组成。如升麻葛根汤、竹叶柳蒡汤。尚需注意者，麻疹虽为热毒，宜于辛凉清解，但在初起阶段，应避免使用苦寒沉降之品，以免疹毒冰伏，不能透达。

（3）祛湿：通过发散，以祛风除湿。故外感风寒而兼有湿邪，以及风湿痹证，均可酌用汗法。素有脾虚蕴湿，又感风寒湿邪，内外相会，风湿相搏，发为身体烦疼，并见恶寒发热无汗、脉浮紧等表证，法当发汗以祛风湿，兼以燥湿健脾，宜用麻黄加术汤。如有湿郁化热之象，症见一身尽疼、发热、日晡加剧者，则法当宣肺祛风、渗湿除痹，如麻黄杏仁薏苡甘草汤之类。

（4）消肿：通过发散，既可逐水外出而消肿，更能宣肺利水以消肿。故汗法可用于水肿实证而兼有表证者。对于风水恶风、脉浮、一身悉肿、口渴、不断出汗而表有热者，为风水夹热，法当发汗退肿，兼以清热，宜越婢汤或越婢加术汤，如与五皮饮合方，疗效更佳。对于身面浮肿、恶寒无汗、脉沉小者，则属少阴虚寒而兼表证，法当发汗退肿，兼以温阳，宜用麻黄附子甘草汤加减。

2. 注意事项

（1）注意不要过汗：运用汗法治疗外感热病，要求达到汗出热退，脉静身凉，以周身微汗为度，不可过汗和久用。发汗过多，甚则大汗淋漓，则耗伤阴液，可致伤阴或亡阳。张仲景在《伤寒论》中说："温服令一时许，遍身杂杂微似有汗者益佳，不可令如水流漓，病必不除。"他强调汗法应中病即止，不必尽剂，同时对助汗之护理也甚重视。凡方中单用桂枝发汗者，要求啜热粥或温服以助药力，若与麻黄、葛根同用者，则一般不需啜热粥或温服。乃因药轻则需助，药重则不助，其意仍在使发汗适度。

（2）注意用药峻缓：使用汗法，应视病情轻重与正气强弱而定用药之峻缓。一般表虚用桂枝汤调和营卫，属于轻汗法；而表实用麻黄汤发泄郁阳，则属于峻汗法。此外尚有麻桂各半汤之小汗法，以及桂二麻一汤之微汗法等。使用汗法，还应根据时令及体质而定峻缓轻重。暑天炎热，汗之宜轻，配用香薷饮之类；冬令严寒，汗之宜重，酌选麻黄汤之类。体质虚者，汗之宜缓，用药宜轻；体质壮实，汗之可峻，用药宜重。

（3）注意兼杂病证：由于表证有兼杂证候的不同，汗法又当配以其他治法。如兼气滞者，当理气解表，用香苏散之类；兼痰饮者，当化饮解表，用小青龙汤之类。尤需注意的是，对于虚人外感，务必照顾正气，采用扶正解表之法。兼气虚者，当益气解表，如用参苏饮、人参败毒散；兼阳虚者，当助阳解表，如用麻黄附子细辛汤；兼血虚者，当养血解表，如用葱白七味饮；兼阴虚者，当滋阴解表，如用加减葳蕤汤。

（4）注意不可妄汗：《伤寒论》中论述不可汗的条文甚多，概括起来就是汗家、淋家、疮家、衄家、亡血家、咽喉干燥、尺中脉微、尺中脉迟，以及病在里者，均不可汗。究其原因，或是津亏，或是血虚，或是阳弱，或兼热毒，或兼湿热，或种种因素兼而有之，故虽有表证，仍不可单独使用辛温发汗，必须酌情兼用扶正或清热等法。此外，对于非外感风寒之发热头痛，亦不可妄汗。

二、清法

亦称清热法，即通过寒凉泄热的药物和措施，使邪热外泄，消除里热证的治法。其内容十分丰富，应用也很广泛。

1. 应用要点

（1）清热生津：温病出现高热烦躁、汗出蒸蒸、渴喜冷饮、舌红苔黄、脉洪大等症，是热入气分，法当清热生津，常用白虎汤之类；如正气虚弱，或汗多伤津，则宜白虎加人参汤；温病后期，余热未尽，津液已伤，胃气未复，又宜用竹叶石膏汤一类，以清热生津、益气和胃。

（2）清热凉血：温病热入营血，症见高热烦躁、谵语神昏、全身发斑、舌绛少苔、脉细而数，或因血热妄行，引起咯血、鼻衄及皮下出血等，均宜清热凉血。如营分热甚用清营汤，血分热甚用犀角地黄汤，血热发斑用化斑汤等。

（3）清热养阴：温病后期，伤津阴虚，夜热早凉，热退无汗；或肺痨阴虚，午后潮热，盗汗咳血，均宜清热养阴。如温病后期，伤阴虚热，用青蒿鳖甲汤之类；虚劳骨蒸，用秦艽鳖甲散之类。

（4）清热解暑：暑热证，发热多汗、心烦口渴、气短倦怠，舌红脉虚；或小儿疰夏，久热不退，均宜清热解暑，或兼益气生津。如用清络饮解暑清热，用清暑益气汤消暑补气，用生脉散加味治疗暑热而致之气阴两虚等。

（5）清热解毒：热毒诸证，如丹毒、疔疮、痈肿、喉痹、痄腮，以及各种疫证、内痈等，均宜清热解毒。如疔毒痈肿用五味消毒饮；泻实火、解热毒用黄连解毒汤；解毒、疏风、消肿，则用普济消毒饮等。

（6）清热除湿：湿热为患，当以其病性病位不同而选用适当方药。如肝胆湿热用龙胆泻肝汤，湿热黄疸用茵陈蒿汤，湿热下痢用香连丸或白头翁汤等。

（7）清泻脏腑：脏腑诸火，均宜清热泻火。如心火炽盛，见烦躁失眠、口舌糜烂、大便秘结，甚则吐衄者，用大黄泻心汤以清心火；心移热于小肠，兼见尿赤涩痛者，用导赤散泻心火兼清小肠；肝胆火旺，见面目红赤、头痛失眠、烦躁易怒、胸胁疼痛、便结尿黄者，用龙胆泻肝汤清泻肝胆；胃火牙痛，见口唇溃痛，用清胃散泻胃火；肺热咳嗽，用泻白散清肺火；肾虚火亢，见潮热、盗汗、遗精者，用知柏地黄汤泻肾火等。

2. 注意事项

（1）注意真热假热：使用清法，必须针对实热之证而用，勿为假象所迷惑，对于真寒假热，尤须仔细辨明，以免误用清法，造成严重后果。正如《医学心悟》指出："有命门火衰，浮阳上泛，有似于火者；又有阴盛格阳假热之证，其人面赤狂躁，欲坐卧泥水中；或数日不大便，或舌黑而润，或脉反洪大，峥峥然鼓击于指下，按之豁然而空者；或口渴欲得冷饮而不能下；或因下元虚冷，频饮热汤以自救。世俗不识，误投凉药，下咽即危矣。此不当清而清之误也。"

（2）注意虚火实火：使用清法，又须分清外感与内伤、虚火与实火。外感多实，内伤多虚，病因各异，治法迥别。外感风寒郁闭之火，当散而清之；湿热之火，则渗而清之；燥热之火，宜润而清之；暑热伤气虽因感邪而致，仍应补而清之。对于内伤七情，火从内发者，应针对引起虚火的不同病因病机分别处治。气虚者补其气；血虚者养其血；其阴不足而火上炎者，当壮水之主；真阳虚衰而虚火上炎者，又宜引火归元。

（3）注意因人而清：使用清法，还须根据患者体质之强弱以酌其轻重。对体虚者，不可清之过重，以免反伤正气，甚则产生变证。一般而论，壮实之体，患了实热之证，清之稍重；若本体虚，脏腑本寒，饮食素少，肠胃虚弱，或产后、病后之热证，亦宜轻用。倘清剂过多，则治热未已，而寒生矣。故清法之投，当因人而用。

（4）注意审证而清：火热之证，有微甚之分，故清法亦有轻重之别。药轻病重，则难取效；病轻药重，易生变证。凡大热之证，清剂太微，则病不除；微热之证，而清剂太过，则寒证即至。但不及犹可再清，太过则常会引起病情的变化。所以临证之时，必须审证而清。

由于热必伤阴，进而耗气，因此尚须注意清法与滋阴、补气法的配合应用。一般清火泻热之药，不可久用，热去之后，即配以滋阴扶脾益气之药，以善其后。

三、下法

下法，亦称泻下法，即通过通便、下积、泻实、逐水，以消除燥屎、积滞、实热及水饮等证的治法。

1. 应用要点

下法的运用，甚为广泛。由于病有寒热，体有强弱，邪有兼杂，因而下法又有寒下、温下、润下及逐水之别。

（1）寒下：里实热证，见大便燥结、腹满疼痛、高热烦渴；或积滞生热，腹胀而痛；或肠痈为患，腑气不通；或湿热下痢，里急后重特甚；或血热妄行、吐血衄血；或风火眼病等等。凡此种种，均宜寒下。常用寒性泻下药，如大黄、芒硝、番泻叶等。应当根据不同的病机性质来选方，如阳明胃家实用大承气汤；阳明温病，津液已伤，用增液承气汤；肠痈用大黄牡丹皮汤；吐血用三黄泻心汤。

（2）温下：脾虚寒积，见脐下硬结、大便不通、腹隐痛、四肢冷、脉沉迟；或阴寒内结，见腹胀水肿、大便不畅，皆可温下。常以温阳散寒的附子、干姜之类与泻药并用，如温脾汤、大黄附子汤；也有酌选巴豆以温逐寒积的，如备急丸。

（3）润下：热盛伤津，或病后津亏，或年老津涸，或产后血虚而便秘，或长期便结而无明显兼证者，均可润下。常选用清润滑肠的五仁汤、麻仁丸等。

（4）逐水：水饮停聚体内，或胸胁有水气，或腹肿胀满，或水饮内停且腑气不通，凡脉证俱实者，皆可逐水。常选十枣汤、舟车丸、甘遂通结汤等。

2. 注意事项

（1）注意下之时机：使用下法，意在祛邪，既不宜迟，也不可过早，总以及时为要。只要表解里实，选用承气诸剂，釜底抽薪，顿挫邪势，常获良效。临床每见通便二三次后，高热递退，谵语即止,舌润津复。如邪虽陷里,尚未成实,过早攻下,则邪正相扰,易生变证。如伤寒表证未罢,病在阳也,下之则会转为结胸;或邪虽入里,而散漫于三阴经络之间,尚未结实,若攻下之,可成痞气。然而临床若拘于"下不厌迟"和"结粪方下"之说,以致邪气入里成实,医者仍失时不下,可使津液枯竭,攻补两难,甚则势难挽回。故吴又可在《温疫论》中强调指出:"大凡客邪贵乎早逐,乘人气血未乱,肌肉未消,津液未耗,患者不至危殆,投剂不至掣肘,愈后亦易平复⋯⋯勿拘于下不厌迟之说。"他又说:"承气本为逐邪,而非专为结粪而设也。如必俟其粪结,血液为热所搏,变证迭起,是犹酿痈贻害,医之过也。"

(2)注意下之峻缓:使用下法逐邪,当度邪之轻重,察病之缓急,以定峻下缓下。如泻实热多用承气汤,但因热结之微甚而有所选择:大承气用于痞满燥实兼全者,小承气用于痞满燥而实轻者,调胃承气则用于燥实而痞满轻者。泻剂之剂量亦与峻缓有关。一般量多剂大常峻猛,量少剂小则缓和。此外泻下之峻缓,尚与剂型有关,攻下之力,汤剂胜于丸散,如需峻下,反用丸剂,亦可误事;如欲缓下,则宜丸剂,如麻仁丸之用于脾约证等。

(3)注意分清虚实:实证当下,已如前述。虚人禁下,古籍早有明文,诸如患者阳气素微者不可下,下之则呃;患者平素胃弱,亦不可下,下之则易出变证。对这些虚人患病,又非下不可,则当酌选轻下之法,或选润导之法,或选和下之法;亦可采取先补而后攻,或暂攻而随后补。此皆辨虚人之下,下之得法之需也。

四、消法

消法,亦称消导或消散法,即通过消导和散结,使积聚之实邪逐渐消散的治法。消法应用广泛,主要包括化食、磨积、豁痰、利水等几个方面。

1. 应用要点

(1)化食:化食为狭义之消法,亦称消食法,即用消食化滞的方药以消导积滞。适用于因饮食不节,食滞肠胃,以致纳差厌食，上腹胀闷，嗳腐呕吐，舌苔厚腻等症。一般多选保和丸、楂曲平胃散之类。如病情较重，腹痛泄泻，泻下不畅，苔厚黄腻，多属食滞兼有湿热，又宜选用枳实导滞丸之类，以消积导滞、清利湿热；脾虚而兼食滞者，则宜健脾消导，常用枳术丸之类。

（2）磨积：就气积之治疗而言，凡脾胃气滞，均宜行气和胃，如胃寒气滞，疼痛较甚者，用良附丸；如兼火郁，则用越鞠丸；肝郁气滞，宜行气疏肝，一般多用柴胡疏肝散；兼见血瘀刺痛者，加用丹参饮等。

就血积之治疗而言，则须视血瘀之程度而酌选活血、行血及破血之法。

活血，是以调节寒热偏胜为主，辅以活血之品，以促进血液运行。如寒凝血瘀之痛经，用温经汤加减；温病热入营血兼有瘀滞，用清营汤加减等。

行血，是以活血为主，配以行气之品，以收通畅气血、宣痹止痛之效。如用失笑散治真心痛及胸胁痛。

破血，是以破血逐瘀为主，或与攻下药并用，以攻逐瘀血、蓄血及痞块，常用血府逐瘀汤、桃核承气汤、大黄蟅虫丸等。

（3）豁痰：由于肺为贮痰之器，故豁痰则以治肺为主。而脾为生痰之源，故化痰常兼治脾。风寒犯肺，痰湿停滞，宜祛风化痰，如用止嗽散、杏苏散；痰热相结，壅滞于肺，又宜清热化痰，如用清气化痰丸；痰湿内滞，肺气上逆，则宜祛痰平喘，偏寒者用射干麻黄汤，兼热者用定喘汤；脾虚而水湿运化失权，聚而生痰，痰湿较显者用二陈汤。

（4）利水：利水一法，既应区别水停之部位，又须辨明其性质。如水饮内蓄，其在中焦者，为渴为呕，为下利，为心腹痛，症状多端，一般可用茯苓、白术、半夏、吴茱萸等为主药；其在下焦者，虚冷则温而导之，如肾气丸；湿热则清而泄之，如八正散。水饮外溢者，必为浮肿，轻则淡渗利湿，重则从其虚实而施剂。阴水宜温利之方，如实脾散；阳水宜清利之剂，如疏凿饮子等。

2. 注意事项

（1）注意辨清病位：由于病邪郁滞之部位有在脏、在腑、在气、在血、在经络等不同，消散之法亦应按其受病部位之不同而论治，用药亦须使其直达病所，则病处当之，收效较快，且不致诛伐无辜。

（2）注意辨清虚实：消法虽不及下法之猛烈，但总属攻邪之法，务须分清虚实，以免误治。如脾虚水肿，土衰不能制水而起，非补土难以利水；真阳大亏，肾衰不能主水而肿，非温肾难消其肿。如脾虚失运而食滞者，气虚津停而酿痰者，肾虚水泛而饮停者，血枯乏源而经绝者，皆非消导所可行，如妄用或久用之，则常会导致变证的发生。

五、补法

补法，亦称补益法，即通过补益人体的阴阳气血，以消除各种不足证候，或扶正以祛邪，促使病证向愈的治法。

1. 应用要点

补法的内容十分丰富，其临床应用甚为广泛，但究其大要，主要包括以下几个方面。

（1）补气：气虚为虚证中常见的证候，但有五脏偏重之不同，故补气亦有补心气、补肺气、补脾气、补肾气、补肝气等不同法则。尚须指出的是，因少火生气，血为气之母，故补气中应区别不同情况，配以助阳药和补血药，则收效更佳。

（2）补血：血虚临床亦甚常见，若出现头晕目眩，心悸怔忡，月经量少，色淡，面唇指甲淡白失荣，舌淡脉细等症，当用补血之法，方如四物汤等。因气为血帅，阳生阴长，故补血须不忘补气。

（3）补阴：阴虚亦为虚证中常见之证候，其表现也很复杂，故补阴之要点重在分清病位，方能药证相对，收效显著。如不分清阴虚之所在，用滋肝阴之一贯煎去补肺阴，用养胃阴之益胃汤去补肾阴，缺乏针对性，势必影响效果。

（4）补阳：阳虚的临床表现，主要为畏寒肢冷，冷汗虚喘，腰膝酸软，腹泻水肿，舌胖而淡，脉沉而迟等症，当用补阳之法，常选右归丸治肾阳虚，理中汤治脾阳虚，桂枝甘草汤治心阳虚等，都要注重分清病位。

2. 注意事项

（1）注意兼顾气血：气血皆是人体生命活动的物质基础，气为血帅，血为气母，关系极为密切，气虚可致血虚，血虚可致气虚。故治气虚常兼顾补血，如补中益气汤之配用当归；治血虚又常注重补气，如当归补血汤之重用黄芪。至于气血两亏者，自应气血双补。

（2）注意调补阴阳：阴和阳在整个病机变化过程中，可分不可离。一方虚损，常可导致对方的失衡。例如肾阴虚久则累及肾阳，肾阳虚也可累及肾阴，常形成阴损及阳或阳损及阴的肾阴阳两虚。因此，不仅对肾阴阳两虚治以阴阳双补，而且对于单纯阴虚或阳虚之证，补益时也应顾及对方。所以张景岳在《景岳全书》中就强调："善补阳者，必于阴中求阳，则阳得阴助而生化无穷；善补阴者，必于阳中求阴，则阴得阳升而泉源不竭。"此说极为精当。

（3）注意分补五脏：每一脏腑的生理功能不同，其虚损亦各具特点，故《难经》提出了"五脏分补"之法。《景岳全书》也曾指出："用补之法，则脏有阴阳，药有宜否。宜阳者必先于气，宜阴者必先于精，凡阳虚多寒者，宜补以甘温，而清润之品非所宜；阴虚多热者，宜补以甘凉，而辛燥之类不可用。"由于"肾为先天之本""脾为后天之本"，故补益脾肾二脏，素为医家所重，至于补脾补肾，孰重孰轻，当视具体病情而各有侧重，不可偏废。

（4）注意补之峻缓：补有峻缓，应量证而定。凡阳气骤衰，真气暴脱，或血崩气脱，或津液枯竭，皆宜峻补，使用大剂重剂，以求速效。如正气已虚，但邪气尚未完全消除，宜用缓补之法，不求速效，积以时日，渐以收功。对于病虽属虚，而用补法有所顾忌者，如欲补气而于血有虑，欲补血又恐其碍气，欲补上而于下有碍，欲补下而于上有损，或其证似虚非虚，似实非实，则可择甘润之品，用平补之法较为妥当。此外，对于虚不受补者，如拟用补，更当以平补为宜。

（5）注意不可妄补：虚证当补，无可非议。但因药性皆偏，益于此必损于彼。大凡有益于阳虚者，必不利于阴；有益于阴虚者，必不利于阳。同时无毒之药，性虽和平，久用多用则亦每气有偏胜。由此可知，无虚之证，妄加以补，不仅无益，反而有害。此外，若逢迎病家畏攻喜补之心理而滥施补剂，则为害尤甚。

六、温法

温法，亦称温阳法。即通过扶助人体阳气以温里祛寒、回阳，从而消除里寒证的治法。主要包括温里散寒、温经散寒和回阳救逆三个方面。

1. 应用要点

（1）温里散寒：由于寒邪直中脏腑，或阳虚内寒，症见身寒肢凉、脘腹冷痛、呕吐泄泻、舌淡苔润、脉沉迟弱等，宜温中散寒，常选用理中汤、吴茱萸汤之类。若见腰痛水肿、夜尿频频等症，则属脾肾虚寒，阳不化水，水湿泛滥，又宜酌选真武汤、济生肾气丸等，以温肾祛寒，温阳利水。

（2）温经散寒：由于寒邪凝滞于经络，血脉不畅，症见四肢冷痛，肤色紫黯，面青舌瘀，脉细而涩等，法当温经散寒，养血通脉，常选用当归四逆汤等。如寒湿浸淫，四肢拘急，发为痛痹，亦宜温散，常用乌头汤。

（3）回阳救逆：由阳虚内寒可进而导致阳气虚脱，症见四肢厥逆，畏寒蜷卧，下利清谷，冷汗淋漓，气短难续，口鼻气冷，面色青灰，苔黑而润，脉微欲绝等，急宜回阳救逆，并辅以益气固脱，常酌选四逆汤、参附汤、回阳救急汤等。

2. 注意事项

（1）注意辨识假象：使用温法，必须针对寒证，勿为假象所惑，对真热假寒，尤须仔细辨明，以免误用温法。如伤寒化燥，邪热传里，见口咽干、便闭谵语，以及发黄狂乱、衄血便血诸症，均不可温。若病热已深，厥逆渐进，舌则干枯，反不知渴；又或夹热下利，神昏气弱；或脉来涩滞，反不应指；或面似烟熏，形如槁木，近之无声，望之似脱；甚至血液衰耗，筋脉拘挛，但唇齿舌干燥而不可解者。凡此均属真热假寒之候，均不宜温。若妄投热剂，必致贻误，使病势逆变。

（2）注意掌握缓急：寒证较重，温之应峻；寒证轻浅，温之宜缓。由于温热之药，性皆燥烈，因而临床常见温之太过，寒证虽退，但因耗血伤津，反致燥热之证。因此，如非急救回阳，宜少用峻剂重剂。寒而不虚，当专用温；若寒而且虚，则宜甘温，取其补虚缓寒。而兼痰、兼食、兼滞者，均宜兼而治之。故温法之运用，应因证、因人、因时，方能全面照顾。

七、和法

和法，亦称和解法，即通过和解表里的方药，以解除半表半里证的一种治法。和法的内容丰富，应用广泛，究其大要，对外感疾病用于和解表里，对内伤杂病则主要用于调和肝脾、调和胆胃以及调和胃肠等方面。

1. 应用要点

（1）和解表里：外感半表半里之证，邪正分争，症见往来寒热，胸胁苦满，心烦喜呕，口苦咽干，苔薄脉弦等，法当和解表里，以扶正祛邪、清里达表的小柴胡汤为代表。

（2）调和肝脾：情志抑郁，肝脾失调，症见两胁作痛，寒热往来，头痛目眩，口燥咽干，神疲食少，月经不调，乳房作胀，脉弦而细者，宜选逍遥散疏肝解郁、健脾和中。传经热邪，阳气内郁，而致手足厥逆；或脘腹疼痛，或泻痢下重者，又宜用四逆散疏肝理脾，和解表里。如胁肋疼痛较显，用柴胡疏肝散较佳。若因肝木乘脾，症见肠鸣腹痛，痛则泄泻，脉弦而缓者，宜泻肝补脾，用痛泻要方之类。

（3）调和胆胃：胆气犯胃，胃失和降，症见胸胁胀满，恶心呕吐，心下痞满，时或发热，心烦少寐，或寒热如疟，寒轻热重，胸胁胀痛，口苦吐酸，舌红苔白，脉弦而数者，法当调和胆胃，以蒿芩清胆汤为代表方。

（4）调和胃肠：邪在胃肠，寒热失调，腹痛欲呕，心下痞硬等症，治宜寒温并用、调和胃肠，常以干姜、黄芩、黄连、半夏等为主组方。胃气不调，心下痞硬，但满不痛，或干呕、或呕吐、肠鸣下利者，宜用半夏泻心汤，以和胃降逆，开结除痞。伤寒胸中有热，胃中有寒，升降失常，腹中痛，欲呕吐者，又宜用黄连汤，以平调寒热，和胃降逆。

2. 注意事项

（1）辨清偏表偏里：邪入少阳，病在半表半里，固当用小柴胡以和解之，但有偏表偏里及偏寒偏热之不同，又宜适当增损，变通用之。一般而论，寒邪外袭，在表为寒，在里为热，在半表半里，则为寒热交界之所，故偏于表者则寒多，偏于里者则热多，用药须与之相称。

（2）兼顾偏虚偏实：邪不盛而正渐虚者，固宜用和法解之，但有偏于邪盛或偏于正虚之不同，治宜适当变通用之。如小柴胡用人参，所以补正气，使正气旺，则邪无所容，自然得汗而解；但亦有表邪失汗，腠理闭塞，邪无出路，由此而传入少阳，热气渐盛，此非正气之虚，故有不用人参而和解自愈者，是病有虚实不同，则法有所变通。仲景有小柴胡汤之加减法，对出现口渴者，去半夏，加人参、栝楼根；若不渴而外有微热者，去人参，加桂枝，即是以渴不渴分辨是否伤津，从而增减药物，变通之用法。

（3）不可滥用和法：由于和法适应证广，用之得当，疗效甚佳，且性平和，药势平稳，常为医者所采用，但又不可滥用。如邪已入里，燥渴、谵语诸症丛生，而仅以柴胡汤主之，则病不解；温病在表，未入少阳，误用柴胡汤，则变证迭生。此外，内伤劳倦，气虚血虚，痈肿瘀血诸证，皆可出现寒热往来，似疟非疟，均非柴胡汤所能去之。但柴胡汤也并非不可用于内伤杂病，若能适当化裁，斟酌用之，也常能收到良效。这些审证加减，则又不属滥用和法之例。

八、吐法

吐法，是通过使之呕吐而排除留着于咽喉、胸膈、胃脘的痰涎、宿食和毒物等有形实邪，以达到治疗目的的治法。主要包括峻吐法、缓吐法与外探法3种。

1. 应用要点

（1）峻吐法：用于体壮邪实，痰食留在胸膈、咽喉之间的病证。如症见胸中痞硬、心中烦躁或懊恼、气上冲咽喉不得息、寸脉浮且按之紧者，是痰涎壅胸中，或宿食停于上脘之证，宜涌吐痰食，用瓜蒂散之类。如浊痰壅塞胸中的癫痫，以及误食毒物尚在胃脘者，宜涌吐风痰，用三圣散之类。如中风闭证，痰涎壅塞，内窍闭阻，人事不省，不能言语，或喉痹紧急，宜斩关开闭，用救急稀涎散之类。峻吐法是适用于实证的吐法，如属中风脱证者则忌之。

（2）缓吐法：用于虚证催吐。虚证本无吐法，但痰涎壅塞非吐难以祛逐，只有用缓和的吐法，邪正兼顾以吐之，参芦饮为代表方。

（3）外探法：以鹅翎或指探喉以催吐，或助吐势。用于开提肺气而通癃闭，或助催吐方药迅速达到致吐目的。

2. 注意事项

（1）注意吐法宜忌：吐法用于急剧之证，收效固然迅速，但易伤胃气，故虚人、妊娠、产后一般不宜使用，如定须催吐才能除病，可选用外探法、缓吐法。

（2）注意吐后调养：催吐之后，要注意调理胃气，糜粥自养，不可恣进油腻煎炸等不易消化食物，以免更伤胃气。

各论

第三章

心脑病证

第一节 心 悸

  心悸是指阴阳失调，气血失和，心神失养，出现心中悸动不安，其则不能自主的一类病证。一般多呈阵发性，每因情绪波动或劳累过度而发。心悸发作时常伴不寐、胸闷、气短，其则眩晕、喘促、心痛、晕厥。心悸包括惊悸和怔忡。

  心悸的病名首见《内经》。《素问·本病论》曰："热生于内，气痹于外，足胫疫疼，反生心悸。"《素问·气交变大论》对心悸的临床表现及脉象的变化亦有了生动的描述，如"心憺憺大动""其动应衣""心怵惕""心下鼓""惕惕然而惊，心欲动""惕惕如人将捕之"。《素问·三部九候论》曰："参伍不调者病……其脉乍疏乍数、乍迟乍疾者，日乘四季死。"最早认识到心悸，严重脉律失常与疾病预后的关系。在病因病机方面认识到宗气外泄，突受惊恐，复感外邪，心脉不通，饮邪上犯，皆可引起心悸。如《素问·平人气象论》曰："乳之下，其动应衣，宗气泄也。"《素问·举痛论》曰："惊则心无所倚，神无所归，虑无所定，故气乱矣。"《素问·痹论》曰："脉痹不已，复感于邪，内舍于心……心痹者，脉不通，烦则心下鼓。"《素问·评热病论》曰："诸水病者，故不得卧，卧则惊，惊则咳甚也。"汉代张仲景在《伤寒杂病论》中详述了"惊悸""心动悸""心中悸""喘悸""眩悸"的辨证论治纲领，如《伤寒论·辨太阳病脉证治》曰："脉浮数者，法当汗出而愈。若下之，身重，心悸者，不可发汗，当自汗出乃解……伤寒二三日，心中悸而烦者，小建中汤主之""伤寒，脉结代，心动悸，炙甘草汤主之。"《金匮要略·血痹虚劳病脉证治》中提到"卒喘悸，脉浮者，里虚也"；《金匮要略·痰饮咳嗽病脉证治》提到："凡食少饮多，水停心下，甚者则悸……眩悸者，小半夏加茯苓汤主之。"《金匮要略·惊悸吐衄下血胸满瘀血病脉证治》中有"寸口脉动而弱，动即为惊，弱则为悸"。认为心悸的病因病机为惊扰、水饮、虚损、汗后受邪等，记载了心悸时结、代、促脉及其区别，所创之炙甘草汤、麻黄附子细辛汤、苓桂甘枣汤、桂甘龙牡汤、小半夏加茯苓汤等仍是目前临床辨证治疗心悸的常用方剂。

汉代以后，诸医家从心悸、惊悸、怔忡等不同方面都有所发挥，并不断补充完善了心悸的病因病机、治法方药。如宋代严用和《济生方·惊悸怔忡健忘门》首先提出怔忡病名，并对惊悸、怔忡的病因病机、病情演变、治法方药做了较详细的论述。认为惊悸乃"心虚胆怯之所致"，治宜"宁其心以壮其胆气"，选用温胆汤、远志丸作为治疗方剂；怔忡因心血不足所致，亦有因感受外邪及饮邪停聚而致者，惊悸不已可发展为怔忡，治疗"当随其证，施以治法"。朱丹溪认为"悸者怔忡之谓"，强调了虚与痰的致病因素，如《丹溪心法·惊悸怔忡》中认为"怔忡者血虚，怔忡无时，血少者多。有思虑便动，属虚。时作时止者，痰因火动"。明代《医学正传·惊悸怔忡健忘证》认为惊悸怔忡尚与肝胆有关，并对惊悸与怔忡加以鉴别。提出"怔忡者，心中惕惕然，动摇而不得安静，无时而作者是也；惊悸者，蓦然而跳跃惊动，而有欲厥之状，有时而作者是也"。明代《景岳全书·怔忡惊恐》中认为怔忡由阴虚劳损所致，指出"盖阴虚于下，则宗气无根而气不归源，所以在上则浮撼于胸臆，在下则振动于脐旁"，生动地描述了心悸重证上及喉、下及腹的临床表现。其在治疗与护理上主张"速宜节欲节劳，切戒酒色。凡治此者，速宜养气养精，滋培根本"，提出左归饮、右归饮、养心汤、宁志丸等至今临床广为应用的有效方剂。清代王清任、唐容川力倡瘀血致悸理论，开启了活血化瘀治疗心悸的先河。

一、病因病机

本病的发生既有体质因素、饮食劳倦或情志所伤，亦有因感受外邪或药物中毒所致。其虚证者，多因气血阴阳亏虚，引起阴阳失调、气血失和、心神失养；实证者常见痰浊、瘀血、水饮、邪毒，而致心脉不畅、心神不宁。

（一）感受外邪

正气内虚，感受温热邪毒，首先犯肺系之咽喉，邪毒侵心，耗气伤阴，气血失和，心神失养，发为心悸；或感受风寒湿邪，痹阻血脉，日久内舍于心，心脉不畅，发为心悸。正如叶天士所说："温邪上受，首先犯肺，逆传心包。"及《素问·痹论》所云："脉痹不已，复感于邪，内舍于心。"

（二）情志所伤

思虑过度，劳伤心脾，心血暗耗，化源不足，心失所养，发为心悸；恚怒伤肝，肝气郁结，久之气滞血瘀，心脉不畅，发为心悸，或气郁化火，炼液成痰，痰火上扰，心神不宁，发为心悸；素体心虚胆怯，暴受惊恐，致心失神、肾失志，心气逆乱，发为惊悸，日久则稍惊即悸，或无惊亦悸。正如《素问·举痛论》所云："惊则心无所倚，神无所归，虑无所定，故气乱矣。"

（三）饮食不节

嗜食肥甘厚味，煎炸炙赙之品，或嗜酒过度，皆可蕴热化火生痰，痰火扰心，心神不宁，发为心悸；或饮食不节，损伤脾胃，脾运呆滞，痰浊内生，心脉不畅，而发心悸。正如唐容川所云："心中有痰者，痰入心中，阻其心气，是以跳动不安。"

（四）体质虚弱

先天心体禀赋不足，阴阳失调，气血失和，心脉不畅，发为心悸；或素体脾胃虚弱，化源不足，或年老体衰，久病失养，劳欲过度，致气血阴阳亏虚，阴阳失调，气血失和，心失所养，而发为心悸。

（五）药物所伤

用药不当，或药物毒性较剧，损及于心，而致心悸。综上所述，心悸病因不外外感与内伤，其病机则不外气血阴阳亏虚，心失濡养；或邪毒、痰饮、瘀血阻滞心脉，心脉不畅，心神不宁。其病机关键为阴阳失调，气血失和，心神失养。其病位在心，但与肺、脾、肝、肾密切相关。

本证以虚证居多，或因虚致实，虚实夹杂。虚者以气血亏虚，气阴两虚，心阳不振，心阳虚脱，心神不宁为常见；实者则以邪毒侵心，痰火扰心，心血瘀阻，水饮凌心为常见。虚实可相互转化，如脾失健运，则痰浊内生；脾肾阳虚，则水饮内停；气虚则血瘀；阴虚常兼火旺，或夹痰热；实者日久，可致正气亏耗；久病则阴损及阳，阳损及阴，形成阴阳两虚等复杂证候。

二、诊断

（1）自觉心慌不安，神情紧张，不能自主，心搏或快速，或缓慢，或心跳过重，或忽跳忽止，呈阵发性或持续性。

（2）伴有胸闷不适，易激动，心烦，少寐，乏力，头晕等，中老年发作频繁者，可伴有心胸疼痛，甚则喘促、肢冷汗出，或见晕厥。

（3）脉象对心悸的诊断有重要意义。心悸者常见疾、促、结、代、迟、涩、雀啄等脉；听诊示心搏或快速，或缓慢，或忽跳忽止，或伴有心音强弱不匀等。

（4）发作常由情志刺激、惊恐、紧张、劳倦过度、饮酒饱食等因素而诱发。

三、相关检查

血液分析、测血压、X 线胸片、心电图、动态心电图、心脏彩超检查等，有助于病因及心律失常的诊断。

四、鉴别诊断

（一）心痛

心痛除见心慌不安，脉结代外，必以心痛为主症，多呈心前区或胸骨后压榨样痛、闷痛，常因劳累、感寒、饱餐或情绪波动而诱发，多呈短暂发作。但甚者心痛剧烈不止，唇甲发绀，或手足青至节，呼吸急促，大汗淋漓，甚至晕厥，病情危笃。心痛常可与心悸合并出现。

（二）奔豚

奔豚发作之时，亦觉心胸躁动不安。《难经·五十六难》曰："发于小腹，上至心下，若豚状，或上或下无时。"称之为肾积。《金匮要略·奔豚气病脉证治》曰："奔豚病从少腹起，上冲咽喉，发作欲死，复还止，皆从惊恐得之。"故本病与心悸的鉴别要点为：心悸为心中剧烈跳动，发自于心；奔豚乃上下冲逆，发自少腹。

（三）卑慄

《证治要诀·怔忡》描述卑慄症状为"痞塞不欲食，心中常有所歉，爱处暗室，或倚门后，见人则惊避，似失志状"。卑慄病因为"心血不足"，虽有心慌，一般无促、结、代、疾、迟等脉出现，是以神志异常为主的疾病，与心悸不难鉴别。

五、辨证论治

（一）辨证要点

1. 辨虚实

心悸证候特点多为虚实相兼，故当首辨虚实。虚当审脏腑气、血、阴、阳何者偏虚，实当辨痰、饮、瘀、毒何邪为主。其次，当分清虚实之程度。正虚程度与脏腑虚损情况有关，即一脏虚损者轻，多脏虚损者重。在邪实方面，一般来说，单见一种夹杂者轻，多种合并夹杂者重。

2. 辨脉象

脉搏的节律异常为本病的特征性征象，故尚需辨脉象。如脉率快速型心悸，可有一息六至之数脉，一息七至之疾脉，一息八至之极脉，一息九至之脱脉，一息十至以上之浮合脉。脉率过缓型心悸，可见一息四至之缓脉，一息三至之迟脉，一息二至之损脉，一息一至之败脉，两息一至之夺精脉。脉律不整型心悸，脉象可见有数时一止，止无定数之促脉；缓时一止，止无定数之结脉；脉来更代，几至一止，止有定数之代脉，或见脉象乍疏乍数，忽强忽弱之雀啄脉。临床应结合病史、症状，推断脉症从舍。一般认为，阳盛则促，数为阳热。若脉虽数、促而沉细、微细，伴有面浮肢肿，动则气短，形寒肢冷，舌质淡者，为虚寒之象。阴盛则结，迟而无力为虚寒，脉迟、结、代者，一般多属阴类脉。其中，结脉表示气血凝滞，代脉常表示元气虚衰、脏气衰微。凡久病体虚而脉弦滑搏指者为逆，病情重笃而脉散乱模糊者为病危之象。

3. 辨病与辨证相结

合对心悸的临床辨证应结合引起心悸原发疾病的诊断，以提高辨证准确性，如功能性心律失常所引起的心悸，常表现为心率快速型心悸，多属心虚胆怯，心神不宁于活动后反而减轻为特点；冠心病心悸，多为阴虚气滞，气虚气滞，或气阴两虚，肝气郁结，久之痰瘀交阻而致；病毒性心肌炎引起的心悸，初起多为风温先犯肺卫，继之热毒逆犯于心，随后呈气阴两虚、瘀阻络脉证；风湿性心肌炎引起的心悸，多由风湿热邪杂至，合而为痹，痹阻心脉所致；病态窦房结综合征多由心阳不振，心搏无力所致；慢性肺源性心脏病所引起的心悸，则虚实兼夹为患，多心肾阳虚为本，水饮内停为标。

4. 辨惊悸怔忡

大凡惊悸发病，多与情志因素有关，可由骤遇惊恐，忧思恼怒，悲哀过极或过度紧张而诱发，多为阵发性，实证居多，但也存在内虚因素。病来虽速，病情较轻，可自行缓解，不发时如常人。怔忡多由久病体虚、心脏受损所致，无精神因素亦可发生，常持续心悸，心中惕惕，不能自控，活动后加重。病来虽渐，病情较重，每属虚证，或虚中夹实，不发时亦可见脏腑虚损症状。惊悸日久不愈，亦可形成怔忡。

（二）治疗原则

心悸由脏腑气血阴阳亏虚、心神失养所致者，治当补益气血，调理阴阳，以求气血调畅，阴平阳秘，配合应用养心安神之品，促进脏腑功能的恢复。心悸因于邪毒、痰浊、水饮、瘀血等实邪所致者，治当清热解毒、化痰蠲饮、活血化瘀，配合应用重镇安神之品，以求邪去正安，心神得宁。临床上心悸表现为虚实夹杂时，当根据虚实轻重之多少，灵活应用清热解毒、益气养血、滋阴温阳、化痰蠲饮、行气化瘀、养心安神、重镇安神之法。

（三）分证论治

1. 心虚胆怯

（1）主症：心悸不宁，善惊易恐，稍惊即发，劳则加重。

（2）兼次症：胸闷气短，自汗，坐卧不安，恶闻声响，失眠多梦而易惊醒。

（3）舌脉：舌质淡红，苔薄白；脉动数，或细弦。

（4）分析：心为神舍，心气不足易致神浮不敛，心神动摇，失眠多梦；胆气怯弱则善惊易恐，恶闻声响；心胆俱虚则更易为惊恐所伤，稍惊即悸；心位胸中，心气不足，胸中宗气运转无力，故胸闷气短；气虚卫外不固则自汗；劳累耗气，心气益虚，故劳则加重。脉动数或细弦为气血逆乱之象。

（5）治法：镇惊定志，养心安神。

（6）方药：安神定志丸加琥珀、磁石、朱砂。方中龙齿、琥珀、磁石镇惊宁神，朱砂、茯神、菖蒲、远志安神定惊，人参补益心气。兼见心阳不振，加附子、桂枝；兼心血不足，加熟地、阿胶；心悸气短，动则益甚，气虚明显时，加黄芪以增强益气之功；气虚自汗加麻黄根、浮小麦、瘪桃干、乌梅；气虚夹瘀者，加丹参、桃仁、红花；气虚夹湿，加泽泻，重用白术、茯苓；心气不敛，加五味子、酸枣仁、柏子仁，以收敛心气，养心安神；若心气郁结，心悸烦闷，精神抑郁，胸胁胀痛，加柴胡、郁金、合欢皮、绿萼梅、佛手。

2. 心脾两虚

（1）主症：心悸气短，失眠多梦，思虑劳心则甚。

（2）兼次症：神疲乏力，眩晕健忘，面色无华，口唇色淡，纳少腹胀，大便溏薄，或胸胁胀痛，善太息。

（3）舌脉：舌质淡，苔薄白；脉细弱，或弦细。

（4）分析：心脾两虚主要指心血虚、脾气弱之气血两虚证。思虑劳心，暗耗心血，或脾气不足，生化乏源，皆可致心失血养，心神不宁，而见心悸、失眠多梦。思虑过度可劳伤心脾，故思虑劳心则甚。血虚则不能濡养脑髓，故眩晕健忘；不能上荣肌肤，故面色无华，口唇色淡。纳少腹胀，大便溏薄，神疲乏力，均为脾气虚之表现。气血虚弱，脉道失充，则脉细弱。肝气郁结则胸胁胀痛，善太息，脉弦。

（5）治法：补血养心，益气安神。

（6）方药：归脾汤。方中当归、龙眼肉补养心血；黄芪、人参、白术、炙甘草益气以生血；茯神、远志、酸枣仁宁心安神；木香行气，使补而不滞。气虚甚者重用人参、黄芪、白术、炙甘草，少佐肉桂，取少火生气之意；血虚甚者加熟地、白芍、阿胶。若心动悸脉结代，气短，神疲乏力，心烦失眠，五心烦热，自汗盗汗，胸闷，面色无华，舌质淡红少津，苔少或无，脉细数，为气阴两虚，治以益气养阴，养心安神，用炙甘草汤加减。本方益气补血，滋阴复脉。若兼肝气郁结，胸胁胀痛，泛酸、善太息，可改用逍遥散合左金丸为煎剂，以补益气血，调达肝郁，佐金以平木。

3. 阴虚火旺

（1）主症：心悸少寐，眩晕耳鸣。

（2）兼次症：形体消瘦，五心烦热，潮热盗汗，腰膝酸软，咽干口燥，小便短黄，大便干结，或急躁易怒，胁肋胀痛，善太息。

（3）舌脉：舌红少津，苔少或无；脉细数或促。

（4）分析：肾阴亏虚，水不济火，以致心火亢盛，扰动心神，故心悸少寐；肾主骨生髓，腰为肾之府，肾虚则髓海不足，骨骼失养，故腰膝酸软，眩晕耳鸣；阴虚火旺，虚火内蒸，故形体消瘦，五心烦热，潮热盗汗，口干咽燥，小便短黄，大便干结；舌红少津，少苔或无苔，脉细数或促，为阴虚火旺之象。若肝气郁结，肝火内炽则急躁易怒，胁肋胀痛，善太息。

（5）治法：滋阴清火，养心安神。

（6）方药：天王补心丹或朱砂安神丸。阴虚心火不亢盛者，用天王补心丹。方中生地黄、玄参、麦冬、天冬养阴清热；当归、丹参补血养心；人参补益心气；朱砂、茯苓、远志、枣仁、柏子仁养心安神；五味子收敛心气；桔梗引药上行，以通心气。合而用之有滋阴清热，养心安神之功。汗多加山茱萸。若阴虚心火亢盛者，用朱砂安神丸。方中朱砂重镇安神；当归、生地黄养血滋阴；黄连清心泻火。合而用之有滋阴清火，养心安神之功。因朱砂有毒，不可过剂。本证亦可选用黄连阿胶汤。若肾阴亏虚，虚火妄动，梦遗腰酸者，此乃阴虚相火妄动，治当滋阴降火，方选知柏地黄丸加味，方中知母、黄柏清泻相火，六味地黄丸滋补肾阴，合而用之有滋阴降火之功。若兼肝郁，急躁易怒，胁肋胀痛，善太息，治法为养阴疏肝，可在六味地黄丸基础上加枳壳、青皮，常可获效。

4. 心阳不振

（1）主症：心悸不安，动则尤甚，形寒肢冷。

（2）兼次症：胸闷气短，面色白，自汗，畏寒喜温，或伴心痛。

（3）舌脉：舌质淡，苔白；脉虚弱，或沉细无力。

（4）分析：久病体虚，损伤心阳，心失温养，则心悸不安；不能温煦肢体，故面色白，肢冷畏寒。胸中阳气虚衰，宗气运转无力，故胸闷气短。阳气不足，卫外不固，故自汗出。阳虚则无力鼓动血液运行，心脉痹阻，故心痛时作。舌质淡，脉虚弱无力，为心阳不振之象。

（5）治法：温补心阳。

（6）方药：桂枝甘草龙骨牡蛎汤。方中桂枝、炙甘草温补心阳，生龙齿、生牡蛎安神定悸。心阳不足，形寒肢冷者，加黄芪、人参、附子；大汗出者，重用人参、黄芪、浮小麦、山茱萸、麻黄根；或用独参汤煎服；兼见水饮内停者，选加葶苈子、五加皮、大腹皮、车前子、泽泻、猪苓；夹有瘀血者，加丹参、赤芍、桃仁、红花等；兼见阴伤者，加麦冬、玉竹、五味子；若心阳不振，以心动过缓为著者，酌加炙麻黄、补骨脂、附子，重用桂枝。如大汗淋漓，面青唇紫，肢冷脉微，气喘不能平卧，为亡阳征象，当急予独参汤或参附汤，送服黑锡丹，或参附注射液静脉注射或静脉点滴，以回阳救逆。

5.水饮凌心

（1）主症：心悸眩晕，肢面浮肿，下肢为甚，甚者咳喘，不能平卧。

（2）兼次症：胸脘痞满，纳呆食少，渴不欲饮，恶心呕吐，形寒肢冷，小便不利。

（3）舌脉：舌质淡胖，苔白滑；脉弦滑，或沉细而滑。

（4）分析：阳虚不能化水，水饮内停，上凌于心，故见心悸；饮溢肢体，故见浮肿。饮阻于中，清阳不升，则见眩晕；阻碍中焦，胃失和降，则脘痞，纳呆食少，恶心呕吐。阳气虚衰，不能温化水湿，膀胱气化失司，故小便不利。舌质淡胖，苔白滑，脉弦滑或沉细而滑，为水饮内停之象。

（5）治法：振奋心阳，化气利水。

（6）方药：苓桂术甘汤。本方通阳利水，为"病痰饮者，当以温药和之"的代表方剂。方中茯苓淡渗利水，桂枝、炙甘草通阳化气，白术健脾祛湿。兼见纳呆食少，加谷芽、麦芽、神曲、山楂、鸡内金；恶心呕吐，加半夏、陈皮、生姜；尿少肢肿，加泽泻、猪苓、防己、葶苈子、大腹皮、车前子；兼见肺气不宣，水饮射肺者，表现胸闷、咳喘，加杏仁、前胡、桔梗以宣肺，加葶苈子、五加皮、防己以泻肺利水；兼见瘀血者，加当归、川芎、刘寄奴、泽兰叶、益母草；若肾阳虚衰，不能制水，水气凌心，症见心悸，咳喘，不能平卧，尿少浮肿，可用真武汤。

6. 心血瘀阻

（1）主症：心悸不安，胸闷不舒，心痛时作。

（2）兼次症：面色晦暗，唇甲青紫。或兼神疲乏力，少气懒言；或兼形寒肢冷；或兼两胁胀痛，善太息。

（3）舌脉：舌质紫暗，或舌边有瘀斑、瘀点；脉涩或结代。

（4）分析：心血瘀阻，心脉不畅，故心悸不安，胸闷不舒，心痛时作；若因气虚致瘀者，则气虚失养，兼见神疲乏力，少气懒言；若因阳气不足致瘀者，则阳虚生外寒而见形寒肢冷；若因肝气郁结，气滞致瘀者，则因肝郁气滞而兼见两胁胀痛，善太息；脉络瘀阻，故见面色晦暗，唇甲青紫；舌紫暗，舌边有瘀斑、瘀点，脉涩或结代，为瘀血内阻之象。

（5）治法：活血化瘀，理气通络。

（6）方药：桃仁红花煎。方中桃仁、红花、丹参、赤芍、川芎活血化瘀；延胡索、香附、青皮理气通络；生地黄、当归养血和血。合而用之有活血化瘀，理气通络之功。若因气滞而血瘀者，酌加柴胡、枳壳、郁金；若因气虚而血瘀者，去理气药，加黄芪、党参、白术；若因阳虚而血瘀者，酌加附子、桂枝、生姜；夹痰浊，症见胸闷不舒，苔浊腻者，酌加瓜蒌、半夏、胆南星；胸痛甚者，酌加乳香、没药、蒲黄、五灵脂、三七等。瘀血心悸亦可选丹参饮或血府逐瘀汤治疗。

7. 痰浊阻滞

（1）主症：心悸气短，胸闷胀满。

（2）兼次症：食少腹胀，恶心呕吐，或伴烦躁失眠，口干口苦，纳呆，小便黄赤，大便秘结。

（3）舌脉：苔白腻或黄腻；脉弦滑。

（4）分析：痰浊阻滞心气，故心悸气短；气机不畅，故见胸闷胀满；痰阻气滞，胃失和降，故食少腹胀，恶心呕吐；痰郁化火，则见口干口苦，小便黄赤，大便秘结，苔黄腻等热象；痰火上扰，心神不宁，故烦躁失眠；痰多、苔腻、脉弦滑，为内有痰浊之象。

（5）治法：理气化痰，宁心安神。

（6）方药：导痰汤。方中半夏、陈皮、制南星、枳实理气化痰；茯苓健脾祛痰；远志、酸枣仁宁心安神。纳呆腹胀，兼脾虚者，加党参、白术、谷芽、麦芽、鸡内金；心悸伴烦躁口苦，苔黄，脉滑数，系痰火上扰，心神不宁，可加黄芩、苦参、黄连、竹茹，制南星易胆南星，或用黄连温胆汤；痰火伤津，大便秘结，加大黄、瓜蒌；痰火伤阴，口干盗汗，舌质红，少津，加麦冬、天冬、沙参、玉竹、石斛；烦躁不安，惊悸不宁，加生龙骨、生牡蛎、珍珠母、石决明以重镇安神。

8. 邪毒侵心

（1）主症：心悸气短，胸闷胸痛。

（2）兼次症：发热，恶风，全身酸痛，神疲乏力，咽喉肿痛，咳嗽，口干渴。

（3）舌脉：舌质红，苔薄黄；脉浮数，或细数，或结代。

（4）分析：感受风热毒邪，侵犯肺卫，邪正相争，故发热恶风，全身酸痛，咽喉肿痛，咳嗽；表证未解，邪毒侵心，心体受损，耗气伤津，故心悸气短，胸闷胸痛，神疲乏力，口干口渴；舌红，苔薄黄，脉浮数，或细数，或结代，为风热毒邪袭表、侵心，气阴受损之象。

（5）治法：辛凉解表，清热解毒。

（6）方药：银翘散加减。方中金银花、连翘辛凉解表，清热解毒；薄荷、荆芥、豆豉疏风解表，透热外出；桔梗、牛蒡子、甘草宣肺止咳，利咽消肿；淡竹叶、芦根甘凉清热，生津止渴。合而用之有辛凉解表，清热解毒之功。若热毒甚，症见高热，咽喉肿痛，加板蓝根、大青叶、野菊花、紫花地丁等清热解毒之品；胸闷、胸痛者，加丹皮、赤芍、丹参等活血化瘀之品；口干口渴甚者，加生地黄、玄参；若热盛耗气伤阴，症见神疲，气短，脉细数，或结代者，合生脉散益气养阴，敛心气。若感受湿热之邪，湿热侵心，症见心悸气短，胸闷胸痛，腹泻，腹痛，恶心呕吐，腹胀纳呆，舌质红，苔黄腻者，治当清热祛湿，芳香化浊，方选甘露消毒丹或葛根芩连汤加减。若热病后期，邪毒已去，气阴两虚者，治当益气养阴，方选生脉散加味。

六、转归预后

心悸的转归预后与病因、诱因、发展趋势及发作时对血流动力学的影响密切相关。心悸因受惊而起，其病程短，病势浅，全身情况尚好，一般在病因消除或经过适当治疗或休息之后便能逐渐痊愈；但亦有惊悸日久不愈，逐渐变成怔忡。若因脏腑受损，功能失调，气血阴阳亏虚所致心悸，则病程较长，病势较重，经积极合理治疗亦多能痊愈。如出现下列情况则预后较差：心悸而汗出不止，四肢厥冷，喘促不得卧，下肢浮肿，面青唇紫，脉微欲绝者，属心悸喘脱证，预后严重；心悸而出现各种怪脉（严重心律失常之脉象）者；心悸突然出现昏厥抽搐者；心悸兼有真心痛者。以上情况皆是病情严重之证候，均应及时治疗和监护，密切观察病情变化。

七、临证要点

（1）在辨证论治基础上选加经现代药理研究有抗心律失常作用的中草药，可进一步提高疗效，如快速型心律失常加用益母草、苦参、黄连、莲子心、延胡索以及中成药"黄杨宁"等；缓慢型心律失常加用麻黄、细辛、熟附子、桂枝以及中成药"心宝"等。

（2）功能性心律失常，多为肝气郁结所致，特别是因情志而发者，当在辨证基础上加郁金、佛手、香附、柴胡、枳壳、合欢皮等疏肝解郁之品，往往取得良好效果。

（3）根据中医"久病必虚""久病入络"的理论，心悸日久当补益与通络并用。

（4）临证如出现严重心律失常，如室上性心动过速、快速心房纤颤、Ⅲ度房室传导阻滞、室性心动过速、严重心动过缓、病态窦房结综合征等，导致较严重的血流动力学异常者，当及时运用中、西医两法加以救治。

（5）病毒性心肌炎是近20余年来发病率较高的一种心律失常性疾病，常危及青少年的身体健康，对于这种病毒感染性心肌炎症，中医药有显著的优势。在治疗中要把握以下三点：①咽炎一日不除，病毒性心肌炎一日不辍。②气阴两虚贯穿疾病的始终。③阳气易复，阴血难复。

第二节　胸　痹

胸痹，又称"胸痹痛""真心痛"，是以胸部疼痛为主要临床表现的病证。一般来说，胸痛多与心肺有关。胸阳不足，气机阻滞是胸痛的主要病机。

西医学的冠状动脉粥样硬化性心脏病、胸膜炎、大叶性肺炎等疾病以胸痛为主证时，可参考本节辨证治疗。

一、病因病机

（1）气滞血瘀：情志所伤，气机郁结，气滞日久，血流不畅，则脉络瘀滞；或久病入络，气滞血瘀，心脉瘀阻，均可发为胸痛。

（2）胸阳痹阻：素体阳气不足，心肺气虚，或终日伏案少动，胸阳不展，气血运行不畅，外寒乘虚侵袭，以致阴寒凝滞，痹阻脉络；或饮食不节，或嗜酒成癖，以致脾胃损伤，聚湿成痰，阻滞胸阳，均可发生胸痛。

（3）痰热壅肺：肺中蕴热，或外感风热，热灼津液为痰，痰热结于胸中，气机痹阻，引起胸痛。

二、辨证论治

临证时，应详细询问胸痛的起因、部位、性质及先兆症状等，以鉴别胸痛的不同原因。胸痛而兼见咳喘、痰多、身热者，多属痰热所致；若疼痛部位固定、刺痛者，多属气滞血瘀；若痛连肩背，兼见憋闷，甚则汗出肢冷者，多属胸痹。

胸痛的治疗，一般先予活血化瘀，或辛温通阳，或涤痰泻热，待病情缓解后，再行培补阳气，以善其后。

（一）心血瘀阻

1.证候

胸部刺痛，固定不移，入夜更甚，时或心悸不宁，舌质紫暗，脉象沉涩。

2.证候分析

瘀血停着，血脉凝滞，不通则痛，故胸部刺痛，痛处不移。血属阴，夜间属阴，故疼痛入夜更甚。瘀血阻塞，脉络不通，心失所养，故心悸不宁。舌质紫暗，脉象滞涩乃瘀血内停之候。

3.治法

活血化瘀，通络止痛。

4.方药

血府逐瘀汤（生地黄、赤芍药、枳壳、牛膝、柴胡、当归、川芎、桃仁、桔梗、甘草、红花）加减。

（二）胸阳痹阻

1.证候

胸痛彻背，感寒痛甚，胸闷气短，心悸，甚则喘息不能平卧，面色苍白，自汗，四肢厥冷，舌苔白，脉沉细。

2.证候分析

诸阳受气于胸中而转行于背，阳气不运，气机阻痹，故见胸痛彻背，感寒则气机凝滞加剧而痛甚。胸阳不振，气机受阻，故见胸闷气短，心悸，甚则喘息不能平卧。阳气不足，失于温煦则面色苍白，四肢厥冷。阳气不固则自汗出。舌苔白，脉沉细，均为阳气不振之候。

3. 治法

通阳宣痹，散寒化浊。

4. 方药

当归四逆汤（当归、桂枝、芍药、细辛、甘草、通草、大枣）。若证见心痛彻背，背痛彻心，痛剧而无休止，身寒肢冷，喘息不得卧，脉象沉紧，为阴寒极盛，胸痹之重证，宜用乌头赤石脂丸（乌头、附子、蜀椒、干姜、赤石脂）合苏合香丸（白术、青木香、犀角、香附、朱砂、诃子、檀香、安息香、沉香、麝香、丁香、冰片、荜茇、苏合香油、熏陆香）。若胸痛短气，汗出肢冷，面色苍白，甚至昏厥，舌淡苔白，脉沉细无力，为阳气虚衰，心阳欲脱之象。应急服参附龙牡汤（人参、附片、龙骨、牡蛎）。

（三）痰热壅肺

1. 证候

胸痛咳喘，咯痰黄稠，或见咳血。或咳痰腥臭，烦闷发热，舌苔黄腻，脉象滑数。

2. 证候分析

痰热壅肺，气机不畅，故胸痛咳喘，咯痰黄稠。热伤肺络则咳血。瘀热内结成痈，则咳吐脓痰腥臭。热毒内灼，故烦闷发热。舌苔黄腻，脉象滑数，均为肺有痰热之象。

3. 治法

涤痰泻热，宽胸开结。

4. 方药

小陷胸汤（黄连、半夏、全瓜蒌）合千金苇茎汤（苇茎、薏苡仁、冬瓜仁、桃仁）。初起兼有风热表证者，可用银翘散（金银花、连翘、淡豆豉、牛蒡子、薄荷、荆芥穗、桔梗、甘草、竹叶、鲜芦根）或麻杏甘石汤（麻黄、杏仁、石膏、炙甘草）。

三、针灸治疗

（一）心血瘀阻

可选取膻中、巨阙、膈俞、阴郄、心俞穴，用泻法。每日1～2次。

（二）胸阳痹阻

可选取心俞、厥阴俞、内关、通里、肾俞（灸）、肺俞穴，用泻法兼灸。每日1～2次。

（三）痰热壅肺

可选取巨阙、膻中、郄门、太渊、丰隆、孔最穴，用泻法。每日1～2次。

第三节　不　寐

一、概说

不寐，即一般所谓"失眠"，古代文献中亦有称为"不得卧"或"不得眠"者，是以经常不易入寐为特征的一种病证。不寐的证情不一，有初就寝即难以入寐；有寐而易醒，醒后不能再寐；亦有时寐时醒，寐而不稳，甚至整夜不能入寐等等。

不寐的原因很多，如思虑劳倦，内伤心脾；阳不交阴，心肾不交；阴虚火旺，肝阳扰动；心胆气虚；以及胃中不和等，均可影响心神而导致不寐。张景岳将其概括为"有邪"与"无邪"二类。他说："寐本乎阴，神其主也。神安则寐，神不安则不寐；其所以不安者，一由邪气之扰，一由营气之不足耳。有邪者多实，无邪者皆虚。"张氏所称的"有邪""无邪"，主要是指由于机体内在气血、精神、脏腑功能的失调，或痰热的影响而言。因此，不寐的治疗原则，应着重在内脏的调治，如调补心脾、滋阴降火、益气宁神、和胃化痰等。

本病常兼见头晕、头痛、心悸、健忘，以及精神异常等证。凡以不寐为主证的为本节讨论范围，其并见于其他疾病过程中的不寐则从略。

二、病因病机

（1）思虑劳倦，伤及心脾，心伤则阴血暗耗，神不守舍，脾伤则无以生化精微，血虚难复，不能上奉于心，致心神不安，而成不寐。正如张景岳所说："劳倦思虑太过者，必致血液耗亡，神魂无主，所以不眠。"《类证治裁》也说："思虑伤脾，脾血亏损，经年不寐。"可见心脾不足而致失眠的，关键在于血虚。所以失血不复、妇人产后、久病虚弱，以及老人的不寐，大都与血虚有关。

（2）禀赋不足，房劳过度，或久病之人，肾阴耗伤，不能上承于心，水不济火，则心阳独亢；或五志过极，心火内炽，不能下交于肾，故肾阴虚则志伤，心火盛则神动，心肾失交而神志不宁，因而不寐。正如徐东皋所说："有因肾水不足，真阴不升，而心火独亢，不得眠者。"《金匮》所举的"虚烦不得眠"，当亦属于此类。此外，也有肝肾阴虚，肝阳偏盛，相火上亢，心君受扰，神魂不安于宅而致不寐者。

（3）心胆虚怯，遇事易惊，神魂不安，亦能导致不寐。形成心胆虚怯的原因有二：一为体质柔弱，心胆素虚，善惊易恐，夜寐不安，如《沈氏尊生书》所说，"心胆俱怯，触事易惊，睡梦纷纭，虚烦不寐"；一为暴受惊骇，情绪紧张，终日惕惕，渐致胆怯心虚而不寐。二者又每每相互为因。

（4）饮食不节，肠胃受伤，宿食停滞，或积为痰热，壅遏中宫，致胃气不和而卧不得安。这就是《内经》所说："胃不和则卧不安。"《张氏医通》更具体指出："脉滑数有力不眠者，中有宿滞痰火，此为胃不和则卧不安。"

综上所述，导致不寐的原因虽多，总与心脾肝肾诸脏有关。因血之来源，由于水谷精微所化，上奉于心，则心得所养；受藏于肝，则肝体柔和；统摄于脾，则生化不息；调节有度，化而为精，内藏于肾，肾精上承于心，心气下交于肾，则神安志宁。若思虑、忧郁、劳倦等，伤及诸脏，精血内耗，彼此影响，每多形成顽固性的不寐性的不寐。

三、辨证施治

不寐有虚实之分，证候表现也各有不同，当审其邪正虚实而施治。大抵虚证多由于阴血不足，重在心脾肝肾；宜补益气血，壮水制火。实证多因食滞痰浊，责在胃腑；当消导和中，清降痰火。实证病久，则精神萎顿，食欲不振，亦可转成虚证。

（一）心脾血亏

主证：多梦易醒，心悸健忘，体倦神疲，饮食无味，面色少华，舌淡苔薄，脉象细弱。

证候分析：由于心脾亏损，血少神不守舍，故多梦易醒，健忘心悸。血不上荣，故面色少华而舌质色淡。脾失健运，则饮食无味。生化之源不足，血少气衰，故四肢倦怠，精神萎疲而脉见细弱。

治法：补养心脾以生血气。

方药：归脾汤为主，养血以宁心神，健脾以畅化源。不效，可与养心汤同用，方中五味子、柏子仁有助于宁神养心。如兼见脘闷纳呆，舌苔滑腻者，乃脾阳失运，湿痰内生，可选用半夏、陈皮、茯苓、肉桂等（肉桂对脉涩者尤为相宜），温运脾阳而化内湿，然后再用前法调补。

（二）阴亏火旺

主证：心烦不寐，头晕耳鸣，口干津少，五心烦热，舌质红，脉细数。或有梦遗、健忘、心悸、腰酸等证。

证候分析：肾水不足，心火独亢，故心烦不寐，健忘，心悸，腰酸。口干津少，五心烦热，舌红，脉细数，均是阴亏于下，虚火上炎之象。肝肾阴亏，相火易动，故见眩晕、耳鸣、梦遗等证。

治法：壮水制火，滋阴清热。

方药：黄连阿胶汤、朱砂安神丸、天王补心丹等，随证选用。

三方同为清热安神之剂，黄连阿胶汤重在滋阴清火，适用于阴虚火旺及热病后之心烦失眠；朱砂安神丸亦以黄连为主，方义相似，作丸便于常服；天王补心丹重在滋阴养血，对阴虚而火不太旺者最宜。如由于肝火偏盛的，可用琥珀多寐丸，方以羚羊角、琥珀为主，有清肝安神之功。

（三）心胆气虚

主证：心悸多梦，时易惊醒，舌色淡，脉象弦细。

证候分析：心虚则神摇不安，胆虚则善惊易恐，故心悸多梦而易醒。舌色淡，脉弦细，亦为气血不足之象。

治法：益气镇惊，安神定志。

方药：安神定志丸、酸枣仁汤随证选用。前方以人参益气，龙齿镇惊为主。后者重用枣仁，酸能养肝，肝与胆相为表里，养肝亦所以补胆之不足；知母能清胆而宁神。证情较重者，二方可以同用。

（四）胃中不和

主证：失眠，脘闷嗳气，腹中不舒，苔腻脉滑。或大便不爽，脘腹胀痛。

证候分析：脾胃运化失常，食滞于中，升降之道受阻，故脘闷嗳气，舌苔腻，腹中不舒，因而影响睡眠。宿滞内停，积湿生痰，因痰生热，故脉见滑象。便燥腹胀，亦是热结之象。

治法：消导和胃为主，佐以化痰清热。

方药：先用保和汤以消导积滞。如食滞已化，而胃气不和，不能成寐者，可用半夏秫米汤以和胃安神。如兼见痰多胸闷，目眩口苦，舌苔黄腻，脉滑数者，乃痰热内阻，可用温胆汤以化痰清热；如心烦，舌尖红绛，热象较著者，再加山栀、黄连以清火宁神。

此外，若病后虚烦不寐，形体消瘦，面色㿠白，容易疲劳，舌淡，脉细弱，或老年人除一般衰弱的生理现象外，夜寐早醒而无虚烦之证的，多属气血不足，治宜养血安神，一般可用归脾汤。亦有病后血虚肝热而不寐的，宜用琥珀多寐丸。心肾不交，心火偏旺者，可用交泰丸，方中以黄连清火为主，反佐肉桂之温以入心肾，是引火归元之意。

本证除上述药物治疗外，可配合气功、针灸等疗法，则效果更佳。此外，患者还必须消除顾虑及紧张情绪，心情应该舒畅，寡嗜欲，戒烦恼，临睡前宜少谈话、少思考、避免烟酒浓茶等品，每日应有适当的体力劳动或体育锻炼，这些都是防治不寐的有效方法。单独依靠药物，而不注意精神及生活方面的调摄，往往影响疗效。

附：

多 寐

多寐是指不分昼夜，时时欲睡，呼之能醒，醒后复睡的病证。西医的发作性睡病、神经官能症、精神病的某些患者，其症状与多寐类似者，可参考本证辨证论治。

一、诊断要点

（一）诊断

（1）不论白天黑夜，不分场合地点，随时可以入睡，但呼之能醒，但未几又已入睡。

（2）某些热性或慢性疾病过程中出现嗜睡，每为病程严重的预兆，不属本证范围。

（3）应与昏迷、厥证等相鉴别。昏迷是神志不清，意识丧失；厥证是呼之不应，四肢厥冷等。

（二）辨证分析

多寐主要是由于脾虚湿胜、阳衰、瘀血阻窍所致，其病理主要是由于阴盛阳虚。因阳主动，阴主静，阴盛故多寐。临床辨证主要是区分虚实，脾虚、阳衰为虚证，湿胜、瘀阻者为实证。治疗以健脾、温肾、祛湿、化瘀为主要治法。

二、辨证论治

（一）湿胜

1. 证见

多发于雨湿之季，或丰肥之人。胸闷纳少，身重嗜睡，苔白腻，脉濡缓。

2. 治法

燥湿健脾。

3. 方药

（1）主方：平胃散（陈师文等《太平惠民和剂局方》）加味。

处方：苍术15克，厚朴12克，陈皮6克，藿香12克，薏苡仁18克，法半夏12克，布渣叶12克，甘草6克。水煎服。

（2）单方验方：藿香佩兰合剂（任达然验方）。

处方：藿香、佩兰、苍术、川朴各10克，陈皮6克，法半夏、茯苓、石菖蒲各10克。水煎服。

（二）脾虚型

1. 证见

精神倦怠，嗜睡，饭后尤甚，肢怠乏力，面色萎黄，纳少便溏。舌淡胖苔薄白，脉虚弱。

2. 治法

健脾益气。

3. 方药

（1）主方：六君子汤（虞抟《医学正传》）加减。

处方：党参15克，白术12克，茯苓12克，法半夏12克，陈皮6克，黄芪15克，神曲10克，麦芽20克，甘草6克。水煎服。

（2）中成药：补中益气丸，每次9克，每日3次。

（3）单方验方：黄芪升蒲汤（刘国普验方）。

处方：黄芪30克，升麻9克，茯苓15克，白术12克，石菖蒲12克。水煎服。

（三）阳虚型

1. 证见

精神疲惫，整日嗜睡懒言，畏寒肢冷，健忘。舌淡苔薄，脉沉细无力。

2. 治法

益气温阳。

3. 方药

（1）主方：附子理中丸（陈师文等《太平惠民和剂局方》）加减。

处方：熟附子12克，干姜10克，党参20克，黄芪18克，巴戟天12克，升麻6克，淫羊藿15克，炙甘草6克。水煎服。

（2）中成药：附桂八味丸，每次9克，每日3次。

（3）单方验方：①附子细辛汤（何春水等《精选千家妙方》）。处方：熟附子15克（先煎1小时），细辛、苍术、厚朴、陈皮各10克，麻黄6克。加水煎沸15分钟，滤出药液，再加水煎20分钟，去渣，两煎药液兑匀，分服，每日1剂。②嗜睡方（陈耀庭验方）。处方：红参6克（另煎），干姜、补骨脂各10克，附子9克，桂枝8克，吴茱萸6克，焦白术、炙甘草各12克。水煎服。

（四）瘀阻型

1. 证见

头昏头痛，神倦嗜睡，病情较久，或有头部外伤病史。舌质紫暗或有瘀斑，脉涩。

2. 治法

活血通络。

3. 方药

（1）主方：通窍活血汤（王清任《医林改错》）加减。

处方：赤芍15克，川芎10克，桃仁12克，红花10克，白芷10克，丹参20克，生姜10克，葱白3条，大枣5枚。水煎服。

兼有气滞者，选加青皮10克，陈皮6克，枳壳12克，香附

10 克。兼有阴虚者，可选加生地黄 15 克，牡丹皮 10 克，麦冬 12 克。兼有气虚者，可选加黄芪 18 克，党参 15 克。兼有阳虚者，选加肉桂 6 克，熟附子 10 克。兼有痰浊者，选加法半夏 12 克，陈皮 6 克，白芥子 12 克。兼有热象者，可加黄芩、山栀各 12 克。

（2）中成药：①盐酸川芎嗪片，每次 2 片，每日 3 次。②复方丹参片，每次 3 片，每日 3 次。

（3）单方验方：当归五灵脂合剂（隋殿军《当代中国名医秘验方精粹》）。

处方：当归、五灵脂、茺蔚子各 12 克，黄芪 20 克，蒲黄、赤芍、延胡索、没药各 10 克，干姜 8 克，小茴香、升麻、甘草各 6 克。水煎服。

健 忘

健忘是指以记忆力减退，遇事善忘为主要临床表现的一种病证，亦称"喜忘""善忘""多忘"等。

关于本病的记载，《素问·调经论》有载："血并于下，气并于上，乱而喜忘。"《伤寒论·辨阳明病脉证并治》有载："阳明证，其人善忘者，必有蓄血，所以然者，本有久瘀血。"自宋代《圣济总录》中称"健忘"后，本病名沿用至今。

历代医家认为本证病位在脑，与心脾肾虚损、气血阴精不足密切相关，亦有因气血逆乱、痰浊上扰所致。

宋·陈无择《三因极一病证方论·健忘证治》曰："脾主意与思，意者记所往事，思则兼心之所为也……今脾受病，则意舍不清，心神不宁，使人健忘，尽心力思量不来者是也。"

元代《丹溪心法·健忘》认为："健忘精神短少者多，亦有痰者"。

清·林佩琴《类证治裁·健忘》指出："人之神宅于心，心之精依于肾，而脑为元神之府，精髓之海，实记性所凭也。"明确指出了记忆与脑的关系。

清·汪昂《医方集解·补养之剂》曰："人之精与志，皆藏于肾，肾精不足则肾气衰，不能上通于心，故迷惑善忘也。"

清·陈士铎《辨证录·健忘门》亦指出："人有气郁不舒，忽忽有所失，目前之事，竟不记忆，一如老人之健忘，此乃肝气之滞，非心肾之虚耗也。"

现代医学的神经衰弱、神经官能症、脑动脉硬化等疾病，出现健忘的临床表现时，可参考本节进行辨证论治。

一、病因病机

本病多由心脾不足，肾精虚衰所致。

盖心脾主血，肾主精髓，思虑过度，伤及心脾，则阴血损耗；房事不节，精亏髓减，则脑失所养，皆能令人健忘。高年神衰，亦多因此而健忘。

故本病证以心、脾、肾虚损为主，但肝郁气滞、瘀血阻络、痰浊上扰等实证亦可引起健忘。

二、诊断要点

脑力衰弱，记忆力减退，遇事易忘。现代医学的神经衰弱，脑动脉硬化及部分精神心理性疾病中出现此症状者，亦可作为本病的诊断依据。

三、辨证

健忘可见虚实两大类，虚证多见于思虑过度，劳伤心脾，阴血损耗，生化乏源，脑失濡养，或房劳，久病年迈，损伤气血阴精，肾精亏虚，导致健忘；实证则见于七情所伤，久病入络，致瘀血内停，痰浊上蒙。临床以本虚标实，虚多实少，虚实兼杂者多见。

(一) 心脾不足

证候：健忘失眠，心悸气短，神倦纳呆，舌淡，脉细弱。

分析：思虑过度，耗心损脾。心气虚则心悸气短；脾气虚则神倦纳呆；心血不足，血不养神则健忘失眠；舌淡，脉细为心脾两虚之象。

（二）痰浊上扰

证候：善忘嗜卧，头重胸闷，口黏，呕恶，咳吐痰涎，苔腻，脉弦滑。

分析：喜食肥甘，损伤脾胃，脾失健运，痰浊内生，痰湿中阻，则胸闷，咳吐痰涎，呕恶；痰浊重着黏滞，故嗜卧，口黏；痰浊上扰，清阳闭阻，故善忘；苔腻，脉弦滑为内有痰浊之象。

（三）瘀血闭阻

证候：突发健忘，心悸胸闷，伴言语迟缓，神思欠敏，表现呆钝，面唇暗红，舌质紫黯，有瘀点，脉细涩或结代。

分析：肝郁气停，瘀血内滞，脉络被阻，气血不行，血滞心胸，心悸胸闷；神识受攻，则突发健忘，神思不敏；脉络血瘀，气血不达清窍，则表现迟钝；唇暗红，舌紫黯，有瘀点，脉细涩或结代均为瘀血闭阻之象。

（四）肾精亏耗

证候：遇事善忘，精神恍惚，形体疲惫，腰酸腿软，头晕耳鸣，遗精早泄，五心烦热，舌红，脉细数。

分析：年老精衰，或大病，纵欲致肾精暗耗，髓海空虚，则遇事善忘，精神恍惚；精衰则血少，上不达头，则头晕耳鸣；下不荣体，则形体疲惫；肾虚则腰酸腿软；精亏则遗精早泄；五心烦热，舌红，脉细数均为肾之阴精不足之象。

四、治疗

本病以本虚标实，虚多实少，虚实夹杂者多见。治疗当以补虚泻实，以补益为主。

（一）中药治疗

1. 心脾不足

治法：补益心脾。

处方：归脾汤加减。

本方具有补益心脾作用，用于心脾不足引起的健忘。方中人参、炙黄芪、白术、生甘草补脾益气；当归身、龙眼肉养血和营；茯神、远志、酸枣仁养心安神；木香调气，使补而不滞。

2. 痰浊上扰

治法：降逆化痰，开窍解郁。

处方：温胆汤加减。

方中半夏、苍术、竹茹、枳实化痰泄浊；白术、茯苓、甘草健脾益气；加菖蒲、郁金开窍解郁。

3. 瘀血痹阻

治法：活血化瘀。

处方：血府逐瘀汤加减。

方中桃仁、红花、当归、生地黄、赤芍、牛膝、川芎化瘀养血活血；柴胡、枳壳、桔梗行气以助血行；甘草益气扶正。

4. 肾精亏耗

治法：补肾益精。

处方：河车大造丸加减。

方中紫河车大补精血；熟地黄、杜仲、龟甲、牛膝益精补髓；天门冬、麦门冬滋补阴液；人参益气生津；黄柏清相火。加菖蒲开窍醒脑；酸枣仁、五味子养心安神。

（二）针灸治疗

1. 基本处方

四神聪透百会、神门、三阴交。

四神聪透百会，穴在巅顶，百会属督脉，督脉入络脑，针用透刺法，补脑益髓，养神开窍；神门为心之原穴，三阴交为足三阴经交会穴，二穴相配，补心安神，以助记忆。

2. 加减运用

（1）心脾不足证：加心俞、脾俞、足三里以补脾益心。诸穴针用补法。

（2）痰浊上扰证：加丰隆、阴陵泉以蠲饮化痰，针用平补平泻法。余穴针用补法。

（3）瘀血闭阻证：加合谷、血海以活血化瘀，针用平补平泻法。余穴针用补法。

（4）肾精亏耗证：加心俞、肾俞、太溪、悬钟以填精益髓。诸穴针用补法。

（三）其他针灸疗法

1. 耳针疗法

取心、脾、肾、神门、交感、皮质下，每次取 2～3 穴，中等刺激，留针 20～30 分钟，隔日 1 次，10 次为一疗程，或用王不留行籽贴压，每隔 3～4 天更换 1 次，每日按压数次。

2. 头针疗法

取顶颞后斜线、顶中线、颞后线、额旁 1 线、额旁 2 线、额旁 3 线、枕上旁线，平刺进针后，快速捻转，120～200 次/分，留针 15～30 分钟，间歇运针 2～3 次，每日 1 次，10～15 次为 1 疗程。

3. 皮肤针疗法

取胸部夹脊穴，用梅花针由上至下叩刺，轻中等度刺激，每日或隔日 1 次，10 次为 1 疗程。

五、转归预后

针刺和中药治疗本病有较好的疗效，如配合心理治疗则效果更佳。对老年人之健忘，疗效一般。本篇所述健忘，是指后天失养，脑力渐至衰弱者，先天不足，生性愚钝的健忘不属于此范围。

第四节　眩　晕

一、概说

眩是眼花，晕是头晕。轻者闭目即止；重者如坐舟车中，旋转不定，以致不能站立；严重的更可伴见恶心、呕吐、出汗等症状。

本病发生的原因，历代各家学说颇不一致。如《内经》指出"诸风掉眩，皆属于肝"和"上气不足""髓海不足"，刘河间认为由于风火所致，朱丹溪则偏主于痰，而张景岳又强调"无虚不作眩，当以治虚为主"。陈修园则综合各家所说，阐明上列几个因素的相互关系。按之临床实践，一般是属于虚者居多，如阴虚则肝风内动，血少则脑失濡养，精亏则髓海不足，均易导致眩晕。此外，亦有由于痰浊壅遏，或化火上蒙所致。至于治疗方面，应以平肝潜阳、滋肾填精、养血补脾为原则；如因痰、因火，又宜参以涤痰降火之法。

二、病因病机

（1）肝为风木之脏，体阴用阳，其性刚劲，主动主升。如谋虑太过，或忧郁恼怒，每使肝阴暗耗，肝火偏亢，风阳升动，上扰清空，因而发生眩晕；如肾水素亏，水不涵木，木少滋荣，肝体不足，肝用偏亢，亦令风阳上扰，发为眩晕。皆属下虚上盛、本虚标实之证。

（2）思虑烦劳，内伤心脾，心虚则血液循行不周，脾虚则生化之源不旺，以致血虚不能上奉于脑，因而引起眩晕。例如金创、吐衄、妇人崩漏等失血过多，从而发生眩晕，亦属常见。

（3）肾为先天之本，藏精生髓。若先天不足，肾阴不充，或房劳太甚，施泄无度，均使肾精亏耗，不能生髓；而脑为髓海，髓海不足，于是上下俱虚，发生眩晕。

（4）饮食伤胃，劳倦伤脾，脾胃不足，健运失司，以致水谷不化精微，聚湿生痰，痰气交阻，则清阳不升，浊阴不降，引起眩晕泛恶。

眩晕的发生，虽有上述诸因，但一般以肝阳上扰及气血两虚最为普遍。

三、辨证施治

（一）肝阳上扰

主证：眩晕每因烦劳或恼怒而增剧，面时潮红，急躁易怒，少寐多梦，舌苔黄，质红，口苦，脉弦数。

证候分析：肝气郁结，最易化火，火升则面时潮红，急躁易怒。肝阳旺，扰乱心神，则寐少梦多。舌苔黄，质红，口苦，脉弦数，乃阴虚火旺所致。

治法：以平肝潜阳、滋养肝肾为主。

方药：天麻钩藤饮加减。本方以天麻、钩藤、石决明平肝潜阳，牛膝、杜仲、桑寄生益肾为主，黄芩、山栀清肝火为佐。如偏于火盛，可加龙胆草、丹皮以清肝泄热；偏于风盛者，可加龙骨、牡蛎以镇肝熄风。如兼见腰膝酸软，遗精疲乏，脉弦细数，舌质光红，则宜育阴潜阳，可用大定风珠。本方适应于肝肾阴分大亏，而风阳翕张，眩晕较甚者。药后诸证减轻，可常服杞菊地黄丸以滋肾养肝。

（二）气血亏虚

主证：眩晕而兼见面色㿠白，发色不泽，唇甲不华，心悸少寐，体倦懒言，神疲纳减，舌质淡，脉细弱。在大病或失血之后，每多见此。甚者眩晕昏倒，劳累即发。

证候分析：心主血脉，其华在面；脾司健运，生化气血。心脾亏损，气血不足，则面色㿠白，发色不泽，唇甲不华。血虚不能养心，则心悸少寐。气虚则体倦懒言，神疲纳减，劳累即发。舌质淡，脉细弱，为气血两虚之象。

治法：补益心脾。

方药：归脾汤为主方。本方益气健脾，以助生化之源；兼能补血养肝，而安心神。如脾阳不足，健运无权，食少便溏，畏寒肢冷，难以进补者，可先与健脾温中，用《近效》白术附子汤加党参、炮姜之属。待脾阳渐复，再与归脾汤加减调理。若失血过多，突然晕倒，应急用六味回阳饮以救治之。本方须重用人参，为血脱益气之法。如失血不止，可加阿胶珠、侧柏炭等。

（三）肾精不足

主证：眩晕而见精神萎靡，记忆减退，腰酸膝软，遗精耳鸣。偏于阳虚者，四肢不温，舌质淡，脉沉细；偏于阴虚者，五心烦热，舌质红，脉弦细。

证候分析：《经》云："精生气，气生神。"精髓不足，则神亦萎靡不振，记忆减退。腰为肾府，肾虚则腰酸膝软，遗精耳鸣。偏于阳虚者，阳虚则生外寒，故四肢不温，而舌质淡，脉沉细；偏于阴虚者，阴虚则生内热，故五心烦热，而舌质红，脉弦细。

治法：偏于阳虚者，宜补肾助阳；偏于阴虚者，宜补肾益阴。

方药：补肾助阳用右归丸，方中熟地、山萸肉、杜仲为补肾主药，附子、肉桂、鹿角胶可以益火助阳。补肾益阴宜左归丸，方中熟地、山萸肉、菟丝子、牛膝、龟板胶补益肾阴，鹿角胶可以填精补髓。二方均可酌加龙骨、牡蛎之类，以收敛浮阳。

（四）痰浊中阻

主证：眩晕而见头重如蒙，胸闷恶心，少食多寐，舌苔白腻，脉象濡滑。

证候分析：痰浊蒙蔽清阳，则眩晕而重；停阻中焦，气机不利，故胸闷恶心。脾阳不振，则少食多寐。苔白腻，脉濡滑，为痰湿内蕴之象。

治法：化湿祛痰为主。

方药：用半夏白术天麻汤。本方用二陈汤化湿除痰，加白术以健脾，天麻以熄风，是标本兼顾之法。倘痰郁化火，证兼头目胀痛，心烦口苦，舌苔黄腻，脉象弦滑者，宜温胆汤加黄连、黄芩以化痰泄热。

眩晕一证，临床上颇为常见，一般可先辨其标本虚实。本虚以肝肾不足、心脾亏损为主；标实以风（肝风）、火、痰为主。其间属于肝阳上扰者，更宜留意是否中风之先兆。

第五节　痴　呆

痴呆是多由髓减脑消或痰瘀痹阻脑络，神机失用而引起在无意识障碍状态下，以呆傻愚笨、智能低下、善忘等为主要临床表现的一种脑功能减退性疾病。轻者可见神情淡漠，寡言少语，反应迟钝，善忘等；重者为终日不语，或闭门独居，或口中喃喃，言词颠倒，或举动不经，忽笑忽哭，或不欲食，数日不知饥饿等。

《左传》对本病有记载，曰："成十八年，周子有兄而无慧，不能辨菽麦，不知分家犬""不慧，盖世所谓白痴。"晋代《针灸甲乙经》以"呆痴"命名。唐代孙思邈在《华佗神医密传》中首载"痴呆"病名。明代《景岳全书·杂证谟》有"癫狂痴呆"专篇，指出本病由多种病因渐致而成；临床表现具有"千奇百怪""变易不常"的特点；病位在心以及肝胆二经；若以大惊猝恐，一时偶伤心胆而致失神昏乱者，宜七福饮或大补元煎主之；本病"有可愈者，有不可愈者，亦在乎胃气元气之强弱"。陈士铎《辨证录》立有"呆病门"，认为"大约其始也，起于肝气之郁；其终也，由于胃气之衰"，对呆病症状描述也甚详，且提出"开郁逐痰、健胃通气"为主的治法，用洗心汤、转呆丹、还神至圣汤等。《石室秘录》曰："治呆无奇法，治痰即治呆也。"王清任《医林改错·脑髓说》曰："高年无记性者，脑髓渐空。"另外，古人在中风与痴呆的因果关系方面也早有认识，《灵枢·调经论》曰："血并于上，气并于下，乱而善忘。"《临证指南医案》指出："中风初起，神呆遗尿，老人厥中显然。"《杂病源流犀烛·中风》进而指出："有中风后善忘"是中医较早有关血管性痴呆的记载。

西医学诊断的老年性痴呆、脑血管性痴呆及混合性痴呆、代谢性脑病、中毒性脑病等，可参考本篇进行辨证论治。

一、病因病机

痴呆有因老年精气亏虚，渐成呆傻，亦有因情志失调、外伤、中毒等引起者。虚者多因气血不足，肾精亏耗，导致髓减脑消，脑髓失养；实者常见痰浊蒙窍、瘀阻脑络、心肝火旺，终致神机失用而致痴呆。临床多见虚实夹杂证。

（一）脑髓空虚

脑为元神之府，神机之源，一身之主，而肾主骨生髓通于脑。老年肝肾亏损或久病血气虚弱，肾精日亏，则脑髓空虚，心无所虑，精明失聪，神无所依而使灵机记忆衰退，出现迷惑愚钝，反应迟钝，发为痴呆。此类痴呆发病较晚，进展缓慢。

（二）气血亏虚

《素问·灵兰秘典论》："心者，君主之官，神明出焉。"《灵枢·天年》曰："六十岁心气始衰，苦忧悲。"年迈久病损伤于中，或情志不遂木郁克土，或思虑过度劳伤心脾，或饮食不节损伤脾胃，皆可致脾胃运化失司，气血生化乏源。心之气血不足，不能上荣于脑，神明失养则神情涣散，呆滞善忘。

（三）痰浊蒙窍

《石室秘录》云："痰气最盛，呆气最深。"久食肥甘厚味，肥胖痰湿内盛；或七情所伤，肝气久郁克伐脾土；或痫、狂久病积劳，均可使脾失健运，痰湿上扰清窍，脑髓失聪而致痴呆。

（四）瘀阻脑络

七情久伤，肝气郁滞，气滞则血瘀；或中风、脑部外伤后瘀血内阻，均可瘀阻脑络，脑髓失养，神机失用，发为痴呆。

（五）心肝火旺

年老精衰，髓海渐空，复因烦恼过度，情志相激，水不涵木，肝郁化火，肝火上炎；或水不济火，心肾不交，心火独亢，扰乱神明，发为痴呆。

总之，痴呆病位在脑，与肾、心、肝、脾四脏功能失调相关，尤以肾虚关系密切。其基本病机为髓减脑消，痰瘀痹阻，火扰神明，神机失用。其证候特征以肾精、气血亏虚为本，以痰瘀痹阻脑络邪实为标。其病性不外乎虚、痰、瘀、火。

虚，指肾精、气血亏虚，髓减脑消；痰，指痰浊中阻，蒙蔽清窍；瘀，指瘀血阻痹，脑脉不通；火，指心肝火旺，扰乱神明。痰、瘀、火之间相互影响，相互转化，如痰浊、血瘀相兼而致痰瘀互结；肝郁、痰浊、血瘀均可化热，而形成肝火、痰热、瘀热，上扰清窍；若进一步发展耗伤肝肾之阴，水不涵木，阴不制阳，则肝阳上亢，化火生风，风阳上扰清窍，使痴呆加重。虚实之间也常相互转化，如实证的痰浊、瘀血日久，损伤心脾，则气血不足，或伤及肝肾，则阴精不足，均使脑髓失养，实证由此转化为虚证；虚证病久，气血亏乏，脏腑功能受累，气血运行失畅，或积湿为痰，或留滞为瘀，又可因虚致实，虚实兼夹而成难治之候。

二、诊断

（1）痴呆是一种脑功能减退性疾病，临床以呆傻愚笨、智能低下、善忘等为主要表现。本病记忆力障碍是首发症状，先表现为近记忆力减退，进而表现为远记忆力减退。

（2）起病隐匿，发展缓慢，渐进加重，病程一般较长。患者可有中风、头晕、外伤等病史。

三、相关检查

神经心理学检查，颅脑 CT、MRI、脑电图、生化等检查，有助于明确病性。

四、鉴别诊断

（一）郁病

郁病是以情志抑郁不畅，胸闷太息，悲伤欲哭或胸胁、胸背、脘胁胀痛，痛无定处，或咽中如有异物不适为特征的疾病；主要因情志不舒、气机郁滞所致，多见于中青年女性，也可见于老年人，尤其是中风过后常并发郁病，郁病无智能障碍症状。而痴呆可见于任何年龄，虽亦可由情志因素引起，但其以呆傻愚笨为主，常伴有生活能力下降或人格障碍，症状典型者不难鉴别。

部分郁病患者常因不愿与外界沟通而被误认为痴呆，取得患者信赖并与之沟通后，两者亦能鉴别。

（二）癫证

癫证是以沉默寡言、情感淡漠、语无伦次、静而多喜为特征的精神失常疾病，俗称"文痴"，可因气、血、痰邪或三者互结为患，以成年人多见。痴呆则属智能活动障碍，是以神情呆滞、愚笨迟钝为主要表现的脑功能障碍性疾病。另一方面，痴呆的部分症状可自制，治疗后有不同程度的恢复；重证痴呆患者与癫证在临床证候上有许多相似之处，临床难以区分，CT、MRI检查有助于鉴别。

（三）健忘

健忘是指记忆力差，遇事善忘的一种病证，其神识如常，晓其事却易忘，但告知可晓，多见于中老年患者；由于外伤、药物所致健忘，一般经治疗后可以恢复。而痴呆老少皆可发病，以神情呆滞或神志恍惚，不知前事或间事不知、告知不晓为主要表现，虽有善忘但仅为兼伴症，其与健忘之"善忘前事"有根本区别。

健忘可以是痴呆的早期临床表现，这时可不予鉴别，健忘病久也可转为痴呆，CT、MRI检查有助于两者的鉴别。

五、辨证论治

（一）辨证要点

本病乃本虚标实之证，临床上以虚实夹杂者多见。本虚者不外乎精髓、气血；标实者不外乎痰浊、瘀血、火邪。无论为虚为实，都能导致脏腑功能失调以及髓减脑消。因而辨证当以虚实或脏腑失调为纲领，分清虚实，辨明主次。

1. 辨虚实

本病病因虽各有不同，但终不出虚实两大类。虚者，以神气不足、面色失荣、形体枯瘦、言行迟弱为特征，并结合舌脉、兼次症，分辨气血、肾精亏虚；实者，智能减退、反应迟钝，兼见痰浊、瘀血、风火等表现。由于病程较长，证情顽固，还需注意虚实夹杂的病机属性。

2. 辨脏腑

本病病位主要在脑，但与心、肝、脾、肾相关。若年老体衰、头晕目眩、记忆认知能力减退、神情呆滞、齿枯发焦、腰膝酸软、步履艰难，为病在脑与肾；若兼见双目无神，筋惕肉瞤，毛甲无华，为病在脑与肝肾；若兼见食少纳呆，气短懒言，口涎外溢，四肢不温，五更泻泄，为病在脑与脾肾；若兼见失眠多梦，五心烦热，为病在脑与心肾。

（二）治疗原则

虚者补之，实者泻之。补虚益损，解郁散结是其治疗大法。脾肾不足，髓海空虚之证，宜培补先天、后天，以冀脑髓得充，化源得滋；对于气郁血瘀痰滞者，气郁应开，血瘀应散，痰滞应清，以冀气充血活，窍开神醒。

（三）分证论治

1. 髓海不足

主症：耳鸣耳聋，记忆模糊，失认失算，精神呆滞。

兼次症：发枯齿脱，腰脊酸痛，骨痿无力，步履艰难，举动不灵，反应迟钝，静默寡言。

舌脉：舌瘦色淡或色红，少苔或无苔，多裂纹；脉沉细弱。

分析：肾主骨生髓，年高体衰，肾精渐亏，脑髓失充，灵机失运，故见精神呆滞，举动不灵，反应迟钝，记忆模糊，失认失算等痴呆诸症。肾开窍于耳，其华在发，肾精不足，故耳鸣耳聋，发枯易脱。腰为肾府，肾主骨，精亏髓少，骨骼失养，故见腰脊酸痛，骨痿无力、步履艰难；齿为骨之余，故齿牙动摇，甚则早脱。舌瘦色淡或色红，苔少或无苔，多裂纹，脉沉细弱为精亏之象。

治法：补肾益髓，填精养神。

方药：七福饮加减。方中重用熟地滋阴补肾，营养先天之本；合当归养血补肝；人参、白术、炙甘草益气健脾，强壮后天之本；远志、杏仁、宣窍化痰。本方填补脑髓之力尚嫌不足，应选加鹿角胶、龟板胶、阿胶、紫河车、猪骨髓等血肉有情之品，还可以本方加减制蜜丸或膏剂以图缓治，或可用参茸地黄丸或河车大造丸补肾益精。

若肝肾阴虚，年老智能减退，腰膝酸软，头晕耳鸣者，可去人参、白术、紫河车、鹿角胶，加怀牛膝、生地、枸杞子、女贞子、制首乌；若兼言行不一，心烦溲赤，舌质红，少苔，脉细而弦数，是肾精不足，水不制火而心火妄亢，可用六味地黄丸加丹参、莲子心、菖蒲等清心宣窍；也有舌质红而苔黄腻者，是内蕴痰热，干扰心窍，可加用清心滚痰丸去痰热郁结，待痰热化净，再投滋补之品；若肾阳亏虚，症见面白无华，形寒肢冷，口中流涎，舌淡者，加热附片、巴戟天、益智仁、淫羊藿、肉苁蓉等。

2. 气血亏虚

主症：呆滞善忘，倦怠嗜卧，神思恍惚，失认失算。

兼次症：少气懒言，口齿含糊，词不达意，心悸失眠，多梦易惊，神疲乏力，面唇无华，爪甲苍白，纳呆食少，大便溏薄。

舌脉：舌质淡胖边有齿痕；脉细弱。

分析：心主神明，心之气血亏虚，神明失养，故见呆滞善忘，神思恍惚，失认失算等痴呆症状。心血不足，心神失养，故心悸失眠、多梦易惊；血虚不荣肌肤爪甲，故面唇无华、爪甲苍白。气虚则少气懒言，神疲乏力，倦怠嗜卧；脾气不足，胃气亦弱，故纳呆食少；脾气亏虚，水湿不化，故大便溏薄。气血亏虚，脉道失充，故脉细弱。

治法：益气养血，安神宁志。

方药：归脾汤加减。方中以人参、黄芪、白术、甘草补脾益气；当归养肝血而生心血；茯神、枣仁、龙眼肉养心安神；远志交通心肾而定志宁心；木香理气醒脾，以防益气补血之药滋腻滞气。

纳呆食少，加谷芽、麦芽、鸡内金、山楂等消食；纳呆伴头重如裹，时吐痰涎，头晕时作，舌苔腻，加陈皮、半夏、生薏苡仁、白豆蔻健脾化湿和胃；纳呆伴舌红少苔，加天花粉、玉竹、麦冬、生麦芽养阴生津；失眠多梦，加夜交藤、合欢皮；若舌质偏暗，舌下有青筋者，加入川芎、丹参等以养血活血；若伴情绪不宁，易忧善愁者，可加郁金、合欢皮、绿萼梅、佛手等理气解郁之品。

3. 痰浊蒙窍

主症：终日无语，表情呆钝，智力衰退，口多涎沫。

兼次症：头重如裹，纳呆呕恶，脘腹胀痛，痞满不适，哭笑无常，喃喃自语，呆若木鸡。

舌脉：舌质淡胖有齿痕，苔白腻；脉滑。

分析：痰浊壅盛，上蒙清窍，脑髓失聪，神机失运，而致表情呆钝、智力衰退、呆若木鸡等症。痰浊中阻，中焦气机不畅，脾胃受纳运化失司，故脘腹胀痛、痞满不适、纳呆呕恶。痰阻气机，清阳失展，故头重如裹。口多涎沫，舌质淡胖有齿痕，苔腻，脉滑均为痰涎壅盛之象。

治法：健脾化浊，豁痰开窍。

方药：洗心汤加减。方中党参、甘草培补中气；半夏、陈皮健脾化痰；附子助阳化痰；茯神、枣仁宁心安神，神曲和胃。

若纳呆呕恶，脘腹胀痛，痞满不适以脾虚明显者，重用党参、茯苓，可配伍黄芪、白术、怀山药、麦芽、砂仁等健脾益气之品；若头重如裹，哭笑无常，喃喃自语，口多涎沫以痰湿重者，重用陈皮、半夏，可配伍制南星、莱菔子、佩兰、白豆蔻、全瓜蒌、贝母等理气豁痰之品；痰浊化热，上扰清窍，舌质红，苔黄腻，脉滑数者，将制南星改用胆南星，并加瓜蒌、栀子、黄芩、天竺黄、竹沥；若伴有肝郁化火，灼伤肝血心阴，症见心烦躁动，言语颠倒，歌笑不休，甚至反喜污秽，或喜食炭灰，宜用转呆丹加味，本方在洗心汤基础上，加用当归、白芍柔肝养血，丹参、麦冬、天花粉滋养心胃阴液，用柴胡合白芍疏肝解郁，用柏子仁合茯苓、枣仁加强养心安神之力；属风痰瘀阻，症见眩晕或头痛，失眠或嗜睡，或肢体麻木阵作，肢体无力或肢体僵直，脉弦滑，可用半夏白术天麻汤；脾肾阳虚者，用金匮肾气丸，加干姜、黄芪、白豆蔻等。

4. 瘀血内阻

主症：言语不利，善忘，易惊恐，或思维异常，行为古怪。

兼次症：表情迟钝，肌肤甲错，面色黧黑，其者唇甲紫黯，双目暗晦，口干不欲饮。

舌脉：舌质暗，或有瘀点瘀斑；脉细涩。

分析：瘀阻脑络，脑髓失养，神机失用，故见表情迟钝，言语不利，善忘，思维异常，行为古怪等痴呆症状。瘀血内阻，气血运行不利，肌肤失养，故肌肤甲错，面色黧黑，甚者唇甲紫黯。口干不欲饮，舌质暗或有瘀点瘀斑，脉细涩均为瘀血之象。

治法：活血化瘀，通络开窍。

方药：通窍活血汤加减。方中麝香芳香开窍，活血散结通络；桃仁、红花、赤芍、川芎活血化瘀；葱白、生姜合菖蒲、郁金以通阳宣窍。

如瘀血日久，血虚明显者，重用熟地、当归，再配伍鸡血藤、阿胶、鳖甲、蒸首乌、紫河车等以滋阴养血；气血不足，加党参、黄芪、熟地、当归益气补血；气虚血瘀为主者，宜补阳还五汤加减；若见肝郁气滞，加柴胡、枳实、香附疏肝理气以行血；久病血瘀化热，致肝胃火逆，症见头痛、呕恶等，应加钩藤、菊花、夏枯草、栀子、竹茹等清肝和胃之品；若痰瘀交阻伴头身困重，口流涎沫，纳呆呕恶，舌紫黯有瘀斑，苔腻，脉滑，可酌加胆南星、半夏、莱菔子、瓜蒌以豁痰开窍；病久入络者，宜加蜈蚣、僵蚕、全蝎、水蛭、地龙等虫类药以疏通经络，同时加用天麻、葛根；兼见肾虚者，可加益智仁、补骨脂、怀山药。

5. 心肝火旺

主症：急躁易怒，善忘，判断错误，言行颠倒。

兼次症：眩晕头痛，面红目赤，心烦不寐，多疑善虑，心悸不安，咽干口燥，口臭口疮，尿赤便干。

舌脉：舌质红，苔黄；脉弦数。

分析：脑髓空虚，复因心肝火旺，上扰神明，故见善忘，判断错误，言行颠倒，多疑善虑等痴呆之象。心肝火旺，上犯巅顶，故头晕头痛；气血随火上冲，则面红目赤。肝主疏泄，肝性失柔，情志失疏，故急躁易怒。心肾不交则心烦不寐、心悸不安。口臭口疮、口干舌燥、尿赤便干为火甚伤津之象，舌质红、苔黄，脉弦数均为心肝火旺之候。

治法：清热泻火，安神定志。

方药：黄连解毒汤加减。方中黄连可泻心火；黄芩、栀子清肝火；黄柏清下焦之火。加用生地清热滋阴，菖蒲、远志、合欢皮养心安神，柴胡疏肝。本方大苦大寒，中病即止，不可久服，脾肾虚寒者慎用。

若心火偏旺者用牛黄清心丸；大便干结者加大黄、火麻仁。

六、预后转归

痴呆的病程一般较长。虚证患者，若长期服药，积极接受治疗，部分精神症状可有明显改善，但不易根治；实证患者，及时有效地治疗，待实邪去，方可获愈。虚中夹实者，病情往往缠绵，更需临证调理，方可奏效。

第六节 中 风

一、概说

中风以突然昏仆，不省人事，或口眼㖞斜，语言不利，半身不遂为主证。因病起急骤，而又见证多端，与自然界中风性善行而数变的特征相似，故古代医家从广义角度上去认识风病，类比称为中风；与《伤寒论》所述之中风，名同而质异。

中风病因学说的发展，可以概括分为两个阶段。在唐宋以前，多以"内虚邪中"立论，如《灵枢·刺节真邪篇》说："营卫稍衰，则真气去，邪气独留，发为偏枯。"《金匮》谓"络脉空虚"，然后风邪乘虚入中，并以病情之浅深轻重，分为中经中络，入脏入腑。宋元时代，刘河间主张"心火暴盛"，李东垣认为"正气自虚"，而朱丹溪则以为由于"湿痰生热"所引起。三家之说，各有发挥，但都着重于内在因素，实为中风学说的一大转折。明代张景岳，更明确指出"本皆内伤积损颓败而然，原非外感风寒所致"。他以"凡此病者，多以素不能慎，或七情内伤，或酒色过度，先伤五脏之真阴"，说明中风发病之因；"阴亏于前，而阳损于后；阴陷于下，而阳乏于上，以致阴阳相失，精乏不交"，为中风致病之本；并引述《素问·调经论》"血之与气，并走于上，则为大厥"之证，正时人所谓卒倒暴仆之中风，亦即痰火上壅之中风，因此倡"非风"之说。此后，清代叶天士又进一步阐明"精血衰耗，水不涵木，木少滋荣，故肝阳偏亢"的发病机理。

归纳以上各家学说，我们不难理解中风一证，主要由于平素生活不知谨慎，或思虑烦劳过度，以致气血亏虚，阴阳失调，偶尔再受外来因素的影响，因而诱发本病。轻则出现经络证候，不经昏仆，便突发口眼㖞斜，或语言不利，或半身不遂；重则神气无根，阴阳偏败，血随气逆，并走于上，而猝然昏仆，不省人事，继续出现各种颓败证状，甚至转归死亡。可知古人命名中风，不过喻其暴变之势，实非尽属外来之风所致。

二、病因病机

中风的发病，系在患者素属气血亏虚，与心、肝、肾三经之阴阳失去平衡的情况下，加以忧思恼怒，或饮酒饱食，或房事劳累等诱因，以致阴陷于下，肝阳暴张，阳化风动，血随气逆，挟痰挟火，横窜经隧，则㖞僻不遂，蒙蔽清窍，则突然昏仆，不省人事，形成上实下虚，阴阳互不维系的危急证候。其机理亦颇复杂，兹分述如下。

（1）将息失宜，或年老力衰，阴阳失调，肾元不固，虚风内动，挟痰浊壅阻机窍，神志不用，以致突然昏仆不语。

（2）五志过极，心火暴盛，或肾阴不足，水不涵木。阴虚阳实，热气怫郁，心神昏冒，遂至卒倒无知。

（3）气血虚衰，风邪乘虚入中经络，形成口眼㖞斜，半身不遂。或脉络因寒收引，血菀于上；或阴虚而肝风翕张，猝然昏仆。

（4）饮食不节，脾失健运，聚湿生痰，痰郁化热；肝火挟痰热上逆，蒙蔽清窍，流走经络，是以突然昏仆，㖞僻不遂。

三、辨证施治

中风之发生，在本为阴阳偏胜，气血逆乱；在标为风火交煽，痰气壅塞，形成本虚标实，上盛下虚的证候。但病情有轻重，病位有浅深，轻者只见口眼㖞斜，语言不利，或半身不遂；重者常突然昏仆，不省人事。故临床上依据以上两种情况，除用针灸疗法外，在方药治疗上，亦分为在经在络、入腑入脏而进行辨证施治。

（一）在经在络

1. 络脉空虚，风痰痹阻

（1）主证：肌肤不仁，手足麻木，突然口眼㖞斜，语言不利，甚则半身不遂，或兼见寒热、肢体拘急等证，舌苔白腻，脉象浮滑。

（2）证候分析：正气不足，络脉空虚，腠理不密，风邪得以乘虚而入，引动痰湿流窜经络，故肌肤不仁，手足麻木；如闭阻脉络，气血流行不畅，则发生口眼㖞斜，语言不利，或半身不遂等证。由于风邪外袭，营卫不和，故可兼见寒热或肢体拘急。苔白腻，脉浮滑，为痰湿内盛之象。

（3）治法：祛风通络，养血和营。

（4）方药：用大秦艽汤为主方。方中地黄、当归、川芎、白芍可以行血养血，亦即"血行风自灭"之意；羌活、防风可以解表；白术、茯苓健脾而化湿痰。痰湿重者可去地黄；如无内热，可去石膏、黄芩；或加僵蚕、全蝎以祛风通络，半夏、胆南星以化湿痰。

2. 肾阴下亏，风火上亢

（1）主证：头痛眩晕，耳鸣目糊，突然发生口眼㖞斜，舌强言蹇，或手足重滞，半身不遂，舌质红，脉弦滑数。

（2）证候分析：头痛眩晕，耳鸣目糊，为风阳内动，上扰清空所致。风阳挟痰走窜经络，故见口眼㖞斜、舌强言蹇、手足重滞、半身不遂等证。舌质红，脉弦滑数，为阴虚阳亢、痰热内蕴之象。

（3）治法：平肝潜阳，化痰通络。

（4）方药：用天麻钩藤饮加减。方用天麻、钩藤、石决明平肝潜阳以熄风，牛膝、杜仲、桑寄生滋养肾阴以涵肝木为主。如痰多可加川贝、竹沥、天竺黄之类。

（二）入腑入脏

1. 闭证

（1）主证：突然昏仆，不省人事，两手握固，牙关紧闭，面赤气粗，舌苔黄腻，脉弦滑而数者为"阳闭"；如见静而不烦，面白唇紫，痰涎壅盛，四肢不温，苔白滑腻，脉象沉滑者为"阴闭"。

（2）证候分析：肝阳暴张，阳亢风动，气血上逆，痰火壅盛，清窍闭塞，是以突然昏仆，不省人事；火性急迫，是以牙关紧闭，面赤气粗，两手握固；内风挟痰火为患，故舌苔黄腻，脉弦滑而数，是"阳闭"之象。如风痰偏盛，上壅清窍，神机闭塞，其证静而不烦，面白唇紫，四肢不温，为痰涎闭塞，阳气不能运行，故苔白滑腻，脉象沉滑，是"阴闭"之象。

（3）治法：闭证宜先开窍，再用平肝潜阳、熄风豁痰等法。

（4）方药：阳闭先用至宝丹以辛凉开窍，再用羚羊角汤加减。羚羊角汤有清肝降火、滋阴潜阳的作用。方中羚羊角为清肝熄风主药，使火降风熄，则气血亦不致上逆，神志得以渐苏。或加牛膝、益母草以引血下行；如痰多则加天竺黄、陈胆南星、川贝母、石菖蒲等以助开窍化痰之力。

阴闭先用苏合香丸以辛温开窍，再用导痰汤加天麻、僵蚕、石菖蒲、郁金等以熄风豁痰。

2. 脱证

（1）主证：突然昏仆，不省人事，目合口开，鼻鼾息微，手撒遗尿，舌痿，脉细弱。

（2）证候分析：由于元气衰微，阴阳离决，故出现目合、口开、鼻鼾、手撒、遗尿等危证。舌痿，脉细弱，为阴血大亏，元阳虚脱之象。如兼见四肢逆冷，汗出痰壅，面赤如妆，脉浮大无根，或沉细欲绝，为阴竭于下，孤阳上越，有暴脱之危，预后不良。

（3）治法：脱证宜固，可用益气回阳，或壮水制火等法。

（4）方药：益气回阳，急用参附汤。本方力专效速，人参用量应倍于附子。以阴血大亏，阳亦随之而亡，独参犹恐不及，必合气雄性烈之附子，方克有济。如属肾阴大亏，虚阳浮越，足冷面赤，则用地黄饮子以壮水制火。方中熟地、山萸肉、五味子补真阴；石斛、麦冬滋阴液；石菖蒲、远志豁痰开窍；佐以桂、附引火归元，正所以固其下元，以防虚脱。

本病在神志清醒以后，多有后遗症状可见，兹附述于下。①半身不遂：是由于气血亏虚、瘀阻脉络所致。初宜益气养血，祛瘀通络，用补阳还五汤；继宜益气通阳，调和营卫，用黄芪桂枝五物汤。②口眼㖞斜：是风痰阻于络道所致。宜祛风除痰，通利络道，用牵正散。③舌喑不语：有虚实的不同。实证属风痰阻于廉泉，宜祛风豁痰，宣通窍络，用解语丹；虚证属肾虚精气不能上承，宜壮水之主，用地黄饮子加减。

综上所述，可知中风一证，主要在于平素将息失宜，以致气血亏虚，营卫空疏，造成阴阳偏胜的内在局面，偶受外来因素的影响，从而诱发。如峨巍大厦，而基础不固，一遇大风，则颓然崩倒。故一经发作，多难于治疗；尤其是卒中昏迷而程度深沉的，预后不佳，虽经急救，后遗诸证亦往往不能短期恢复，且又有复中的可能。因此，在未发之前，如有中风预兆，必须加强防治，是非常重要的。朱丹溪说："眩晕者，中风之渐也。"李用粹在《证治汇补》中说："平人手指麻木，不时晕眩，乃中风先兆，须预防之，宜慎起居，节饮食，远房帏，调情志。"故临证之时，对于年在四旬以上，而经常出现头痛、眩晕、肢麻、肉瞤，以及一时性语言不利等证，多属中风先兆，切宜注意。除了李氏所提出的预防知识以外，也可同时应用药物防治，一般以平肝熄风、滋阴潜阳为主，可参考"眩晕"篇风阳上扰的辨证施治方法，并结合针刺、气功等疗法，以提高防治效果。

第七节 癫 狂

一、定义

癫病以精神抑郁，表情淡漠，沉默痴呆，语无伦次，静而少动为特征；狂病以精神亢奋，狂躁刚暴，喧扰不宁，毁物打骂，动而多怒为特征。癫病与狂病都是精神失常的疾病，两者在临床上可以互相转化，故常并称。

二、历史沿革

癫之病名最早见于马王堆汉墓出土的《足臂十一脉灸经》"数瘨疾"。癫狂病名出自《内经》。该书对于本病的症状、病因病机及治疗均有较详细的记载。

在症状描述方面，如《灵枢·癫狂》篇说："癫疾始生，先不乐，头重痛，视举，目赤，甚作极，已而烦心""狂始发，少卧，不饥，自高贤也，自辨智也，自尊贵也，善骂詈，日夜不休"。

在病因病机方面，《素问·至真要大论篇》说："诸躁狂越，皆属于火。"《素问·脉要精微论篇》说："衣被不敛，言语善恶，不避亲疏者，此神明之乱也。"《素问·脉解篇》又说："阳尽在上，而阴气从下，下虚上实，故狂癫疾也。"指出了火邪扰心和阴阳失调可以发病。《灵枢·癫狂》篇又有"得之忧饥""得之大恐""得之有所大喜"等记载。明确指出情志因素也可以导致癫狂的发生。《素问·奇病论篇》说："人生而有病癫疾者，此得之在母腹中时。"指出本病具有遗传性。

在治疗方面，《素问·病能论篇》说："帝曰：有病怒狂者，其病安生？岐伯曰：生于阳也。帝曰：治之奈何？岐伯曰：夺其实即已，夫食入于阴，长气于阳，故夺其食则已，使之服以生铁落为饮，夫生铁落者，下气疾也。"至《难经》则明确提出癫与狂的鉴别要点，如《二十难》记有"重阳者狂，重阴者癫"，而《五十九难》对癫狂二证则从症状表现上加以区别，其曰："狂癫之病何以别之？然：狂疾之始发，少卧而不饥，自高贤也，自辩智也，自倨贵也，妄笑好歌乐，妄行不休是也。癫疾始发，意不乐，僵仆直视，其脉三部阴阳俱盛是也。"对两者的鉴别可谓要言不烦。

汉代张仲景《金匮要略·五脏风寒积聚病脉证治》说："邪哭（作"人"解）使魂魄不安者，血气少也，血气少者属于心，心气虚者，其人则畏；合目欲眠，梦远行而精神离散，魂魄妄行。阴气衰者为癫，阳气衰者为狂。"对本病的病因做进一步的探讨，提出因心虚而血气少，邪乘于阴则为癫，邪乘于阳则为狂。

唐宋以后，对癫狂的证候描述更加确切，唐代孙思邈《备急千金要方·风癫》曰："示表癫邪之端，而见其病，或有默默而不声，或复多言而漫说，或歌或哭，或吟或笑，或眠坐沟渠，瞰于粪秽，或裸形露体，或昼夜游走，或嗔骂无度，或是蛊蛊精灵，手乱目急。"对癫狂采用针药并用的治疗方式。

金元时期对癫狂的病因学说有了较大的发展。如金代刘完素《素问玄机原病式·五运主病》说："经注曰多喜为癫，多怒为狂，然喜为心志，故心热甚则多喜而为狂，况五志所发，皆为热，故狂者五志间发。"元代朱丹溪《丹溪心法·癫狂篇》云："癫属阴，狂属阳……大率多因痰结于心胸间。"提出了癫狂的发病与"痰"有关的理论，并提出"痰迷心窍"之说，对于指导临床实践具有重要意义，也为后世许多医家所遵循。此时不仅对病因病机的认识更臻完善，而且从实践中也积累了一些治疗本病的经验。如治癫用养心血、镇心神、开痰结，治狂用大吐下之法。此外，《丹溪心法》还记有精神治疗的方法。

及至明清两代，不少医家对本病证治理法的研究多有心得体会。如明代楼英《医学纲目》卷二十五记有："狂之为病少卧，少卧则卫独行，阳不行阴，故阳盛阴虚，令昏其神。得睡则卫得入于阴，而阴得卫镇，不虚，阳无卫助，不盛，故阴阳均平而愈矣。"对《内经》狂病，由阴阳失调而成的理论有所发挥。再如李梴、张景岳等对癫狂二证的区别，分辨甚详。明代李梴《医学入门·癫狂》说："癫者异常也，平日能言，癫则沉默；平日不言，癫则呻吟，甚则僵卧直视，心常不乐""狂者凶狂也，轻则自高自是，好歌好舞，甚则弃衣而走，逾垣上屋，又甚则披头大叫，不避水火，且好杀人。"明代张介宾《景岳全书·癫狂痴呆》说："狂病常醒，多怒而暴；癫病常昏，多倦而静。由此观之，则其阴阳寒热，自有冰炭之异。"明代王肯堂《证治准绳》中云："癫者，俗谓之失心风。多因抑郁不遂……精神恍惚，言语错乱，喜怒不常。"这一时期的医家肯定了癫狂痰迷心窍的病机，治疗多主张治癫宜解郁化痰、宁心安神为主；治狂则先夺其食，或降其火，或下其痰，药用重剂，不可畏首畏尾。明代戴思恭《证治要诀·癫狂》提出："癫狂由七情所郁，遂生痰涎，迷塞心窍。"明代虞抟《医学正传》以牛黄清心丸治癫狂，取其豁痰清心之意。至王清任又提出了血瘀可病癫狂的论点，并认识到本病与脑有着密切的关系。如王清任《医林改错》癫狂梦醒汤谓："癫狂一证……乃气血凝滞脑气，与脏腑气不接，如同做梦一样。"清代何梦瑶《医碥·狂癫痫》剖析狂病病机为火气乘心，劫伤心血，神不守舍，痰涎入踞。清代张璐《张氏医通·神志门》集狂病治法之大成："上焦实者，从高抑之，生铁落饮，阳明实则脉伏，大承气汤去厚朴加当归、铁落饮，以大利为度；在上者，因而越之，来苏膏，或戴人三圣散涌吐，其病立安，后用洗心散、凉膈散调之；形证脉气俱实，当涌吐兼利，胜金丹一服神效……《经》云：喜乐无极则伤魂，魄伤则狂，狂者意不存，当以恐胜之，以凉药补魄之阴，清神汤。"

综上，历代医家则对癫狂的病因、病机、临床症状及治疗进行了较多的论述，对后世有较大的影响。

三、范围

癫病与狂病都是精神失常的疾患，其表现类似于西医学的某些精神病，精神分裂症的精神抑郁型，心境障碍中躁狂抑郁症的抑郁型、抑郁发作大致相当于癫病。精神分裂症的紧张性兴奋型及青春型、心境障碍中躁狂抑郁症的躁狂型、躁狂发作、急性反应性精神病的反应兴奋状态大致相当于狂病。凡此诸病出现症状、舌苔、脉象等临床表现与本篇所述相同者，均可参考本篇进行辨证论治。

四、病因病机

癫狂发生的原因，总与七情内伤密切相关，或以思虑不遂，或以悲喜交加，或以恼怒惊恐，皆能损伤心、脾、肝、胆，导致脏腑功能失调和阴阳失于平秘，进而产生气滞、痰结、火郁、血瘀等，蒙蔽心窍而引起神志失常。狂病属阳，癫病属阴，病因病机有所不同。如清代叶天士《临证指南医案》龚商年按："狂由大惊大恐，病在肝胆胃经，三阳并而上升，故火炽则痰涌，心窍为之闭塞。癫由积忧积郁，病在心脾包络，三阴蔽而不宣，故气郁则痰迷，神志为之混淆。"

癫狂发生的存在原发病因、继发病因和诱发因素。原发病因有禀赋不足，情志内伤和饮食不节；继发病因有气滞、痰结、火郁、血瘀等；诱发因素有情志失节，人事怫意，突遭变乱及剧烈的情志刺激。癫病起病多缓慢，渐进发展，癫病病位在肝、脾、心、脑，病之初起多表现为实证，后转换为虚实夹杂，病程日久，损伤心、脾、脑、肾，转为虚证。狂病急性发病，狂病病位在肝、胆、胃、心、脑，病之初起为阳证、热证、实证，渐向虚实夹杂转化，终至邪去正伤，渐向癫病过渡。

兹从气、痰、火、瘀四个方面对本病的病因病机列述如下。

（一）气机阻滞

《素问·举痛论篇》有"百病皆生于气"之说，平素易怒者，由于郁怒伤肝，肝失疏泄，则气机失调，气郁日久，则进一步形成气滞血瘀，或痰气互结，或气郁化火，阻闭心窍而发为癫狂。正如《证治要诀·癫狂》所说："癫狂由七情所郁，遂生痰涎，迷塞心窍"。

（二）痰浊蕴结

自从金元时期朱丹溪提出癫狂与"痰"有关的论点以后，不少医家均宗其说。如明代张景岳《景岳全书·癫狂痴呆》说："癫病多由痰气，凡气有所逆，痰有所滞，皆能壅闭经络，格塞心窍。"近代张锡纯《医学衷中参西录·医方》明确指出："癫狂之证，乃痰火上泛，瘀塞其心与脑相连窍络，以致心脑不通，神明皆乱"。由于长期的忧思郁怒造成气机不畅，肝郁犯脾，脾失健运，痰涎内生，以致气血痰结。或因脾气虚弱，升降失常，清浊不分，浊阴蕴结成痰，则为气虚痰结。无论气郁痰结或气虚痰结，总由"痰迷心窍"而病癫病。若因五志之火不得宣泄，炼液成痰，或肝火乘胃，津液被熬，结为痰火；或痰结日久，郁而化火，以致痰火上扰，心窍被蒙，神志遂乱，也可发为狂病。

（三）火郁扰神

《内经》早就指出狂病与火有关。如《素问·至真要大论篇》指出："诸躁狂越，皆属于火。"《素问·阳明脉解篇》又说："帝曰：病甚则弃衣而走，登高而歌，或至不食数日，逾垣上屋，所上之处，皆非其素所能也，病反能者何也？岐伯曰：四肢者，诸阳之本也，阳盛则四肢实，实则能登高也""帝曰：其妄言骂詈不避亲疏而歌者何也？岐伯曰：阳盛则使人妄言骂詈，不避亲疏而不欲食，不欲食故妄走也。"因阳明热盛，上扰心窍，以致心神昏乱而发为狂病。《景岳全书·癫狂痴呆》也说："凡狂病多因于火，此或以谋为失志，或以思虑郁结，屈无所伸，怒无所泄，以致肝胆气逆，木火合邪，是诚东方实证也，此其邪盛于心，则为神魂不守，邪乘于胃，则为暴横刚强。"

综上所述，胃、肝、胆三经实火上升扰动心神，皆可发为狂病。

（四）瘀血内阻

由于血瘀使脑气与脏腑之气不相连接而发狂。如清代王清任《医林改错》说："癫狂一证，哭笑不休，詈骂歌唱，不避亲疏，许多恶态，乃气血凝滞，脑气与脏腑气不接，如同做梦一样。"并自创癫狂梦醒汤治疗本病。另外，王清任还创立脑髓说，其曰："灵机记性在脑者，因饮食生气血，长肌肉，精汁之清者，化而为髓""小儿无记性者，脑髓未满，高年无记性者，脑髓渐空。"联系本病的发生，如头脑发生血瘀气滞，使脏腑化生的气血不能正常的充养元神之府，或因血瘀阻滞脉络，气血不能上荣脑髓，则可造成灵机混乱，神志失常发为癫狂。

综上所述，气、痰、火、瘀均可造成阴阳的偏盛偏衰，而历代医家多以阴阳失调作为本病的主要病机。如《素问·生气通天论篇》说："阴不胜其阳，则脉流薄疾，并乃狂。"又《素问·宣明五气论篇》说："邪入于阳则狂，邪入于阴则痹，搏阳则为癫疾。"《难经·二十难》说："重阳者狂，重阴者癫。"所谓重阴重阳者，医家论述颇不一致。有说阳邪并于阳者为重阳，阴邪并于阴者为重阴；有说三部阴阳脉皆洪盛而牢为重阳，三部阴阳脉皆沉伏而细为重阴；还有认为气并于阳而阳盛气实者为重阳，血并于阴而阴盛血实者为重阴。概言之，两种属阳的因素重叠相加称为重阳，如平素好动、性情暴躁，又受痰火阳邪，此为重阳而病狂；两种属阴的因素重叠相加，称为重阴，如平素好静，情志抑郁，又受痰郁阴邪，此为重阴而病癫。此后在《诸病源候论》《普济方》以及明清许多医家的著述中，也都说明机体阴阳失调，不能互相维系，以致阴虚于下，阳亢于上，心神被扰，神明逆乱而发癫狂。

此外，张仲景《伤寒论》尚有蓄血发狂的记载，应属血瘀一类；由于思虑太过，劳伤心脾，气血两虚，心失所养也可致病。《医学正传·癫狂痫证》说："癫为心血不足。"癫狂病的发生还与先天禀赋有关，若禀赋充足，体质强壮，阴平阳秘，虽受七情刺激也只是短暂的情志失畅；反之禀赋素虚，肾气不足，复因惊骇悲恐，意志不遂等七情内伤，则每可引起阴阳失调而发病。禀赋不足而发病者往往具有家族遗传性，其家族可有类似的病史。

五、诊断与鉴别诊断

（一）诊断

1. 发病特点

本病发生与内伤七情密切相关，性格暴躁、抑郁、孤僻、易于发怒、胆怯疑虑等，是发病的常见因素；头颅外伤、中毒病史对确定诊断也有帮助。但其主要诊断依据是灵机、情志、行为三方面的失常。所谓灵机即记性、思考、谋虑、决断等方面的功能表现。

2. 临床表现

本病的临床症状大致可分为 4 类，兹分述于后。

（1）躁狂症状：如弃衣而走，登高而歌，数日不食而能逾垣上屋，所上之处，皆非其力所能，妄言骂詈，不避亲疏，妄想丛生，毁物伤人，甚至自杀等，其证属实热，为阳气有余的症状。

（2）抑郁症状：如精神恍惚，表情淡漠，沉默痴呆，喃喃自语或语无伦次，秽洁不知，颠倒错乱，或歌或笑，悲喜无常，其证多偏于虚。为阴气有余的症状，或为痰气交阻。

（3）幻觉症状：幻觉是患者对客观上不存在的事物，却感到和真实的一样，可有幻视、幻听、幻嗅、幻触等症。如早在《灵枢·癫狂》就对幻觉症状有明确的记载："目妄见，耳妄闻……善见鬼神。"再如明代李梴《医学入门·癫狂》记有："视听言动俱妄者，谓之邪祟，甚则能言平生未见闻事及五色神鬼。"此处所谓邪祟，即为幻觉症状。

（4）妄想症状：妄想是与客观实际不符合的病态信念，其判断推理缺乏令人信服的根据，但患者坚信其正确而不能被说服。正如《灵枢·癫狂》所说："自高贤也，自辨智也，自尊贵也。"《中藏经·癫狂》也说："有自委曲者，有自高贤者。"此外，还可有疑病、自罪、被害、嫉妒等妄想症状。

这些临床症状不是中毒、热病所致，头颅 CT 扫描及其他辅助检查没有阳性发现。

总之，癫病多见抑郁症状，呆滞好静，其脉多沉伏细弦；狂病多见躁狂症状，多怒好动，其脉多洪盛滑数，这是两者的区别。至于幻觉症状和妄想症状则既可见于癫病，也可见于狂病。

（二）鉴别诊断

1. 痫病

痫病是以突然仆倒，昏不知人，四肢抽搐为特征的发作性疾患，与本病不难区分。但自秦汉至金元时期，往往癫、狂、痫同时并称，常常混而不清，尤其是癫病与痫病始终未能明确分清，及至明代王肯堂才明确提出癫狂与痫病的不同。如《证治准绳·癫狂痫总论》说："癫者或狂或愚，或歌或笑，或悲或泣，如醉如痴，言语有头无尾，秽洁不知，积年累月不愈"；"狂者病之发时猖狂刚暴，如伤寒阳明大实发狂，骂詈不避亲疏，甚则登高而歌，弃衣而走，逾垣上屋，非力所能，或与人语所未尝见之事"；"痫病发则昏不知人，眩仆倒地，不省高下，甚而瘛疭抽掣，目上视，或口眼㖞斜，或口作六畜之声。"至此已将癫狂与痫病截然分开，为后世辨证治疗指出了正确方向。

2. 谵语、郑声

谵语是因阳明实热或温邪入于营血，热邪扰乱神明，而出现神志不清、胡言乱语的重症。郑声是指疾病晚期心气内损，精神散乱而出现神识不清，不能自主，语言重复，语声低怯，断续重复而语不成句的垂危征象。狂病与谵语、郑声在症状表现上是不同的，如《东垣十书·此事难知集·狂言谵语郑声辨》记有"狂言声大开自与人语，语所未尝见事，即为狂言也。谵语者，合目自语，言所日用常见常行之事，即为谵语也。郑声者，声战无力，不相接续，造字出于喉中，即郑声也"。

3. 脏躁

脏躁好发于妇人，其症为悲伤欲哭，数欠伸，像如神灵所作，但可自制，一般不会自伤及伤害他人，与癫狂完全丧失自知力的神志失常不同。

六、辨证

（一）辨证要点

1. 癫病审查轻重

精神抑郁，表情淡漠，寡言呆滞是癫病的一般症状，初发病时常兼喜怒无常，喃喃自语，语无伦次，舌苔白腻，此为痰结不深，证情尚轻。若病程迁延日久，则见呆若木鸡，目瞪如愚，灵机混乱，舌苔渐变为白厚而腻，乃痰结日深，病情转重。久则正气日耗，脉由弦滑变为滑缓，终至沉细无力。倘使病情演变为气血两虚，而症见神思恍惚，思维贫乏，意志减退者，则病深难复。

2. 狂病明辨虚实

狂病应区分痰火、阴虚的主次先后，狂病初起是以狂暴无知，情感高涨为主要表现，概由痰火实邪扰乱神明而成。病久则火灼阴液，渐变为阴虚火旺之证，可见情绪焦躁，多言不眠，形瘦面赤舌红等症状。这一时期，分辨其主次先后，对于确定治法处方是很重要的。一般，亢奋症状突出，舌苔黄腻，脉弦滑数者，是痰火为主，而焦虑、烦躁、失眠、精神疲惫，舌质红少苔或无苔，脉细数者，是阴虚为主。至于痰火、阴虚证候出现的先后，则需对上述证候，舌苔、脉象的变化作动态的观察。

（二）证候

1. 癫病

（1）痰气郁结：精神抑郁，表情淡漠，寡言呆滞，或多疑虑，语无伦次，或喃喃自语，喜怒无常，甚则愤不欲生，不思饮食。舌苔白腻，脉弦滑。

病机分析：因思虑太过，所愿不遂，使肝气被郁，脾失健运而生痰浊。痰浊阻蔽神明，故出现抑郁、呆滞、语无伦次等症；痰扰心神，故见喜怒无常，愤不欲生，又因痰浊中阻，故不思饮食。苔腻、脉滑皆为气郁痰结之象。

（2）气虚痰结：情感淡漠，不动不语，甚则呆若木鸡，目瞪如愚，傻笑自语，生活被动，灵机混乱，甚至目妄见，耳妄闻，自责自罪，面色萎黄，便溏溲清。舌质淡，舌体胖，苔白腻，脉滑或脉弱。

病机分析：癫久正气亏虚，脾运力薄而痰浊益甚。痰结日深，心窍被蒙，故情感淡漠而呆若木鸡，甚至灵机混乱，出现幻觉症状；脾气日衰故见面色萎黄，便溏、溲清诸症。舌淡胖，苔白腻，脉滑或弱皆为气虚痰结之象。

（3）气血两虚：病程漫长，病势较缓，面色苍白，多有疲惫不堪之象，神思恍惚，心悸易惊，善悲欲哭，思维贫乏，意志减退，言语无序，魂梦颠倒。舌质淡，舌体胖大有齿痕，舌苔薄白，脉细弱无力。

病机分析：癫病日久，中气渐衰，气血生化乏源，故面色苍白，肢体困乏，疲惫不堪；因心血内亏，心失所养，可见神思恍惚，心悸易惊，意志减退诸症。舌胖，脉细是气血俱衰之象。

2. 狂病

（1）痰火扰心：起病急，常先有性情急躁，头痛失眠，两目怒视，面红目赤，突然狂暴无知，情感高涨，言语杂乱，逾垣上屋，气力逾常，骂詈叫号，不避亲疏，或毁物伤人，或哭笑无常，登高而歌，弃衣而走，渴喜冷饮，便秘溲赤，不食不眠。舌质红绛，苔多黄腻，脉弦滑数。

病机分析：五志化火，鼓动阳明痰热，上扰清窍，故见性情急躁，头痛失眠；阳气独盛，扰乱心神，神明昏乱，症见狂暴无知，言语杂乱，骂詈不避亲疏；四肢为诸阳之本，阳盛则四肢实，实则登高、逾垣、上屋，而气力超乎寻常。舌绛苔黄腻，脉弦而滑数，皆属痰火壅盛，且有伤阴之势。以火属阳，阳主动，故起病急骤而狂暴不休。

（2）阴虚火旺：狂病日久，病势较缓，精神疲惫，时而躁狂，情绪焦虑、紧张，多言善惊，恐惧而不稳，烦躁不眠，形瘦面红，五心烦热。舌质红，少苔或无苔，脉细数。

病机分析：狂乱躁动日久，必致气阴两伤，如气不足则精神疲惫，仅有时躁狂而不能持久。由于阴伤而虚火旺盛，扰乱心神，故症见情绪焦虑，多言善惊，烦躁不眠，形瘦面红等。舌质红，脉细数，也为阴虚内热之象。

（3）气血凝滞：情绪躁扰不安，恼怒多言，甚则登高而歌，弃衣而走，或目妄见，耳妄闻，或呆滞少语，妄思离奇多端，常兼面色暗滞，胸胁满闷，头痛心悸，或妇人经期腹痛，经血紫黯有块。舌质紫黯有瘀斑，舌苔或薄白或薄黄，脉细弦，或弦数，或沉弦而迟。

病机分析：本证由血气凝滞使脑气与脏腑气不相接续而成，若瘀兼实热，苔黄，脉弦致，多表现为狂病；若瘀兼虚寒，苔白，脉沉弦而迟，多表现为癫病。但是无论属狂属癫，均以血瘀气滞为主因。

七、治疗

（一）治疗原则

1. 解郁化痰，宁心安神

癫病多虚，为重阴之病，主于气与痰，治疗宜解郁化痰，宁心安神，补养气血为主要治则。

2. 泻火逐痰，活血滋阴

狂病多实，为重阳之病，主于痰火、瘀血，治疗宜降其火，或下其痰，或化其瘀血，后期应予滋养心肝阴液，兼清虚火。

概言之，癫病与狂病总因七情内伤，使阴阳失调，或气并于阳，或血并于阴而发病，故治疗总则以调整阴阳，以平为期，如《素问·生气通天论篇》所说："阴平阳秘，精神乃治。"

（二）治法方药

1. 癫病

（1）痰气郁结。

治法：疏肝解郁，化痰开窍。

方药：逍遥散合涤痰汤加减。药用柴胡配白芍疏肝柔肝，可加香附、郁金以增理气解郁之力，其中茯苓、白术可以健脾化浊。涤痰汤为二陈汤增入胆南星、枳实、人参、石菖蒲、竹茹而成，胆南星、竹茹辅助二陈汤化痰，石菖蒲合郁金可以开窍，枳实配香附可以理气，人参可暂去之。

单用上方恐其效力不达，须配用十香返生丹，每服1丸，日服两次，是借芳香开窍之力，以奏涤痰散结之功；若癫病因痰结气郁而化热者，症见失眠易惊，烦躁不安而神志昏乱，舌苔转为黄腻，舌质渐红，治当清化痰热，清心开窍，可用温胆汤送服至宝丹。

（2）气虚痰结。

治法：益气健脾，涤痰宣窍。

方药：四君子汤合涤痰汤加减。药用人参、茯苓、白术、甘草四君益气健脾以扶正培本。再予半夏、胆南星、橘红、枳实、石菖蒲、竹茹涤除痰涎，可加远志、郁金，既可理气化痰，又能辅助石菖蒲宣开心窍。

若神思迷惘，表情呆钝，症情较重，是痰迷心窍较深，治宜温开，可用苏合香丸，每服1丸，日服两次，以豁痰宣窍。

（3）气血两虚。

治法：益气健脾，养血安神。

方药：养心汤加减。方中人参、黄芪、甘草补脾益气；当归、川芎养心血；茯苓、远志、柏子仁、酸枣仁、五味子宁心神；更有肉桂引药入心，以奏养心安神之功。

若兼见畏寒蜷缩，卧姿如弓，小便清长，下利清谷者，属肾阳不足，应加入温补肾阳之品，如补骨脂、巴戟天、肉苁蓉等。

2. 狂病

（1）痰火扰心。

治法：泻火逐痰，镇心安神。

方药：泻心汤合礞石滚痰丸加减。方中大黄、黄连、黄芩苦寒直折心肝胃三经之火，知母滋阴降火而能维护阴液，佐以生铁落镇心安神。礞石滚痰丸方用青礞石、沉香、大黄、黄芩、朴硝，逐痰降火，待痰火渐退，礞石滚痰丸可改为包煎。

胸膈痰浊壅盛，而形体壮实，脉滑大有力者，可采用涌吐痰涎法，三圣散治之，方中瓜蒂、防风、藜芦三味，劫夺痰浊，吐后如形神俱乏，当以饮食调养。阳明热结，躁狂谵语，神志昏乱，面赤腹满，大便燥结，舌苔焦黄起刺或焦黑燥裂，舌质红绛，脉滑实而大者，宜先服大承气汤急下存阴，再投凉膈散加减清以泻实火；病情好转而痰火未尽，心烦失眠，哭笑无常者，可用温胆汤送服朱砂安神丸。

（2）阴虚火旺。

治则：滋阴降火，安神定志。

方药：选用二阴煎加减，送服定志丸。方中生地、麦门冬、玄参养阴清热；黄连、木通、竹叶、灯心草泻热清心安神；可加用白薇、地骨皮清虚热；茯神、炒酸枣仁、甘草养心安神。定志丸方用人参、茯神、石菖蒲、甘草，其方健脾养心，安神定志，可用汤药送服，也可布包入煎。

若阴虚火旺兼有痰热未清者，仍可用二阴煎适当加入全瓜蒌、胆南星、天竺黄等。

（3）气血凝滞。

治则：活血化瘀，理气解郁。

方药：选用癫狂梦醒汤加减，送服大黄䗪虫丸。方中重用桃仁合赤芍活血化瘀，还可加用丹参、红花、水蛭以助活血之力；柴胡、香附理气解郁；青陈皮、大腹皮、桑白皮、苏子行气降气；半夏和胃，甘草调中。

如蕴热者可用木通加黄芩以清之；兼寒者加干姜、附子助阳温经。大黄䗪虫丸方用大黄、黄芩、甘草、桃仁、杏仁、芍药、干生地、干漆、虻虫、水蛭、蛴螬、䗪虫。可祛瘀生新，攻逐蓄血，但需要服用较长时期。

（三）其他治法

1. 单方验方

（1）黄芫花：取花蕾及叶，晒干研粉，成人每日服1.5～6克，饭前一次服下，10～20日为一个疗程，主治狂病属痰火扰心者。一般服后有恶心、呕吐、腹泻等反应，故孕妇、体弱、素有胃肠病者忌用。

(2) 巴豆霜：1~3克，分2次间隔半小时服完，10次为一个疗程，一般服用2个疗程，第1个疗程隔日1次，第2个疗程隔两日1次。主治狂病，以痰火扰心为主者。

2. 针灸

取穴以任督二脉、心及心包经为主，其配穴总以清心醒脑，豁痰宣窍为原则，其手法多采用三人或五人同时进针法，狂病多用泻法，大幅度捻转，进行强刺激，癫病可用平补平泻的手法。

(1) 癫病主方：①中脘、神门、三阴交。②心俞、肝俞、脾俞、丰隆。两组可以交替使用。

(2) 狂病主方：①人中、少商、隐白、大陵、丰隆。②风府、大椎、身柱。③鸠尾、上脘、中脘、丰隆。④人中、风府、劳宫、大陵。每次取穴一组，4组穴位可以轮换使用。狂病发作时，可独取两侧环跳穴，用四寸粗针，行强刺激，可起安神定志作用。

3. 灌肠疗法

痰浊蒙窍的癫病：以生铁落、牡蛎、石菖蒲、郁金、胆南星、法半夏、礞石、黄连、竹叶、灯心草、赤芍、桃仁、红花组方，先煎生铁落、礞石30分钟，去渣加其他药物煎30分钟，取汁灌肠。

4. 饮食疗法

心脾不足者：黄芪莲子粥，取黄芪，文火煎10分钟，去渣，入莲子、粳米，煮粥。

心肾不交者：百合地黄粥。生地切丝，煮1~2分钟，去渣，入百合，粳米煮成粥，加蜂蜜适量。

八、转归及预后

癫病属痰气郁结而病程较短者，及时祛除壅塞胸膈之痰浊，复以理气解郁之法，较易治愈；若病久失治，则痰浊日盛而正气日虚，乃成气虚痰结之证；或痰郁化热，痰火渐盛，转变为狂病。

气虚痰结证如积极调治，使痰浊渐化，正气渐复，则可以向愈，但较痰气郁结证易于复发。若迁延失治或调养不当，正气愈虚而痰越盛，痰越盛则症越重，终因灵机混乱，日久不复成废人。

气血两虚治以扶正固本，补养心脾之法，使气血渐复，尚可向愈，但即使病情好转，也多情感淡漠，灵机迟滞，工作效率不高，且复发机会较多。

狂病骤起先见痰火扰心之证，急投泻火逐痰之法，病情多可迅速缓解；若经治以后，火势渐衰而痰浊留恋，深思迷惘，其状如癫，乃已转变为癫病。如治不得法或不及时，致使真阴耗伤，则心神昏乱日重，其证转化为阴虚火旺，若此时给予正确的治疗，使内热渐清而阴液渐复，则病情可向愈发展。如治疗失当，则火愈旺而阴愈伤，阴愈亏则火愈亢，以致躁狂之症时隐时发，时轻时重。

另外，火邪耗气伤阴，导致气阴两衰，则迁延难愈。狂病日久出现气血凝滞，治疗得法，血瘀征象不断改善，则癫狂症状也可逐渐好转。若病久迁延不愈，可形成气血阴阳俱衰，灵机混乱，预后多不良。

九、预防与护理

癫狂之病多由内伤七情而引起，故应注意精神调摄。

在护理方面，首先应正确对待患者的各种病态表现，不应讥笑、讽刺，要关心患者。

（1）对于尚有一些适应环境能力的轻证患者，应注意调节情志活动，如以喜胜忧，以忧胜怒等。

（2）对其不合理的要求应耐心解释，对其合理的要求应尽量满足。

（3）对重证患者的打人、骂人、自伤、毁物等症状，要采取防护措施，注意安全，防止意外。

（4）对于拒食患者应找出原因，根据其特点进行劝导、督促、喂食或鼻饲，以保证营养。

（5）对有自杀、杀人企图或行为的患者，必须严密注意，专人照顾，并将危险品如刀、剪、绳、药品等严加收藏，注意投河、跳楼、触电等意外行为。

第八节 痫 病

痫病是指以短暂的感觉障碍，肢体抽搐，意识丧失，甚则仆倒，口吐涎沫，两目上视或口中怪叫，移时苏醒，醒后如常人为主要临床表现的一种反复发作性神志异常的病证。俗称"羊痫风""痫厥""胎病"。尤以青少年多发，男性多于女性。

痫病的有关论述首见于《内经》，如《灵枢·癫狂》记有："癫疾始生，先不乐，头重痛，视举，目赤，甚作极，已而烦心。"此后历代医家对其病因、症状及治疗都有丰富的论述。

《难经·五十九难》云："癫疾始发，意不乐，僵仆直视，其脉三部阴阳俱盛是也。"巢元方《诸病源候论》中将不同病因引起的痫病，分为风痫、惊痫、食痫、痰痫等，描述其发作特点为"痫病……醒后又复发，有连日发者，有一日三五发者。"陈无择《三因极一病证方论·癫痫方论》指出："癫痫病皆由惊动，使脏气不平，郁而生涎，闭塞诸经，厥而乃成。或在母胎中受惊，或少小感风寒暑湿，或饮食不节，逆于脏气。"朱丹溪《丹溪心法·痫》："无非痰涎壅塞，迷乱心窍。"《古今医鉴·五痫》指出："夫痫者有五等，而类五畜，以应五脏，发则卒然倒仆，口眼相引，手足搐搦，背脊强直，口吐涎沫，声类畜叫，食顷乃苏。"以上论述指出了惊恐、饮食不节、母腹中受惊、偶感风寒、痰涎等是致痫的主要病因。

《证治准绳·痫》指出痫病与卒中、痉病等病证的不同："痫病仆时口中作声，将醒时吐涎沫，醒后又复发，有连日发者，有一日三五发者。中风、中寒、中暑之类则仆时无声，醒时无涎沫，醒后不再复发。痉病虽亦时发时止，然身强直反张如弓，不如痫之身软，或如猪犬牛羊之鸣也。"

对于本病治疗，《扁鹊心书》记载："痫，中脘灸五十壮。"《备急千金要方》："痫之为病，目反、四肢不举，灸风府……又灸项上、鼻人中、下唇承浆，皆随年壮。"《临证指南医案·癫痫》："痫之实者，用五痫丸以攻风，控涎丸以劫痰，龙荟丸以泻火；虚者，当补助气血，调摄阴阳，养营汤、河车丸之类主之。"王清任则认为痫病的发生与元气虚"不能上转入脑髓"和脑髓瘀血有关，并创龙马自来丹、黄芪赤风汤治之。

现代医学的癫痫病，出现痫病的临床表现时，可参考本节进行辨证论治。

一、病因病机

痫病之发生，多由先天因素，七情所伤，痰迷心窍，脑部外伤或其他疾病之后造成脏腑功能失调，气机逆乱，阴阳失衡，元神失控所致，而尤以痰邪作祟最为重要。心脑神机失用为本，风、痰、火、瘀致病为标，先天遗传与后天所伤是两大致病因素。

（一）先天因素

痫病始于幼年者，与先天因素密切相关。先天因素有两方面：一是如《素问·奇病论》中所说："因未产前腹内受损……或七情所致伤胎气"；二是父母禀赋不足，或父母本身患癫痫，导致胎儿精气不足，影响胎儿发育，出生后，小儿脏气不平，易生痰生风，导致痫病发作。

（二）七情失调

主要责之于惊恐。由于突受大惊大恐，"惊则气乱"，"恐则气下"，造成气机逆乱，进而损伤肝肾，致使阴不敛阳而生热生风，痫病发作。小儿脏腑娇嫩，元气未充，神气怯弱，或素蕴风痰，更易因惊恐而发生本病。正如《三因极一病证方论·癫痫叙论》指出"癫痫病，皆由惊动，使脏气不平。"

（三）痰迷心窍

过食醇酒厚味，以致脾胃受损，精微不布，湿浊内聚成痰；或劳伤思虑，脏腑失调，气郁化火，火热炼液成痰，一遇诱因，痰浊或随气逆，或随风动，蒙蔽心窍，壅塞经络，从而发生痫证。即如《丹溪心法》指出的"无非痰涎壅塞，迷闷孔窍"，故有"无痰不作痫"之说。

（四）脑部外伤

由于跌仆撞击，或出生时难产，均能导致颅脑受伤。外伤之后，气血瘀阻，血流不畅则神明遂失；筋脉失养，则血虚动风而发病。

此外，或因六淫之邪所干，或因饮食失调，或患他病之后，均可致脏腑受损，积痰内伏，一遇劳作过度，生活起居失于调摄，遂致气机逆乱而触动积痰，痰浊上扰，闭塞心窍，壅塞经络，发为痫病。

痫病病位主要责之于心肝，而与五脏均有关联。本病的发生，主要是由于风、火、痰、瘀等病理因素导致心、肝、脾、肾脏气失调，引起一时性阴阳紊乱，气逆痰涌，火炎风动，蒙蔽清窍，心脑神机失用所致。其中，心脑神机失用为本，风、火、痰、瘀致病为标，病理因素又总以痰为主。

二、诊断要点

（一）症状

（1）任何年龄、性别均可发病，但多在儿童期、青春期或青年期发病，多因先天因素或有家族史，每因惊恐、劳累、情志过极、饮食不节、头部外伤等诱发。

（2）痫病大发作，突然昏倒，不省人事，两目上视，四肢抽搐，口吐涎沫，或有异常叫声，移时苏醒，醒后除疲乏无力外，一如常人。

（3）痫病小发作，突然呆木，瞬间意识丧失，面色苍白，动作中断，手中物件落地，或头突然向前下垂，两目上视，多在数秒至数分钟恢复，清醒后对上述症状全然无知等。

（4）局限性发作可见多种形式，如口、眼、手等局部抽搐，而无突然昏倒，或凝视，或无语言障碍，或无意识动作等，多在数秒至数分钟即止。

（5）发作前可有眩晕胸闷等先兆。

（二）检查

脑电图呈阳性反应，必要时做脑 CT、MRI 等相应检查，有助于诊断。

三、鉴别诊断

（一）中风

痫病重证应与中风相鉴别。痫病重证与中风均有突然仆倒，不省人事的主证，但痫证无半身不遂、口眼㖞斜等症，且醒后一如常人；而中风亦无痫证之口吐涎沫、两目上视或口中怪叫等症，醒后遗留偏瘫等后遗症状。

（二）厥证

两者均无后遗症，厥证除见突然仆倒，不省人事主症外，还有面色苍白，四肢厥冷，但无口吐涎沫，两目上视，四肢抽搐和口中怪叫之见症，临床上也不难区别。

四、辨证

痫病主要辨别发病持续时间和间隔时间的长短，一般持续时间长则病重，时间短则病轻；间隔时间长则病轻，时间短则病重。确定病性属风、痰、热、瘀，辨证施治。

（一）发作期

1. 阳痫

证候：病发前多有眩晕，头痛而胀，胸闷乏力，喜欠伸等先兆症状，或无明显症状，旋即仆倒，不省人事，面色潮红或紫红，牙关紧闭，两目上视，项背强直，四肢抽搐，口吐涎沫或喉中痰鸣，或发怪叫，移时苏醒，除感疲乏、头痛外，一如常人，舌质红，苔黄腻，脉弦数或弦滑。

分析：此为癫痫大发作。先天不足或肝火偏旺，郁久化热，火动生风，煎熬津液，结而为痰，痰火阻闭心窍，则发痫病典型症状；舌红、苔黄腻，脉弦滑或弦数，均为痰热壅盛之象。

2. 阴痫

证候：发痫则面色晦暗青灰而黄，手足清冷，双眼半开半合，昏聩偃卧，手足拘急，或抽搐时作，口吐涎沫，一般口不啼叫，或声音微小，或仅为呆木无知，不闻不见，不动不语，或动作中断，手中物件落地；或头突然向前倾下，又迅速抬起；或二目上吊数秒乃至数分钟即可恢复，病发后对上述症状全然无知，多一日频作十数次或数十次，醒后周身疲乏，或如常人。舌质淡，苔白腻，脉多沉细或沉迟。

分析：此为癫痫发作不典型者或癫痫小发作。饮食劳倦，脾胃受损，精微不布，湿浊内聚成痰；或久病不愈，气血亏虚，脏腑失调，痰湿内结，上蒙清窍，而致痫病诸证，痰湿尚未化热，故无热象；癎疭频发，耗伤气血，故醒后周身疲乏；舌脉俱为痰湿之象。

（二）休止期

1. 痰火扰神

证候：急躁易怒，心烦失眠，气高息粗，痰鸣漉漉，口苦咽干，便秘溲黄，病发后，病情加重，其则彻夜难眠，目赤，舌红，苔黄腻，脉多沉弦滑而数。

分析：过食醇酒厚味，聚湿成痰，痰浊郁久化热或肝郁化火，炼液为痰，痰火上扰清窍心神，故见急躁易怒，心烦失眠，气高息粗，痰鸣漉漉，口苦，其则彻夜难眠，目赤；痰热伤津则咽干，便秘溲黄；舌脉俱为痰热之象。

2. 风痰闭阻

证候：发病前后多有眩晕、胸闷乏力等先兆症状，发作时猝然仆倒，昏不识人，喉中痰鸣，口吐白沫，手足抽搐，舌质红，苔白腻，脉多弦滑有力。

分析：痰浊上扰，清阳不展，则发作前后常有眩晕、胸闷乏力等症；肝风内动，肝气不畅，则情志不舒；风痰上涌，则痰多；苔白腻，脉滑，均为肝风挟痰浊之象。

3. 心脾两虚

证候：反复发痫不愈，神疲乏力，面色无华，身体消瘦，纳呆便溏，舌质淡，苔白腻，脉沉弱。

分析：反复发痫不愈，耗伤气血，不能濡养全身，上充于面，故神疲乏力，面色无华，身体消瘦；后天之本不运，则纳呆便溏；舌脉均为气血耗伤，痰浊留滞之象。

4. 肝肾阴虚

证候：痫证频作，神思恍惚，面色晦暗，头晕目眩，两目干涩，耳轮焦枯不泽，健忘失眠，腰膝酸软，大便干燥，舌红苔薄黄，脉沉细而数。

分析：先天不足，或突受惊恐，造成气机逆乱，进而损伤肝肾，或痫证频发而耗伤肝肾，致使阴不敛阳，虚风内动，故痫证频作；肝肾精血不能上充，而脑为髓之海，肝开窍于目，肾开窍于耳，故神思恍惚，面色晦暗，头晕目眩，两目干涩，耳轮焦枯不泽，健忘失眠；肾虚则腰膝酸软；精血不足则阴液亏虚，肠道失濡，故见大便干燥；舌脉均为阴虚有热之象。

5. 瘀阻清窍

证候：平素头晕头痛，常伴单侧肢体抽搐，或一侧面部抽动，颜面口角青紫，舌质暗红或有瘀斑，舌苔薄白，脉涩或弦。多继发于颅脑外伤、产伤、颅内感染性疾患或先天脑发育不全。

分析：瘀血阻窍或颅脑外伤等致平素头痛头晕，脑络闭塞，脑神失养，气血失调而肝风内动，痰随风动，常伴单侧肢体抽搐；风痰闭阻，心神被蒙，痰蒙清窍故而发病，舌苔脉象均为瘀血阻络之象。

五、治疗

本病治疗宜分标本虚实。频繁发作，以治标为主，着重清肝泻火，豁痰熄风，开窍定痫；平时则补虚以治其本，宜益气养血，健脾化痰，滋补肝肾，宁心安神。

（一）中药治疗

1. 发作期

（1）阳痫。

治法：开窍醒神，清热涤痰熄风。

处方：黄连解毒汤或以此方送服定痫丸。

方中以黄芩、黄连、黄柏、栀子苦寒直折，清泻上、中、下三焦之火。定痫丸源于《医学心悟》，有豁痰开窍，熄风止痉之功。方中贝母、胆南星苦凉性降，用以清化热痰，其中贝母甘润，使苦躁而不伤阴；半夏燥湿化痰；天麻熄风化痰。可加全蝎、僵蚕以助天麻熄风止痉之功；朱砂、琥珀镇静安神；石菖蒲、远志宁心开窍。

（2）阴痫。

治法：开窍醒神，温化痰涎。

处方：五生饮加减。

方以生南星、生半夏、生白附子辛温燥湿祛痰；半夏降逆散结；川乌大辛大热，散寒除滞；黑豆补肾利湿。可加二陈汤以健脾除痰。

兼气虚者，加党参、黄芪、白术以补气；血虚者，加当归、丹参、夜交藤养血而不滋腻。

2. 休止期

（1）痰火扰神。

治法：清肝泻火，化痰开窍。

处方：当归龙荟丸加减。

方中以龙胆草、青黛、芦荟直入肝经而泻肝火；大黄、黄连、黄芩、黄柏、栀子苦寒而通泻上、中、下三焦之火，其中尤以大黄推陈致新，降逆而不留邪，涤痰散结；配木香、麝香辛香走窜，通窍而调气，使清热之力益彰；又恐苦寒之药太过，以当归和血养肝。诸药相合，使痰火得泻，气血宣通，阴阳调顺，神安志宁而病向愈。可加茯苓、姜半夏、橘红，健脾益气化痰，以宏药力。

若大便秘结较重者，可加生大黄；若痰黏者可加竹沥水。

（2）风痰闭阻。

治法：平肝熄风，豁痰开窍。

处方：定痫丸。

方中天麻、全蝎、僵蚕平肝熄风止痉；川贝母、胆南星、姜半夏、竹沥、石菖蒲涤痰开窍而降逆；琥珀、茯神、远志、辰砂镇心安神定痫；茯苓、陈皮健脾益气化痰；丹参理血化瘀通络。

痰黏不利者，加瓜蒌；痰涎清稀者加干姜、细辛；纳呆者可加白术、茯苓。

（3）心脾两虚。

治法：补益气血，健脾宁心。

处方：六君子汤合温胆汤加减。

方中以四君子汤健脾益气；陈皮、半夏、竹茹化除留滞之痰；枳实行气散结；姜枣养胃而调诸药。可加远志、枣仁、夜交藤以宁心安神。

若食欲缺乏加神曲、山楂、莱菔子行气消食导滞。若体虚不盛，可酌加僵蚕、蜈蚣熄风化痰，通络止痉；便溏者加焦米仁、炒扁豆、炮姜等健脾止泻。

（4）肝肾阴虚。

治法：滋养肝肾，平肝熄风。

处方：大补元煎加减。

方中以人参、炙甘草、熟地黄、枸杞子、怀山药、当归、山茱萸、杜仲益气养血，滋养肝肾；可加鹿角胶、龟板胶养阴益髓；牡蛎、鳖甲滋阴潜阳。

心中烦热者，可加竹叶、灯心草；大便秘结甚者，可加火麻仁、肉苁蓉。

（5）瘀阻清窍。

治法：活血祛瘀，熄风通络。

处方：通窍活血汤加减。

方中赤芍、川芎、桃仁、红花活血祛瘀；麝香、老葱，通阳开窍，活血通络；地龙、僵蚕、全蝎熄风定痫。

若兼痰热，可加竹沥、胆南星；兼肝火上扰，加菊花、石决明；兼阴虚，加麦冬、鳖甲；兼心肾亏虚，加党参、枸杞、熟地黄。

（二）针灸治疗

1. 发作期

（1）基本处方：水沟、后溪、合谷、太冲、腰奇。

水沟属督脉，后溪通督脉，二穴合用，通督调神；合谷配太冲，合称"四关"，可开关启闭；腰奇是治疗癫痫的经外奇穴。

（2）加减运用：主要有以下几种。

阳痫：加十宣或十二井穴（选3～5穴）点刺出血，以清热泻火、开关启闭。余穴针用泻法。

阴痫：加足三里、关元、三阴交以益气养血、温化痰饮，针用补法。余穴针用平补平泻法。

病在夜间发作：加照海以调阴跷。诸穴针用平补平泻法。

病在白昼发作：加申脉以调阳跷。诸穴针用平补平泻法。

2. 休止期

（1）基本处方：百会、大椎、风池、腰奇。

百会、大椎同经相配，通督调神；风池位于头部，为脑之分野，足少阳经别贯心，经脉交会至百会，可疏调心脑神机；腰奇是治疗癫痫的经外奇穴。

（2）加减运用：主要有以下几类。

痰火扰神证：加行间、内关、合谷、丰隆以豁痰开窍、清热泻火，针用泻法。余穴针用平补平泻法。

风痰闭阻证：加本神、太冲、丰隆以平肝熄风、豁痰开窍。诸穴针用泻法。

心脾两虚证：加心俞、脾俞以补益心脾、益气养血。诸穴针用补法。

肝肾阴虚证：加肝俞、肾俞、太溪以补益肝肾、潜阳安神，针用补法。余穴针用平补平泻法。

瘀阻清窍证：加太阳、膈俞以活血化瘀，太阳刺络出血。余穴针用泻法。

（3）其他：有以下两类疗法。

耳针疗法：取脑、神门、心、枕、脑点，每次选2～3穴，毫针强刺激，留针30分钟，间歇捻针，隔日1次。或埋揿针，3～4日换1次。

穴位注射疗法：取足三里、内关、大椎、风池，每次选用2～3穴，用维生素B_1注射液，每穴注射0.5毫升。

第四章

肺系病证

第一节 感 冒

感冒是感受触冒风邪，邪犯卫表而导致的常见外感疾病，临床表现以鼻塞、流涕、喷嚏、咳嗽、头痛、恶寒、发热、全身不适、脉浮为其特征。

本病四季均可发生，尤以春冬两季为多。病情轻者多为感受当令之气，称为伤风、冒风、冒寒；病情重者多为感受非时之邪，称为重伤风。在一个时期内广泛流行、病情类似者，称为时行感冒。

早在《内经》即已有外感风邪引起感冒的论述，如《素问·骨空论》说："风者百病之始也……风从外入，令人振寒，汗出头痛，身重恶寒。"《素问·风论》也说："风之伤人也，或为寒热。"汉代张仲景《伤寒论·辨太阳病脉证并治》篇论述太阳病时，以桂枝汤治表虚证，以麻黄汤治表实证，提示感冒风寒有轻重的不同，为感冒的辨证治疗奠定了基础。

感冒病名出自北宋《仁斋直指方·诸风》篇。元·朱丹溪《丹溪心法·中寒二》提出："伤风属肺者多，宜辛温或辛凉之剂散之。"明确本病病位在肺，治疗应分辛温、辛凉两大法则。

及至明清，多将感冒与伤风互称，并对虚人感冒有进一步的认识，提出扶正达邪的治疗原则。至于时行感冒，隋·巢元方《诸病源候论·时气病诸候》中即已提示其属"时行病"之类，具有较强的传染性。如所述："时行病者，春时应暖而反寒，冬时应寒而反温，非其时而有其气。是以一岁之中，病无长少，率相近似者，此则时行之气也。"即与时行感冒密切相关。

至清代，不少医家进一步强化了本病与感受时行之气的关系，林佩琴在《类证治裁·伤风》中明确提出了"时行感冒"之名。徐灵胎《医学源流论·伤风难治论》说："凡人偶感风寒，头痛发热，咳嗽涕出，俗谓之伤风……乃时行之杂感也。"指出感冒乃属触冒时气所致。

凡普通感冒（伤风）、流行性感冒（时行感冒）及其他上呼吸道感染而表现感冒特征者，皆可参照本节内容进行辨证论治。

一、病因病机

感冒是因六淫、时行之邪，侵袭肺卫；以致卫表不和，肺失宣肃而为病。

（一）病因

感冒是由于六淫、时行病毒侵袭人体而致病。以风邪为主因，因风为六淫之首，流动于四时之中，故外感为病，常以风为先导。

但在不同季节，每与当令之气相合伤人，而表现力不同证候，如秋冬寒冷之季，风与寒合，多为风寒证；春夏温暖之时，风与热合，多见风热证；夏秋之交，暑多夹湿，每又表现为风暑夹湿证候。但一般以风寒、风热为多见，夏令亦常夹暑湿之邪。至于梅雨季节之夹湿，秋季兼燥等，亦常可见之。再有遇时令之季，如旱天其情为火为热为燥，伤阴津，耗五脏之阴气血，其证为干燥竭液证，治多以润、清、凉育之，如冬旱、春旱、夏秋之旱都常出现，应按此调之。

若四时六气失常，非其时而有其气，伤人致病者，一般较感受当令之气为重。而非时之气夹时行疫毒伤人，则病情重而多变，往往相互传染，造成广泛的流行，且不限于季节性。正如《诸病源候论·时气病诸候》所言："夫时气病者，此皆因岁时不和，温凉失节，人感乖戾之气而生，病者多相染易。"

（二）病机

外邪侵袭人体是否发病，关键在于卫气之强弱，同时与感邪的轻重有关。《灵枢·百病始生》曰："风雨寒热不得虚，邪不能独伤人"。

若卫外功能减弱，肺卫调节疏解，外邪乘袭卫表，即可致病。如气候突变，冷热失常，六淫时邪猖獗，卫外之气失于调节应变，即每见本病的发生率升高。或因生活起居不当，寒温失调以及过度疲劳，以致腠理不密，营卫失和，外邪侵袭为病。

若体质虚弱，卫表不固，稍有不慎，即易见虚体感邪。如肺经素有痰热、痰湿，肺卫调节功能低下，则更易感受外邪，内外相引而发病。加素体阳虚者易受风寒，阴虚者易受风热、燥热，痰湿之体易受外湿。正如清·李用粹《证治汇补·伤风》篇说："肺家素有痰热，复受风邪束缚，内火不得疏泄，谓之寒暄。此表里两因之实证也。有平昔元气虚弱；表疏腠松；略有不慎，即显风证者。此表里两因之虚证也。"

外邪侵犯肺卫的途径有二，或从口鼻而入，或从皮毛内侵。风性轻扬，为病多犯上焦。故《素问·太阴阳明论》篇说："伤于风者，上先受之。"肺处胸中，位于上焦，主呼吸，气道为出入升降的通路，喉为其系，开窍于鼻，外合皮毛，职司卫外，为人身之藩篱。故外邪从口鼻、皮毛入侵，肺卫首当其冲，感邪之后，随即出现卫表不和及上焦肺系症状。因病邪在外、在表，故尤以卫表不和为主。

由于四时六气不同，以及体质的差异，临床常见风寒、风热、暑湿三证。若感受风寒湿邪，则皮毛闭塞，邪郁于肺，肺气失宣；感受风热暑燥，则皮毛疏泄不畅，邪热犯肺，肺失清肃。如感受时行病毒则病情多重，甚或变生它病。在病程中亦可见寒与热的转化或错杂。

一般而言，感冒预后良好，病程较短而易愈，少数可因感冒诱发其他宿疾而使病情恶化。对老年、婴幼儿、体弱患者以及时感重症，必须加以重视，防止发生传变，或同时夹杂其他疾病。

二、诊查要点

（一）诊断依据

（1）临证以卫表及鼻咽症状为主，可见鼻塞、流涕、多嚏、咽痒、咽痛、周身酸楚不适、恶风或恶寒，或有发热等。若风邪夹暑、夹湿、夹燥，还可见相关症状。

（2）时行感冒多呈流行性，在同一时期发病人数剧增，且病证相似，多突然起病，恶寒、发热（多为高热）、周身酸痛、疲乏无力，病情一般较普通感冒为重。

（3）病程一般 3～7 日，普通感冒一般不传变，时行感冒少数可传变入里，变生它病。

（4）四季皆可发病，而以冬、春两季为多。

（二）病证鉴别

1. 感冒与风温

本病与诸多温病早期症状相类似，尤其是风热感冒与风温初起颇为相似，但风温病势急骤，寒战发热甚至高热，汗出后热虽暂降，但脉数不静，身热旋即复起，咳嗽胸痛，头痛较剧，甚至出现神志昏迷、惊厥、谵妄等传变入里的证候。而感冒发热一般不高或不发热，病势轻，不传变，服解表药后，多能汗出热退，脉静身凉，病程短，预后良好。

2. 普通感冒与时行感冒

普通感冒病情较轻，全身症状不重，少有传变。在气候变化时发病率可以升高，但无明显流行特点。若感冒 1 周以上不愈，发热不退或反见加重，应考虑感冒继发它病，传变入里。时行感冒病情较重，发病急，全身症状显著，可以发生传变，化热入里，继发或合并它病，具有广泛的传染性、流行性。

（三）相关检查

本病通常可作血白细胞计数及分类检查，胸部 X 线检查。部分患者可见白细胞总数及中性粒细胞升高或降低。有咳嗽、痰多等呼吸道症状者，胸部 X 线摄片可见肺纹理增粗。

三、辨证论治

（一）辨证要点

本病邪在肺卫，辨证属表、属实，但应根据证情，区别风寒、风热和暑湿兼夹之证，还需注意虚体感冒的特殊性。

（二）治疗原则

感冒的病位在卫表肺系，治疗应因势利导，从表而解，遵《素问·阴阳应象大论》"其在皮者，汗而发之"之义，采用解表达邪的治疗原则。风寒证治以辛温发汗；风热证治以辛凉清解；暑湿杂感者，又当清暑祛湿解表。

（三）证治分类

1. 风寒束表证

恶寒重，发热轻，无汗，头痛，肢节酸疼，鼻塞声重，或鼻痒喷嚏。时流清涕，咽痒，咳嗽，咳痰稀薄色白，口不渴或渴喜热饮，舌苔薄白而润，脉浮或浮紧。

证机概要：风寒外束，卫阳被郁，腠理闭塞，肺气不宣。

治法：辛温解表。

代表方：荆防达表汤或荆防败毒散加减。两方均为辛温解表剂，前方疏风散寒，用于风寒感冒轻证；后方辛温发汗，疏风祛湿，用于时行感冒，风寒夹湿证。

常用药：荆芥、防风、苏叶、豆豉、葱白、生姜等解表散寒；杏仁、前胡、桔梗、甘草、橘红宣通肺气。

若表寒重，头痛身痛，憎寒发热，无汗者，配麻黄、桂枝以增强发表散寒之功用；表湿较重，肢体酸痛，头重头胀，身热不扬者，加羌活、独活祛风除湿，或用羌活胜湿汤加减；湿邪蕴中，脘痞食少，或有便溏，苔白腻者，加藿香、苍术、厚朴、半夏化湿和中；头痛甚，配白芷、川芎散寒止痛；身热较著者，加柴胡、薄荷疏表解肌。

2. 风热犯表证

身热较著，微恶风，汗泄不畅，头胀痛，面赤，咳嗽，痰黏或黄，咽燥，或咽喉乳蛾红肿疼痛，鼻塞，流黄浊涕，口干欲饮，舌苔薄白微黄，舌边尖红，脉浮数。

证机概要：风热犯表，热郁肌腠，卫表失和，肺失清肃。

治法：辛凉解表。

代表方：银翘散或葱豉桔梗汤加减。两方均有辛凉解表，轻宣肺气功能，但前者长于清热解毒，适用于风热表证热毒重者，后者重在清宣解表，适用于风热袭表，肺气不宣者。

常用药：金银花、连翘、黑山栀、豆豉、薄荷、荆芥辛凉解表，疏风清热；竹叶、芦根清热生津；牛蒡子、桔梗、甘草宣利肺气，化痰利咽。

若风热上壅，头胀痛较甚，加桑叶、菊花以清利头目；痰阻于肺，咳嗽痰多，加贝母、前胡、杏仁化痰止咳；痰热较盛，咳痰黄稠，加黄芩、知母、瓜蒌皮；气分热盛，身热较著，恶风不显，口渴多饮，尿黄，加石膏、黄芩清肺泄热；热毒壅阻咽喉，乳蛾红肿疼痛，加青黛、玄参清热解毒利咽；时行感冒热毒较盛，壮热恶寒，头痛身痛，咽喉肿痛，咳嗽气粗，配大青叶、蒲公英、鱼腥草等清热解毒；若风寒外束，入里化热，热为寒遏，烦热恶寒，少汗，咳嗽气急，痰稠，声哑，苔黄白，可用石膏和麻黄内清肺热，外散表寒；风热化燥伤津，或秋令感受温燥之邪，伴有呛咳痰少，口、咽、唇、鼻干燥，苔薄，舌红少津等燥象者，可酌配南沙参、天花粉、梨皮清肺润燥，禁用伍辛温之品。

3. 暑湿伤表证

身热，微恶风，汗少，肢体酸重或疼痛，头昏重胀痛，咳嗽痰黏，鼻流浊涕，心烦口渴，或口中黏腻，渴不多饮，胸闷脘痞，泛恶，腹胀，大便或溏，小便短赤，舌苔薄黄而腻，脉濡数。

证机概要：暑湿遏表，湿热伤中，表卫不和，肺气不清。

治法：清暑祛湿解表。

代表方：新加香薷饮加减。本方功能清暑化湿，用于夏月暑湿感冒，身热心烦，有汗不畅，胸闷等症。

常用药：金银花、连翘、鲜荷叶、鲜芦根清暑解热；香薷发汗解表；厚朴、扁豆化湿和中。

若暑热偏盛，可加黄连、山栀、黄芩、青蒿清暑泄热；湿困卫表，肢体酸重疼痛较甚，加豆卷、藿香、佩兰等芳化宣表；里湿偏盛，口中黏腻，胸闷脘痞，泛恶，腹胀，便溏，加苍术、白蔻仁、半夏、陈皮和中化湿；小便短赤加滑石、甘草、赤茯苓清热利湿。

感冒小结：体虚感冒应选参苏饮、血虚宜不发汗等补血解表。

四、西医治疗

呼吸道病毒感染目前无特异性抗病毒药物，治疗着重在减轻症状，休息，多饮水，戒烟，室内保持一定的温度和湿度，缩短病程，防止继发细菌感染和并发症的发生为主。

（一）对症治疗

发热、头痛可选用阿司匹林、对乙酰氨基酚（扑热息痛）或一些抗感冒制剂，也可选用中成药。咽痛可选用咽漱液或咽含片。声音嘶哑可用雾化吸入。鼻塞流涕可用1‰麻黄素滴鼻液等。

（二）抗菌药物治疗

一般患者不必用抗菌药物，如年幼体弱、有慢性呼吸道炎症或细菌感染时，可根据临床情况及病原菌选择抗菌药物，临床常首选青霉素、磺胺类、大环内酯类或第一代头孢菌素。

（三）抗病毒药物治疗

早期应用抗病毒药物有一定效果，并可缩短病程。利巴韦林对流感病毒、副流感病毒和呼吸道合胞病毒有较强的抑制作用。奥司他韦对甲、乙型流感病毒有效。也可选用金刚烷胺、吗啉胍或抗病毒中成药。

五、预防调护

（一）在流行季节须积极防治

（1）生活上应慎起居，适寒温，在冬春之际尤当注意防寒保暖，盛夏亦不可贪凉露宿。

（2）注意锻炼，增强体质，以御外邪。

（3）常易患感冒者，可坚持每天按摩迎香穴，并服用调理防治方药。

冬春风寒当令季节，可服贯众汤（贯众、紫苏、荆芥各 10 克，柴胡 10 克，甘草 3 克）；夏令暑湿当令季节，可服藿佩汤（藿香、佩兰各 10 克，薄荷 3 克，鲜者用量加倍）；如时邪毒盛，流行广泛，可用贯众、板蓝根、生甘草煎服。

（4）在流行季节，应尽量少去人口密集的公共场所，防止交叉感染，外出要戴口罩。室内可用食醋熏蒸，每立方米空间用食醋 5～10 毫升，加水 1～2 倍，加热熏蒸 2 小时，每日或隔日 1 次，做空气消毒，以预防传染。

（二）治疗期间应注意护理。

（1）发热者须适当休息。

（2）饮食宜清淡。

（3）对时感重症及老年、婴幼儿、体虚者，须加强观察，注意病情变化，如高热动风、邪陷心包、合并或继发其他疾病等。

（4）注意煎药和服药方法。

汤剂煮沸后 5～10 分钟即可，过煮则降低药效。趁温热服，服后避风覆被取汗，或进热粥、米汤以助药力。得汗、脉静、身凉为病邪外达之象，无汗是邪尚未祛。出汗后尤应避风，以防复感。

第二节 咳 嗽

咳嗽是由六淫之邪侵袭肺系，或脏腑功能失调，内伤及肺，肺气不清，失于宣肃所成，临床以咳嗽，咳痰为主症的疾病。咳指有声无痰，嗽指有痰无声，咳嗽则是有声有痰之症也。

《素问·宣明五气论》："五气所病……肺为咳。"《素问·咳论》："五脏六腑皆令人咳，非独肺也。"《河间六书·咳嗽论》：

"咳谓无痰而有声，肺气伤而不清也，嗽为无声有痰，脾湿动而为痰也，咳嗽谓有声有痰……"。《景岳全书》："咳嗽之要，止惟二证，何有二证？一曰外感，一曰内伤，而尽之矣。"

本病证相当于现代医学上的呼吸道感染，肺炎，急、慢性支气管炎，支气管扩张，肺结核，肺气肿等肺部疾病。

一、病因病机

（一）外感咳嗽

六淫外邪，侵袭肺系，多因肺的卫外功能减弱或失调，以致在天气寒暖失常、气温突变的情况下，邪从口鼻或皮毛而入，均可使肺气不宣，肃降失司而引起咳嗽。由于四时主气的不同，因而感受外邪亦有区别。风为六淫之首，其他外邪多随风邪侵袭人体，所以，外感咳嗽有风寒、风热和燥热之分。

（二）内伤咳嗽

内伤致咳的原因甚多，有因肺的自身病变；有因其他脏腑功能失调，内邪干肺所致。他脏及肺的咳嗽，可因嗜好烟酒，过食辛辣，熏灼肺胃；或过食肥甘，脾失健运，痰浊内生，上干于肺致咳；或由情志刺激，肝失条达，气郁化火，火气循经上逆犯肺，引起咳嗽。因肺脏自病者，常因肺系多种疾病迁延不愈，肺脏虚弱，阴伤气耗，肺的主气及宣降功能失常，而致气逆为咳。

外感咳嗽与内伤咳嗽可相互影响。外感咳嗽如迁延失治，邪伤肺气，更易反复感邪，咳嗽屡发，肺气日损，渐转为内伤咳嗽；而内伤咳嗽患者，由于脏腑虚损，肺脏已病，表卫不固，因而易受外邪而使咳嗽加重。

二、诊断与鉴别诊断

（一）诊断

1. 病史

有肺系病史或有其他脏腑功能失调伤及肺脏病史。

2. 临床表现

以咳嗽为主要症状。

（二）鉴别诊断

1. 哮病、喘证

哮病、喘证、咳嗽均有咳嗽的表现。哮病以喉中哮鸣有声，呼吸困难气促，甚则喘息不能平卧为主症，发作与缓解均迅速。喘证以呼吸困难，甚则张口抬肩，不能平卧为主要临床表现。咳嗽则以咳嗽、咳痰为主症。

2. 肺胀

肺胀除咳嗽外，还伴有胸部膨满，咳喘上气，烦躁心慌，甚则面目紫暗，肢体浮肿，病程反复难愈。

3. 肺痨

肺痨以咳嗽、咯血、潮热、盗汗、消瘦为主症的肺脏结核病，具有传染性。X 线可见斑片状或空洞、实变等表现。

4. 肺癌

肺癌以咳嗽、咯血、胸痛、发热、气急为主要表现的恶性疾病，X 线可见包块，细胞学检查可见癌细胞。

三、辨证

（一）辨证要点

首先辨外感与内伤。外感咳嗽多是新病，发病急，病程短，常伴肺卫表证，属于邪实，治疗当以宣通肺气，疏散外邪为主，根据脉象、舌苔、痰色、痰质及咳痰难易等情况，辨明风寒、风热、燥热之不同，治以发散风寒，疏散风热，清热润燥等法。内伤咳嗽多为久病，常反复发作，病程长，可伴见其他脏腑病证，多属邪实正虚，治疗当以调理脏腑，扶正祛邪，分清虚实主次处理。

（二）治疗要点

外感咳嗽治宜疏散外邪，宣通肺气为主。内伤咳嗽治宜调理脏腑为主，健脾、清肝、养肺补肾，对虚实夹杂者应标本兼治。

四、辨证论治

（一）风寒袭肺

1. 临床表现

咽痒咳嗽声重，咳痰稀薄色白；鼻塞流涕、头痛，肢体酸痛，恶寒发热，无汗；舌苔薄白，脉浮或浮紧。

2. 治疗原则

疏风散寒，宣肺止咳。

3. 代表处方

杏苏散：茯苓 20 克，杏仁、苏叶、法半夏、枳壳、桔梗、前胡、生甘草各 10 克，陈皮 5 克，大枣 5 枚，生姜 3 片。

4. 加减应用

（1）咳嗽甚者加矮地茶、金沸草各 10 克，祛痰止咳。

（2）咽痒者加葶苈子、蝉衣各 10 克。

（3）鼻塞声重者加辛夷花、苍耳子各 10 克。

（4）风寒咳嗽兼咽痛，口渴，痰黄稠（寒包火），加花粉 20 克，黄芩、桑白皮、牛蒡子各 10 克。

（二）风热咳嗽

1. 临床表现

咳嗽频剧，咳声粗亢；痰黄稠，咳嗽汗出，咳痰不爽；发热恶风，喉干口渴，舌苔薄黄，脉浮数。

2. 治疗原则

疏风清热，宣肺止咳。

3. 代表处方

桑菊饮：芦根 20 克，桑叶、菊花、薄荷、杏仁、桔梗、连翘、生甘草各 10 克。

4. 加减应用

（1）肺热内盛者加黄芩、知母各 10 克，以清泻肺热。

（2）咽痛、声嘎者配射干、赤芍各 10 克。

（3）口干咽燥，舌质红，加南沙参、天花粉各 20 克。

（三）风燥伤肺

1. 临床表现

新起咳嗽，咳声嘶哑，咽喉干痛；干咳无痰或痰少而粘连成丝状，不易咳出或痰中带血丝；或初起伴鼻塞、头痛、微寒、身热等表证，舌质红干而少苔、苔薄白或薄黄，脉浮数或细数。

2. 治疗原则

疏风清肺，润燥止咳。

3. 代表处方

桑杏汤：沙参、梨皮各 20 克，浙贝母 15 克，桑叶、豆豉、杏仁、栀子各 10 克。

4. 加减应用

（1）津伤甚者加麦冬、玉竹各 20 克。

（2）热重者加石膏 20 克（先煎），知母 10 克。

（3）痰中带血丝加白茅根 20 克，生地 10 克。

（4）另有凉燥证乃由燥证加风寒证而成，可用杏苏散加紫菀、冬花、百部各 10 克治之，以达温而不燥，润而不凉。

（四）痰湿蕴肺

1. 临床表现

咳嗽反复发作，咳声重浊，胸闷气憋，痰色白或带灰色；伴体倦、脘痞、食少、腹胀便溏；苔白腻，脉濡滑。

2. 治疗原则

燥湿化痰、理气止咳。

3. 代表处方

二陈汤合三子养亲汤。

二陈汤：茯苓 20 克，法半夏、陈皮、生甘草各 10 克。三子养亲汤：苏子 15 克，白芥子 10 克，莱菔子 20 克。

4. 加减应用

（1）寒痰较重者，痰黏白如泡沫者，加干姜、细辛各 10 克，温肺化痰。

（2）脾虚甚者加党参 20 克，白术 10 克，健脾益气。

（五）痰热郁肺

1. 临床表现

咳嗽、气息粗促或喉中有痰声，痰稠黄、咳吐不爽或有腥味或吐血痰；胸胁胀满，咳时引痛，面赤身热，口干引饮，舌红，苔薄黄腻，脉滑数。

2. 治疗原则

清热肃肺，化痰止咳。

3. 代表处方

清金化痰汤：茯苓 20 克，浙贝母 15 克，黄芩、山栀、知母、麦冬、桑白皮、瓜蒌、桔梗、生甘草各 10 克，橘红 6 克。

4. 加减应用

（1）痰黄而浓有热腥味者，加鱼腥草、冬瓜子各 20 克。

（2）胸满咳逆、痰多、便秘者，加葶苈子、生大黄各 10 克（先煎）。

（六）肝火犯肺

1. 临床表现

气逆咳嗽，干咳无痰或少痰；咳时引胁作痛，面红喉干；舌边红，苔薄黄，脉弦数。

2. 治疗原则

清肝泻火，润肺止咳化痰。

3. 代表处方

黛蛤散加黄芩泻白散。

黛蛤散：海蛤壳 20 克，青黛 10 克（包煎）。黄芩泻白散：黄芩、桑白皮、地骨皮、粳米、生甘草各 10 克。

4. 加减应用

（1）火旺者加冬瓜子 20 克，山栀、丹皮各 10 克，以清热豁痰。

（2）胸闷气逆者加葶苈子 10 克，瓜蒌皮 20 克，以理气降逆。

（3）胸胁痛者加郁金、丝瓜络各 10 克，以理气和络。

（4）痰黏难咳加浮海石、浙贝母、冬瓜仁各 20 克，以清热豁痰。

（5）火郁伤阴者加北沙参、百合各 20 克，麦冬 15 克，五味子 10 克，以养阴生津敛肺。

（七）肺阴虚损

1. 临床表现

干咳少痰或痰中带血或咯血；潮热，午后颧红，盗汗，口干；舌质红、少苔，脉细数。

2. 治疗原则

滋阴润肺，化痰止咳。

3. 代表处方

沙参麦冬汤：沙参、玉竹、天花粉、扁豆各 20 克，桑叶、麦冬、生甘草各 10 克。

4. 加减应用

（1）咯血者加白及 20 克，三七 15 克，侧柏叶、仙鹤草、阿胶（烊服）、藕节各 10 克，以止血。

（2）午后潮热，颧红者加银柴胡、地骨皮、黄芩各 10 克。

（3）肾不纳气，久咳不愈，咳而兼喘者可用参蚧散加熟地、五味子各 10 克。

五、其他治法

（一）中成药疗法

（1）麻黄止嗽丸、小青龙糖浆适用于风寒袭肺咳嗽。

（2）桑菊感冒片、蛇胆川贝液适用于风热咳嗽。

（3）秋燥感冒冲剂、二母宁嗽丸适用于风燥咳嗽。

（4）半贝丸、陈夏六君丸适用于痰湿蕴肺咳嗽。

（5）琼玉膏、玄参甘桔冲剂适用于肺阴虚损咳嗽。

（6）千金化痰丸、三蛇胆川贝末适宜用于肝火犯肺咳嗽。

（7）双黄连口服液、清金止嗽丸适用于痰热郁肺咳嗽。

（二）针灸疗法

（1）选肺俞、脾俞、合谷、丰隆等穴，以平补平泻手法，每日1次，适用于脾虚痰湿咳嗽。

（2）选肺俞、足三里、三阴交等穴，针用补法，每日1次，适用于肺阴虚损咳嗽。

（3）选肺俞、列缺、合谷等穴，毫针浅刺用泻法，每日1次，适用于外感咳嗽。

（4）选肺俞、尺泽、太冲、阳陵泉等穴，以平补平泻手法，每日1次，适用于肝火犯肺咳嗽。

（三）饮食疗法

（1）以薏苡仁、山药各60克，百合、柿饼各30克，同煮米粥，每早晚温热服食，适用于脾虚痰湿咳嗽。

（2）大雪梨1个，蜂蜜适量，去梨核入蜂蜜，放炖盅内蒸熟，每晚睡前服1个，适用于肺阴虚损咳嗽。

（3）新鲜芦根（去节）100克，粳米50克同煮粥，每日2次温服，适用于肺热咳嗽。

（4）百合30克，糯米50克，冰糖适量，煮粥早晚温服，适用于肺燥咳嗽。

六、预防调摄

（1）平素应注意气候变化，防寒保暖，预防感冒。

（2）易感冒者可服玉屏风散。

（3）加强锻炼，增强抗病能力。

（4）咳嗽患者饮食不宜过于肥甘厚味、辛辣刺激。

（5）内伤久咳者，应戒烟。

第三节 哮 病

哮病是由于宿痰伏肺，遇诱因引触，导致痰阻气道，气道挛急，肺失肃降，肺气上逆所致的发作性痰鸣气喘疾患。发时喉中哮鸣有声，呼吸气促困难，甚则喘息不能平卧。

一、病因病机

哮病的发生，乃宿痰内伏于肺，复因外感、饮食、情志、劳倦等诱因引触，以致痰阻气道，气道挛急，肺失肃降，肺气上逆所致。

（一）外邪侵袭

外感风寒或风热之邪；未能及时表散，邪气内蕴于肺，壅遏肺气，气不布津，聚液生痰而成哮病之因。

（二）饮食不当

饮食不节致脾失健运，饮食不归正化，水湿不运，痰浊内生，上干于肺，壅阻肺气而发哮病。

（三）情志失调

情志不遂。肝气郁结，木不疏土；或郁怒伤肝，肝气横逆，木旺乘土均可致脾失健运，失于转输，水湿蕴成痰浊，上干于肺，阻遏肺气，发生哮病。

（四）体虚病后

素体禀赋薄弱，体质不强，或病后体弱（如幼年患麻疹、顿咳，或反复感冒，咳嗽日久等）导致肺、脾、肾虚损，痰浊内生，成为哮病之因。若肺气耗损，气不化津，痰饮内生；或阴虚火盛，热蒸液聚，痰热胶固；脾虚水湿不运，肾虚水湿不能蒸化，痰浊内生，均成为哮病之因。

哮病的病理因素以痰为根本，痰的产生责之于肺不能布散津液，脾不能转输精微，肾不能蒸化水液，以致津液凝聚成痰，伏藏于肺，成为哮病发生的"夙根"。此后每遇气候突变、饮食不当、情志失调、劳累过度等诱因导致气机逆乱而发作。

二、辨证论治

（一）辨证要点

1. 辨已发未发

哮病发作期和缓解期临床表现不同，发作期以喉中哮鸣有声，呼吸气促困难，其则喘息不能平卧等为典型临床表现。缓解期无典型症状，若病程日久，反复发作，导致身体虚弱，平时可有轻度哮症，而以肺、脾、肾虚损为主要表现，或肺气虚、或肺气阴两虚、或脾气虚、肾气虚、肺脾气虚、肺肾两虚等。

2. 辨证候虚实

哮病属邪实正虚之证，发作时以邪实为主，证见呼吸困难，呼气延长，喉中痰鸣有声，痰粘量少，咯吐不利，其则张口抬肩，不能平卧，端坐俯伏，胸闷窒塞，烦躁不安，或伴寒热，苔腻，脉实。未发时以正虚为主，肺虚者，气短声低，咯痰清稀色白，喉中常有轻度哮鸣音，自汗恶风；脾虚者，食少，便溏，痰多；肾虚者，平素短气息促，动则为甚，吸气不利，腰酸耳鸣。

3. 辨痰性质

发作期痰阻气道，气道挛急，肺失肃降，以邪实为主，痰有寒痰、热痰、痰湿之异，分别引起寒哮、热哮、痰哮。一般寒哮内外皆寒，其证喉中哮鸣如水鸡声，咳痰清稀，或色白如泡沫，口不渴，舌质淡，苔白滑，脉浮紧；热哮痰热壅盛，其证喉中痰鸣如吼，胸高气粗，咳痰黄稠胶黏，咯吐不利，口渴喜饮，舌质红，苔黄腻，脉滑数。寒热征象不明显，喘咳胸满，但坐不得卧，痰涎涌盛，喉如曳锯，咯痰黏腻难出者，为痰哮。

（二）类证鉴别

喘证：喘证与哮病的病因病机不同，喘证由外感六淫，内伤饮食、情志，或劳欲、久病，致邪壅于肺，宣降失司所致，或肺不主气，肾失摄纳而成；哮病乃宿痰伏肺，遇诱因引触，致痰阻气道，气道挛急，肺失肃降而成。临床表现亦有明显区别，哮病与喘证都有呼吸急促的表现，但哮必兼喘，而喘未必兼哮。哮指声响言，喉中有哮鸣声，是一种反复发作的独立性疾病；喘指气息言，为呼吸气促困难，是多种急慢性疾病的一个症状。

（三）治疗原则

发时治标，平时治本为哮病治疗的基本原则。发时攻邪治标，祛痰利气，寒痰宜温化宣肺，热痰当清化肃肺，痰浊壅肺应去壅泻肺，风痰当祛风化痰，表证明显者兼以解表；反复日久，正虚邪实者又当攻补兼顾，不可拘泥；平时扶正治本，阳气虚者应温补，阴虚者宜滋养，分别采取补肺、健脾、益肾等法，以冀减轻、减少或控制其发作。

（四）分证论治

1. 发作期

（1）寒哮：①证候：呼吸急促，喉中哮鸣有声，胸膈满闷如塞。咳不甚，痰少咯吐不爽，或清稀呈泡沫状，口不渴，或渴喜热饮，面色晦暗带青，形寒怕冷。或小便清，天冷或受寒易发，或恶寒、无汗、身痛。舌质淡、苔白滑。脉弦紧或浮紧。②治法：温肺散寒，化痰平喘。③方药：射干麻黄汤。若病久，本虚标实，当标本同治，温阳补虚，降气化痰，用苏子降气汤。

（2）热哮：①证候：气粗息涌，喉中痰鸣如吼，胸高胁胀。咳呛阵作，咳痰色黄或白，粘浊稠厚，咯吐不利，烦闷不安，不恶寒，汗出，面赤，口苦，口渴喜饮。舌质红，舌苔黄腻，脉滑数或弦滑。②治法：清热宣肺，化痰定喘。③方药：定喘汤。若病久痰热伤阴，可用麦门冬汤加沙参、冬虫夏草，川贝、天花粉。

（3）痰哮：①证候：喘咳胸满，但坐不得卧，痰涎涌盛，喉如曳锯，咯痰黏腻难出。呕恶，纳呆。口粘不渴，神倦乏力，或胃脘满闷，或便溏，或胸胁不舒，或唇甲青紫。舌质淡或淡胖，或舌质紫暗或淡紫，舌苔厚浊，脉滑实或带弦、涩。②治法：化浊除痰，降气平喘。③方药：二陈汤合三子养亲汤。如痰涎涌盛者。可合用葶苈大枣泻肺汤泻肺除壅；若兼意识朦胧者，可合用涤痰汤涤痰开窍。

2. 缓解期

（1）肺虚：①证候：气短声低，咯痰清稀色白，喉中常有轻度哮鸣音，每因气候变化而诱发。面色㿠白，平素自汗，怕风，常易感冒，发前喷嚏频作，鼻塞流清涕。舌质淡，苔薄白。脉细弱或虚大。②治法：补肺固卫。③方药：玉屏风散。

（2）脾虚：①证候：气短不足以息，少气懒言，平素食少脘痞，痰多，便溏，倦怠无力，面色萎黄不华，或食油腻易腹泻，或泛吐清水，畏寒肢冷，或少腹坠感，脱肛。舌质淡，苔薄腻或白滑，脉象细软。②治法：健脾化痰。③方药：六君子汤。若脾阳不振，形寒肢冷，便溏者，加桂枝、干姜或合用理中丸以振奋脾阳；若中气下陷，见便溏，少腹下坠，脱肛等，则可改用补中益气汤。

（3）肾虚：①证候：平素短气息促，动则为甚，吸气不利，劳累后喘哮易发。腰酸腿软，脑转耳鸣。或畏寒肢冷，面色苍白；或颧红，烦热，汗出粘手。舌淡胖嫩，苔白；或舌红苔少。脉沉细或细数。②治法：补肾摄纳。③方药：金匮肾气丸或七味都气丸。阴虚痰盛者，可用金水六君煎滋阴化痰。

第四节 喘 证

喘证以呼吸困难，甚则张口抬肩，鼻翼翕动，难以平卧为特征。是肺系疾病常见症状之一，多由邪壅肺气，宣降不利或肺气出纳失常所致。

西医学中的喘息性支气管炎、肺部感染、肺气肿、慢性肺源性心脏病、心源性哮喘等，均可参照本篇进行辨证治疗。

一、病因病机

（一）外邪犯肺

外感风寒、风热之邪，或肺素有痰饮，复感外邪，卫表闭塞，肺气壅滞，宣降失常，肺气上逆而喘。

（二）痰浊内蕴

恣食肥甘油腻，过食生冷或嗜酒伤中，脾失健运，湿浊内生，聚湿成痰，上渍于肺，阻遏气道，肃降失常，气逆而喘。

（三）久病劳欲

久病肺虚，劳欲伤肾，肺肾亏损，气失所主，肾不纳气，肺气上逆而喘。

二、辨证论治

喘证的辨证，重在辨虚实寒热。实喘一般起病急，病程短，呼吸深长有余，气粗声高，脉有力；虚喘多起病缓慢，病程长，呼吸短促难续，气怯声低，脉无力；热喘胸高气粗，痰黄黏稠难咯，面赤烦躁，唇青鼻煽，舌红苔黄腻，脉数；寒喘面白唇青，痰涎清稀，舌苔白，脉迟。

治疗原则：实证祛邪降逆平喘；虚证培补摄纳平喘。

（一）实喘

1. 风寒束肺

（1）证候：咳喘胸闷，痰稀色白，初起多兼恶寒发热，头痛无汗，身痛等表证，舌苔薄白，脉浮紧。

（2）治法：祛风散寒，宣肺平喘。

（3）方药：麻黄汤加减。方中麻黄、桂枝辛温发汗，散寒解表，宣肺平喘；杏仁、甘草降气化痰。若表寒不重，可去桂枝，即为宣肺平喘之三拗汤；痰白清稀量多起沫加细辛、生姜温肺化痰；痰多胸闷甚者加半夏、陈皮、白芥子理气化痰。

2. 风热袭肺

（1）证候：喘促气粗，痰黄而黏稠，身热烦躁，口干渴，汗出恶风，舌质红，苔薄黄，脉浮数。

（2）治法：祛风清热，宣肺平喘。

（3）方药：麻杏石甘汤加减。方中麻黄、石膏相使为用疏风清热，宣肺平喘；杏仁、甘草化痰利气。若痰多黏稠、烦闷者加黄芩、桑白皮、知母、栝蒌皮、鱼腥草，增强清热泻肺化痰之力；大便秘结者加大黄、枳实泻热通便；喘甚者加葶苈子、白果化痰平喘。

3. 痰浊壅肺

（1）证候：喘咳痰多，胸闷，呕恶，纳呆，口黏不渴，舌淡胖有齿痕，苔白厚腻，脉缓滑。

（2）治法：燥湿化痰，降逆平喘。

（3）方药：二陈汤合三子养亲汤加减。方中陈皮、半夏、茯苓、甘草燥湿化痰，理气和中；莱菔子、苏子、白芥子化痰降逆平喘，二方合用效专力宏。若痰涌、便秘、喘不能卧加葶苈子、大黄涤痰通便。

（二）虚喘

1. 肺气虚

（1）证候：喘促气短，咳声低弱，神疲乏力，自汗畏风，痰清稀，舌淡苔白，脉缓无力。

（2）治法：补肺益气定喘。

（3）方药：补肺汤合玉屏风散加减。方中人参、黄芪补益肺气；白术、甘草健脾补中助肺；五味子、紫菀、桑白皮化痰止咳，敛肺定喘；防风助黄芪益气护表。若兼见痰少质黏，口干，舌红少津，脉细数者，为气阴两虚。治宜益气养阴，敛肺定喘。方用生脉散加沙参、玉竹、川贝、桑白皮、百合养阴益气滋肺。

2. 肾气虚

（1）证候：喘促日久，气不得续，动则尤甚，甚则张口抬肩，腰膝酸软，舌淡苔白，脉沉弱。

（2）治法：补肾纳气平喘。

（3）方药：七味都气丸合参蛤散加减。方中熟地、山茱萸、山药、丹皮、泽泻、茯苓、五味子补肾纳气；人参大补元气，蛤蚧肺肾两补，纳气平喘。

3. 喘脱

（1）证候：喘逆加剧，张口抬肩，鼻煽气促，不能平卧，心悸，烦躁不安，面青唇紫，汗出如珠，手足逆冷，舌淡苔白，脉浮大无根。

（2）治法：扶阳固脱，镇摄纳气。

（3）方药：参附汤送服黑锡丹。方中人参、附子回阳固脱、救逆；黑锡丹降气定喘。

三、针灸治疗

（一）实喘

尺泽、列缺、天突、大柱，针刺，用泻法。

（二）虚喘

鱼际、定喘、肺俞，针刺，用补法，可灸。

（三）喘脱

定喘、肺俞、关元、神阙，灸法。

四、护理与预防

饮食宜清淡而富有营养，忌油腻酒醪及辛热助湿生痰动火食物。室内空气要保持新鲜，避免烟尘刺激。痰多者要注意排痰，保持呼吸道通畅。慎起居，适寒温，节饮食，薄滋味，戒烟酒，节房事。适当参加体育活动，增强体质。保持良好的心态。

第五节 肺 胀

肺胀是指以胸部膨满，憋闷如塞，喘息气促，咳嗽痰多，烦躁，心慌等为主要临床表现的一种病证。日久可见面色晦暗，唇甲发绀，脘腹胀满，肢体浮肿。其病程缠绵，时轻时重，经久难愈，重者可出现神昏、出血、喘脱等危重证候。多种慢性肺系疾患反复发作，迁延不愈，导致肺气胀满，不能敛降。

现代医学的慢性阻塞性肺部疾患，常见如慢性支气管炎、支气管哮喘、支气管扩张、重度陈旧性肺结核等合并肺气肿以及慢性肺源性心脏病、肺源性脑病等，出现肺胀的临床表现时，可参考本节进行辨证论治。

一、病因病机

本病的发生，多因久病肺虚，痰浊潴留，而至肺失敛降，肺气胀满，又因复感外邪诱使病情发作或加剧。

（一）久病肺虚

因内伤久咳、久哮、久喘、支饮、肺痨等慢性肺系疾患，迁延失治，以致痰浊潴留，壅阻肺气，气之出纳失常，还于肺间，日久导致肺虚，肺体胀满，张缩无力，不能敛降而成肺胀。

（二）感受外邪

久病肺虚，卫外不固，腠理疏松，六淫之邪每易反复乘袭，诱使本病发作，病情日益加重。

肺胀病变首先在肺，继则影响脾、肾，后期病及于心。外邪从口鼻、皮毛入侵，每多首先犯肺，导致肺气上逆而为咳，升降失常而为喘，久则肺虚，主气功能失常。若子耗母气，肺病及脾，脾失健运，则可导致肺脾两虚。母病及子，肺虚及肾，肺不主气，肾不纳气，则气喘日益加重，呼吸短促难续，尤以吸气困难，动则更甚。且肾主水，肾衰则不能化气行水，水邪泛溢肌表则肿，上凌心肺则喘咳心悸。肺与心脉相通，肺虚不能调节心血的运行，气病及血，则血瘀肺脉，肺病及心，临床可见心悸、发绀、水肿、舌质暗紫等症。心阳根于命门真火，肾阳不振，进一步导致心肾阳衰，可出现喘脱危候。

肺胀的病理因素主要为痰浊、水饮与血瘀。痰的产生，病初由肺气郁滞，脾失健运，津液不归正化而成；渐因肺虚不能化津，脾虚不能转输，肾虚不能蒸化，痰浊潴留益甚，喘咳持续难已。三种病理因素之间又可互相影响和转化，如痰从寒化则成饮；饮溢肌肤则为水；痰浊久留，肺气郁滞，心脉失畅则血滞为瘀；瘀阻血脉，"血不利则为水"。一般早期以痰浊为主，渐而痰瘀并见，终至痰浊、血瘀、水饮错杂为患。

肺胀的病性多属本虚标实，但有偏实、偏虚的不同，且多以标实为急。外感诱发时偏于邪实，平时偏于本虚。早期多属气虚、气阴两虚，病位以肺、脾、肾为主。晚期气虚及阳，或阴阳两虚，纯属阴虚者少见，病位以肺、肾、心为主。正虚与邪实多互为因果，阳虚致卫外不固，易感外邪，痰饮难蠲；阴虚致外邪、痰浊易从热化，故虚实诸候常夹杂出现，每致愈发愈频，甚则持续不已。

二、辨证论治

（一）辨证要点

1. 症状

以咳逆上气，痰多，喘息，胸部膨满，憋闷如塞，动则加剧，其则鼻煽气促，张口抬肩，目胀如脱，烦躁不安等为主症。日久可见面色晦暗，面唇发绀，脘腹胀满，肢体浮肿，甚或出现喘脱等危重证候。病重可并发神昏、动风或出血等症。有长期慢性咳喘病史，常因外感而诱发，病程缠绵，时轻时重；发病者多为老年，中青年少见。

2. 检查

体检可见桶状胸，胸部叩诊呈过清音，心肺听诊肺部有干湿性啰音，且心音遥远。X线检查见胸廓扩张，肋间隙增宽，膈降低且变平，两肺野透亮度增加，肺血管纹理增粗、紊乱，右下肺动脉干扩张，右心室增大。心电图检查显示右心室肥大，出现肺型 P 波等。血气分析检查可见低氧血症或合并高碳酸血症，PaO_2降低，$PaCO_2$升高。血液检查红细胞和血红蛋白可升高。

（二）类症鉴别

肺胀与哮病、喘证均以咳而上气，喘满为主症，其区别如下。

1. 哮证

是一种反复发作性的痰鸣气喘疾患，以喉中哮鸣有声为特征，常突然发病，迅速缓解，久病可致肺胀，而肺胀以喘咳上气、胸膺膨满为主要表现，为多种慢性肺系疾病日久积渐而成。

2. 喘证

以呼吸困难，甚至张口抬肩，不能平卧为主要表现，可见于多种急慢性疾病的过程中。而肺胀是由多种慢性肺系疾病迁延不愈发展而来，喘咳上气，仅是肺胀的一个症状。

（三）分证论治

肺胀为多种肺病迁延不愈，反复发作而致，总属标实本虚，感邪发作时偏于标实，缓解时偏于本虚。偏实者须分清痰浊、水饮、血瘀。早期以痰浊为主，渐而痰瘀并重。后期痰瘀壅盛，正气虚衰，本虚与标实并重。偏虚者当区别气（阳）虚、阴虚。早期以气虚或气阴两虚为主，病位在肺、脾、肾。后期气虚及阳，甚则阴阳两虚，病变部位在肺、肾、心。

本病的治疗当根据标本虚实不同，有侧重地选用扶正与祛邪的不同治则。标实者。根据病邪的性质，分别采取祛邪宣肺，降气化痰，温阳利水，活血祛瘀，甚或开窍、熄风、止血等法。本虚者，当以补养心肺，益肾健脾为主，或气阴兼调，或阴阳双补。正气欲脱时则应扶正固脱，救阴回阳。

1. 痰浊壅肺

证候：胸膺满闷，短气喘息，稍劳即重，咳嗽痰多，色白黏腻或呈泡沫，晨风自汗，脘痞纳少，倦怠无力，舌暗，苔薄腻或浊腻，脉稍滑。

分析：肺虚脾弱，痰浊内生，上逆于肺，肺失宣降，则胸膺满闷，咳嗽、痰多色白黏腻；痰从寒化饮，则痰呈泡沫状；肺气虚弱，复加气因痰阻，短气喘息，稍劳即重；肺虚卫表不固，则畏风、自汗；肺病及脾，脾虚健运失常，故见脘痞纳少，倦怠无力；舌质暗，苔薄腻或浊腻，脉滑为痰浊壅肺之象。

治法：化痰降气，健脾益肺。

方药：苏子降气汤合三子养亲汤。二方均能降气化痰平喘，但苏子降气汤偏温，以上盛下虚，寒痰喘咳为宜；三子养亲汤偏降，以痰浊壅盛，肺实喘满，痰多黏腻为宜。其中，苏子、前胡、白芥子化痰降逆平喘；半夏、厚朴、陈皮燥湿化痰，行气降逆；白术、茯苓、甘草运脾和中。

若痰多，胸满不能平卧，加葶苈子、莱菔子泻肺祛痰平喘；症见短气乏力，易出汗，痰量不多者为肺脾气虚，酌加党参、黄芪、防风健脾益气，补肺固表；若因外感风寒诱发，痰从寒化为饮，喘咳，痰多黏白泡沫，见表寒里饮证者，小青龙汤加麻黄、桂枝、细辛、干姜散寒化饮；饮郁化热，烦躁而喘，脉浮用小青龙加石膏汤兼清郁热。

2. 痰热郁肺

证候：咳逆，喘息气粗，胸部膨满，烦躁不安，痰黄或白，黏稠难咯，或伴身热微恶寒，微汗，口渴，溲黄便干，舌边尖红，苔黄或黄腻，脉滑数。

分析：痰浊内蕴，感受风热或郁久化热，痰热壅肺，故痰黄、黏白难咯；肺热内郁，清肃失司，肺气上逆，则喘咳气逆息粗，胸满；热扰于心，则烦躁；风热犯肺则发热微恶寒，微汗；痰热伤津，则口渴，溲黄，便干；舌红，苔黄或黄腻，脉数或滑数均为痰热内郁之象。

治法：清肺化痰，降逆平喘。

方药：越婢加半夏汤或桑白皮汤。越婢加半夏汤宣泻肺热，用于饮热郁肺，外有表邪，喘咳上气，目如脱状，身热，脉浮大者；桑白皮汤清肺化痰，用于痰热壅肺，喘急胸满，咳吐黄痰或黏白稠厚者。

若痰热内盛，痰黄胶黏，不易咯出者，加瓜蒌皮、鱼腥草、海蛤粉、象贝母、桑白皮等清热化痰利肺；痰鸣喘息，不得平卧者，加射干、葶苈子泻肺平喘；便秘腹满者，加大黄、芒硝，通腑泻热以降肺平喘；痰热伤津，口舌干燥，加天花粉、知母、芦根以生津润燥；阴伤而痰量已少者，酌减苦寒之品，加沙参、麦门冬等养阴。

3. 痰蒙神窍

证候：神志恍惚，表情淡漠，谵妄烦躁，撮空理线，嗜睡神昏，或肢体瞤动，抽搐，咳逆喘促，咯痰不爽，舌质暗红或淡紫，苔白腻或淡黄腻，脉细滑数。

分析：痰迷心窍，蒙蔽神机，故见神志恍惚，表情淡漠，谵妄烦躁，撮空理线，嗜睡神昏；肝风内动，则肢体瞤动抽搐；痰浊阻肺，肺虚痰蕴，故咳逆喘促而咯痰不爽；舌质暗红或淡紫，乃心血瘀阻之象；苔白腻或淡黄腻，脉细滑数皆为痰浊内蕴之象。

治法：涤痰开窍，熄风醒神。

方药：涤痰汤。本方可涤痰开窍，熄风止痉。方中用二陈汤理气化痰；用胆南星清热涤痰，熄风开窍；竹茹、枳实清热化痰利膈；菖蒲开窍化痰；人参扶正防脱。

若痰热较盛，烦躁身热，神昏谵语，舌红苔黄者，加黄芩、葶苈子、天竺黄、竹沥以清热化痰；肝风内动，抽搐加钩藤、全蝎、另服羚羊角粉以凉肝熄风；瘀血明显，唇甲青紫加桃仁、红花、丹参活血通脉；如热伤血络，见紫斑、咯血，便血色鲜者，配清热凉血止血药，如水牛角、自茅根、生地、丹皮、紫珠草、地榆等。另外，可选用安宫牛黄丸清心豁痰开窍，每次 1 丸，日服 2 次。

4. 阳虚水泛

证候：心悸，喘咳，咯痰清稀，面浮肢肿，甚则一身悉肿，腹部胀满有水，脘痞纳差，尿少，畏寒，面唇青紫，舌胖质黯，苔白滑，脉沉细。

分析：久病喘咳，肺脾肾亏虚，肾阳虚不能温化水液，水邪泛滥，则面浮肢肿，甚则一身悉肿，腹部胀满有水；水液不归州都之官，则尿少；水饮上凌心肺，故心悸，喘咳，咯痰清稀；脾阳虚衰，健运失职则脘痞纳差；脾肾阳虚，不能温煦则畏寒；阳虚血瘀，则面唇青紫；舌胖质黯，苔白滑，脉沉细为阳虚水泛之象。

治法：温肾健脾，化饮利水。

方药：真武汤合五苓散。真武汤温阳利水，五苓散健脾渗湿利水使水湿由小便而解，两方配伍，可奏温肾健脾，利尿消肿之功。方中用附子、桂枝温肾通阳；茯苓、白术、猪苓、泽泻、生姜健脾利水；赤芍活血化瘀。

若水肿势剧，上凌心肺，见心悸喘满，倚息不得卧者，加沉香、牵牛子、川椒目、葶苈子行气逐水；血瘀甚，发绀明显者，加泽兰、红花、丹参、益母草、北五加皮化瘀行水。

5. 肺肾气虚

证候：呼吸浅短难续，声低气怯，甚则张口抬肩，倚息不能平卧，咳嗽，痰白如沫，咯吐不利，心慌胸闷，形寒汗出，面色晦暗，舌淡或黯紫，脉沉细数无力，或结代。

分析：久病咳喘，肺肾两虚，故呼吸浅短难续，声低气怯，甚则张口抬肩，倚息不能平卧；寒饮伏肺，肾虚水泛，则咳嗽痰白如沫，咯吐不利；肺病及心，心气虚弱，故心慌胸闷；阳气虚，则形寒；腠理不固，则汗出；气虚血行瘀滞，则面色晦暗，舌淡或黯紫，脉沉细数无力，或有结代。

治法：补肺纳肾，降气平喘。

方药：平喘固本汤合补虚汤。平喘固本汤补肺纳肾，降气化痰，补虚汤重在补肺益气。方中用党参、人参、黄芪、炙甘草补肺；冬虫夏草、熟地、胡桃肉、坎脐益肾；五味子敛肺气；灵磁石、沉香纳气归元；紫菀、款冬、苏子、法半夏、橘红化痰降气。

若肺虚有寒，怕冷，舌质淡，加肉桂、干姜、钟乳石温肺散寒；气虚瘀阻，颈脉动甚，面唇发绀明显者，加当归、丹参、苏木活血化瘀通脉；若肺气虚兼阴伤，低热，舌红苔少者，可加麦冬、玉竹、生地、知母等养阴清热。如见面色苍白，冷汗淋漓，四肢厥冷，血压下降，脉微欲绝等喘脱危象者，急用参附汤送服蛤蚧粉或黑锡丹补气纳肾，回阳固脱。病情稳定阶段，可常服皱肺丸。

另外，可选用验方：紫河车 1 具，焙干研末，装入胶囊，每服 3 克，适于肺胀之肾虚者。百合、枸杞子各 250 克，研细末，白蜜为丸，每服 10 克，日 3 次，适于肺肾阴虚的肺胀。

三、针灸治疗

（一）基本处方

肺俞、太渊、膻中。

肺俞、太渊为俞原配穴法，宣通肺气，止咳平喘；气会膻中，调气降逆。

（二）加减运用

1. 痰浊壅肺证

加中脘、足三里、丰隆以健脾和中、运化痰湿。诸穴针用平补平泻法。

2. 痰热郁肺证

加大椎、曲池、丰隆以清化痰热，大椎、曲池针用泻法。余穴针用平补平泻法。

3. 痰蒙神窍证

加水沟、心俞、内关以涤痰开窍、熄风醒神，针用泻法。余穴用平补平泻法。

4. 阳虚水泛证

加肾俞、关元、阴陵泉以振奋元阳、化饮利水。诸穴针用补法，或加灸法。

5. 肺肾气虚证

加肾俞、太溪、气海、足三里以滋肾益肺。诸穴针用补法，或加灸法。

（三）其他

1. 耳针疗法

取交感、平喘、肺、心、肾上腺、胸，每次取 2～3 穴，毫针刺法，中等刺激，每次留针 15～30 分钟，每日或隔日 1 次，10 次为 1 疗程。

2. 保健灸法

经常艾灸足三里、关元、肺俞、脾俞、肾俞等穴，可增强抗病能力。

第六节　肺　痈

肺痈是指由于热毒血瘀，壅滞于肺，以致肺叶生疮，形成脓疡的一种病证。临床表现以咳嗽，胸痛，发热，咯吐腥臭浊痰，甚则脓血相兼为主要特征。

一、病因病机

本病主要是风热火毒，壅滞于肺，热盛血瘀，蕴酿成痈，血败肉腐化脓，肺络损伤而致本病。病位在肺，病理性质属实属热。热壅血瘀是成痈化脓的病理基础。

（一）感受外邪

多为风热毒邪，经口鼻或皮毛侵袭肺脏；或因风寒袭肺，未得及时表散，内蕴不解，郁而化热，邪热薰肺，肺失清肃，肺络阻滞，以致热壅血瘀，蕴毒化脓而成痈。

（二）痰热内盛

平素嗜酒太过，或嗜食辛辣煎炸厚味，蕴湿蒸痰化热，熏灼于肺，或原有其他宿疾，肺经及他脏痰浊瘀热，蕴结日久，熏蒸于肺，以致热盛血瘀，蕴酿成痈。

二、辨证论治

（一）辨证要点

辨病程阶段，初期辨证总属实证，热证。一般按病程的先后划分为初期、成痈期、溃脓期、恢复期四个阶段。初期痰白或黄，量少，质粘，无特殊气味；成痈期痰呈黄绿色，量多、质黏稠有腥臭；溃脓期为脓血痰，其量较多，质如米粥，气味腥臭异常；恢复期痰色较黄，量减少，其质清稀，臭味渐轻。

（二）类证鉴别

风温：风温起病多表现为发热、恶寒、咳嗽、气急、胸痛等，但肺痈之寒战、高热、胸痛、咯吐浊痰明显，且喉中有腥味，与风温有别。且风温经正确及时治疗，一般邪在气分而解，多在一周内身热下降，病情向愈。如病经一周，身热不退或更盛，或退而复升，咯吐浊痰，喉中腥味明显，应进一步考虑有肺痈之可能。

（三）治疗原则

肺痈属实热证，治疗以祛邪为总则，清热解毒，化瘀排脓是治疗肺痈的基本原则。初期治以清肺散邪；成痈期则清热解毒，化瘀消痈；溃脓期治疗应排脓解毒；恢复期对阴伤气耗者治以养阴益气，如久病邪恋正虚者，当扶正祛邪，补虚养肺。

（四）分证论治

1. 初期

（1）证候：恶寒发热，咳嗽，胸痛，咳时尤甚。咯吐白色黏痰，痰量由少渐多，呼吸不利，口干鼻燥。舌质淡红，舌苔薄黄或薄白少津。脉浮数而滑。

（2）治法：疏散风热，清肺散邪。

（3）方药：银翘散加减。

2. 成痈期

（1）证候：身热转甚，时时振寒，继则壮热，胸满作痛，转侧不利，咳吐黄稠痰，或黄绿色痰，自觉喉间有腥味。咳嗽气急，口干咽燥，烦躁不安，汗出身热不解。舌质红，舌苔黄腻。脉滑数有力。

（2）治法：清肺解毒，化瘀消痈。

（3）方药：《千金》苇茎汤合如金解毒散加减。

3. 溃脓期

（1）证候：咳吐大量脓血痰，或如米粥，腥臭异常，有时咯血，胸中烦满而痛，甚则气喘不能卧。身热，面赤，烦渴喜饮。舌质红或绛，苔黄腻，脉滑数。

（2）治法：排脓解毒。

（3）方药：加味桔梗汤加减。

4. 恢复期

（1）证候：身热渐退，咳嗽减轻，咯吐脓血渐少，臭味不甚，痰液转为清稀。精神渐振，食欲渐增，或见胸胁隐痛，不耐久卧，气短，自汗，盗汗，低热，午后潮热，心烦，口燥咽干，面色不华，形体消瘦，精神萎靡；或见咳嗽，咯吐脓血痰日久不净，或痰液一度清稀而复转臭浊，病情时轻时重，迁延不愈。舌质红或淡红，苔薄。脉细或细数无力。

（2）治法：养阴益气清肺。

（3）方药：沙参清肺汤或桔梗杏仁煎加减。

第七节　肺　痨

肺痨是指以咳嗽、咯血、潮热、盗汗及身体逐渐消瘦为主要临床表现的一种具有传染性的慢性虚弱性肺系病证。病轻者诸症间作，重者则每多兼见。

本病名称，历代所用甚多，变迁不一，故李中梓曾有"使学者惑于多歧"之说。归纳而言，以其有传染性而定名的有尸疰、劳疰、虫疰、鬼疰、传尸等，根据症状特点定名的有肺痿疾、骨蒸、劳嗽、伏连、急痨等。《三因极一病证方论》开始以"痨瘵"定名，《济生方》用"痨瘵"以统诸称，沿用直至晚清，现今一般通称肺痨。

一、病因病机

肺痨的致病因素，主要有两个方面，外则痨虫传染，内伤则正气虚弱，两者多互为因果。痨虫蚀肺，肺阴耗损，可致阴虚火旺，或气阴两虚，甚则阴损及阳，其病理性质主要在于阴虚。

（一）感染"痨虫"

"痨虫"传染是形成本病的主要病因，因直接接触本病患者，导致"痨虫"入肺，侵蚀肺脏而发病。如探病、酒食、看护患者或与患者朝夕相处，都是导致感染的条件。

（二）正气虚弱

或由于先天禀赋不足，小儿发育不良，抗病能力低下，"痨虫"乘虚入侵。或因酒色过度，耗伤精血，元气受伤；或劳倦太过，忧思伤脾，脾虚肺弱，痨虫入侵而发病。或因大病、久病后身体虚弱，失于调治；或外感咳嗽，经久不愈；或胎产之后失于调养，气血不足等，皆易致"痨虫"入侵。还可因生活贫困，或厌食挑食，饮食营养不足，终致体虚不能抗邪而感染"痨虫"。

肺痨之病位主要在肺，也可累及五脏，有"其邪辗转，乘于五脏"之说，以涉及脾、肾两脏最为常见，也可涉及心、肝。痨虫从口鼻吸入，直接侵蚀肺脏，伤阴耗液，可出现干咳、咽燥、痰中带血以及喉疮声嘶等肺系症状。脾为肺之母，肺痨日久，子盗母气，则脾气亦虚，脾虚不能化生水谷精微，上输以养肺，则肺亦虚，导致肺脾同病；肺肾相生，肾为肺之子，肺虚肾失滋生之源，或肾虚相火灼金，上耗母气，则可致肺肾两虚；若肺虚不能制肝，肾虚不能养肝，肝火偏旺，木火刑金，可兼见性急善怒、胁肋掣痛等症；如肺虚心火乘之，肾虚水不济火，可兼见虚烦不寐、盗汗等症。病延日久而病重者，可致肺、脾、肾三脏同病。

肺痨之病机特点以阴虚为主。肺喜润恶燥，痨虫蚀肺，肺体受损，首耗肺阴，而见肺阴亏损之候，继则肺肾同病，兼及心肝，导致阴虚火旺；或因肺脾同病，导致气阴两伤，甚则阴损及阳，而见阴阳两虚之候。

二、辨证论治

（一）辨证要点

1. 症状

初期仅感疲劳乏力、干咳、食欲缺乏、形体逐渐消瘦。病重者可出现咳嗽、咯血、潮热、颧红、盗汗、形体明显消瘦等主要临床表现。且有与肺痨患者长期密切接触史。

2. 检查

X线检查可早期发现肺结核，X线摄片大多可见肺部结核病灶。活动性肺结核痰涂片或结核菌培养多呈阳性。听诊病灶部位呼吸音减弱或闻及支气管呼吸音及湿啰音。红细胞沉降率增快、结核菌素试验皮试呈强阳性有助于诊断。

（二）类证鉴别

1. 虚劳

肺痨与虚劳的共同点是都有正气虚表现，而主要区别在于肺痨为痨虫侵袭所致，主要病变在肺，具有传染性，以阴虚火旺为其病机特点，以咳嗽、咯血、潮热、盗汗、消瘦为主要临床症状；而虚劳则由多种原因所导致，病程较长，病势缠绵，一般不具有传染性，可出现五脏气、血、阴、阳亏虚的虚损症状，是多种慢性虚损证候的总称。

2. 肺痿

肺痨与肺痿两者病位均在肺，但肺痿是多种慢性肺部疾患所导致的肺叶痿弱不用。在临床上肺痿是以咳吐浊唾涎沫为主症，而肺痨是以咳嗽、咳血、潮热、盗汗为特征。肺痨后期也可致肺痿。

3. 肺胀

以咳嗽、咯痰、气喘、水肿四大主症为特征，其中气喘不续症状最为显著，多为久咳、哮证等肺系疾病演变而成，而肺痨以咳嗽、咯血、潮热、盗汗、消瘦为主要临床症状。

（三）分证论治

肺痨的病变部位主要在肺，临床以肺阴亏损为多见，如进一步演变发展，则表现为阴虚火旺，或气阴耗伤，甚至阴阳两虚。病久多及脾肾，临床上以咳嗽、咯血、潮热、盗汗四大主要症状为特点。

肺痨的治疗当以补虚培元和治痨杀虫为原则。根据体质强弱分别主次，尤需重视增强正气，以提高抗病能力。调补脏器重点在肺，同时注意补益脾肾。治疗大法应以滋阴为主，火旺者兼以降火，合并气虚、阳虚者，则当同时兼顾。杀虫主要是针对病因治疗，如《医学正传·劳极》指出"一则杀其虫，以绝其根本，一则补其虚，以复其真元"的两大治则。

1. 肺阴亏损

（1）证候：干咳少痰，咳声短促，或痰中带血丝，血色鲜红，胸部隐痛，午后自觉手足心热，或盗汗，皮肤干灼，口干咽燥，苔薄，舌边尖红，脉细或兼数。

（2）分析：阴虚肺燥，肺失滋润，其气上逆，故咳；虚火灼津，故少痰；肺损络伤，则痰中带血，血色鲜红，胸部隐痛；阴虚内热，故午后手足心热，皮肤干灼；肺阴耗伤，则口干咽燥；苔薄质红，脉细数属阴虚之候。

（3）治法：滋阴润肺。

（4）方药：月华丸（《医学心悟》）。本方功能补虚杀虫，滋阴镇咳，化痰止血。方中沙参、麦冬、天冬、生地、熟地滋阴润肺；百部、獭肝、川贝润肺止嗽，兼能杀虫；桑叶、白菊花疏风清热，清肺止咳；阿胶、三七有止血和营之功；茯苓、怀山药健脾补气，以资气血生化之源。若咳频而痰少质黏者，可加甜杏仁与方中川贝共奏润肺化痰止咳之功，并可配合琼玉膏（《洪氏集验方》）以滋阴润肺；痰中带血丝较多者，加白及、小蓟、仙鹤草、白茅根等和络止血；若低热不退者可酌配银柴胡、地骨皮、功劳叶、青蒿、胡黄连等以清热除蒸；若久咳不已，声音嘶哑者，可加诃子皮等以养肺利咽，开音止咳。

2. 虚火灼肺

（1）证候：呛咳气急，痰少质黏，或吐痰黄稠量多，咯血，血色鲜红，午后潮热，骨蒸，五心烦热，颧红，盗汗量多，心烦口渴，失眠，急躁易怒，或胸胁掣痛，男子遗精，女子月经不调，形体日渐消瘦，舌红而干，苔薄黄或剥，脉细数。

（2）分析：肺病及肾，肺肾阴伤，虚火内灼，炼津成痰，故呛咳气急，痰少质黏，或吐痰黄稠量多；虚火灼伤血络，则咯血，血色鲜红；肺病及肾，不能输津滋肾，致肾水亦亏，水亏火旺，故骨蒸，潮热，盗汗，五心烦热；肝肺络脉不和，故见胸胁掣痛；心肝火盛，则心烦失眠，易怒；肾阴亏虚，相火偏旺，扰动精室，则遗精；冲任失养，则月经不调；阴精耗伤以致形体日渐消瘦；舌红而干，苔薄黄而剥，脉细数均为阴虚燥热内盛之象。

（3）治法：滋阴降火。

（4）方药：百合固金汤（《医方集解》）合秦艽鳖甲散（《卫生宝鉴》）加减。百合固金汤功能滋养肺肾，用于阴虚阳浮，肾虚肺燥之证。用百合、麦冬、玄参、生地、熟地滋阴润肺，止咳生津；当归活血养血；白芍柔润滋阴；桔梗、贝母、甘草清热化痰止咳；合鳖甲、知母滋阴清热；秦艽、柴胡、地骨皮、青蒿清热除蒸；另可加龟甲、阿胶、五味子、冬虫夏草滋养肺肾之阴，培其本元；百部、白及补肺止血，抗结核杀虫。若火旺较甚，热势明显者，酌加胡黄连、黄芩苦寒泻火、坚阴清热；痰热蕴肺，咳嗽痰黄稠浊，酌加桑白皮、花粉、知母、马兜铃、鱼腥草等清化痰热；咯血较著者，加黑山栀、丹皮、紫珠草、大黄炭、地榆炭等凉血止血；血出紫黯成块，伴胸胁刺痛者，可酌加三七、茜草炭、蒲黄、郁金等化瘀和络止血；盗汗甚者可选乌梅、煅牡蛎、麻黄根、浮小麦等养阴止汗。

3. 气阴耗伤

（1）证候：咳嗽无力，气短声低，咯痰稀白量多，或痰中带血，午后潮热，伴有畏风寒，自汗、盗汗，纳少神疲，便溏，面色㿠白，颧红，舌质淡、边有齿痕，苔薄，脉细弱而数。

（2）分析：肺脾同病，阴伤气耗，清肃失司，肺不主气而为咳，气不化津而成痰，肺虚络损，痰中带血；阴虚内热则午后潮热，盗汗，颧红；阴虚日久而致气虚，气虚不能卫外，故畏风，自汗；脾虚不健，则纳少神疲，便溏；舌质淡、边有齿痕，苔薄，脉细弱而数均为气阴两虚之候。

（3）治法：益气养阴。

（4）方药：保真汤（《十药神书》）加减。本方功能补气养阴，兼清虚热。药用人参、黄芪、白术、茯苓、大枣、炙甘草补肺益脾，培土生金；天冬、麦冬、五味子滋阴润肺止咳；熟地、生地、当归、白芍以育阴养荣，填补精血；地骨皮、银柴胡清退虚热；黄柏、知母滋阴清热；陈皮、生姜运脾化痰。也可加白及、百部以补肺杀虫。若夹有湿痰者，可加姜半夏、橘红、茯苓等燥湿化痰；咯血量多者可酌加蒲黄、仙鹤草、三七等，配合补气药，以补气摄血；咳嗽痰稀者，可加紫菀、款冬花、苏子温润止嗽；有骨蒸、盗汗等伤阴症状者，可加鳖甲、牡蛎、乌梅、地骨皮、银柴胡等补阴配阳，清热除蒸；如纳少腹胀、大便溏薄者，酌加扁豆、薏苡仁、莲子肉、怀山药等甘淡健脾。

4. 阴阳虚损

（1）证候：咳逆喘息，少气，咯痰色白有沫，或夹血丝，血色暗淡，潮热，盗汗，自汗，声嘶或失音，面浮肢肿，心慌，唇紫，形寒肢冷，或见五更泄泻，口舌生糜，大肉尽脱，男子滑精阳痿，女子经少、经闭，舌质光淡隐紫，少津，脉微细而数，或虚大无力。

（2）分析：肺痨日久，阴伤及阳，出现阴阳两虚，肺、脾、肾三脏并损的证候。肺不主气，肾不纳气，故咳喘少气，咯痰色白；咳伤血络则痰中带血，血色暗淡；阴伤则潮热盗汗；阴伤声道失润，金碎不鸣而声嘶；脾肾两虚则见水肿，肾泄；病及于心，则心慌，唇紫；虚火上炎，则口舌生糜；卫虚则形寒自汗；精气衰竭，无以充养形体、资助冲任之化源，故女子经少、经闭，大肉尽脱；命门火衰，故男子滑精、阳痿；舌脉均为阴阳俱损之象。

（3）治法：滋阴补阳。

（4）方药：补天大造丸（《医学心悟》）加减。本方温养精气，培补阴阳。方中用人参、黄芪、白术、怀山药、茯苓以补肺脾之气；白芍、当归、枣仁、远志养血宁心；枸杞、熟地、龟甲培补阴精；鹿角、紫河车助真阳而填精髓。另可酌加麦冬、阿胶、五味子滋养肺肾。若肾虚气逆喘息者，配钟乳石、冬虫夏草、诃子、蛤蚧、五味子等摄纳肾气以定喘；心悸者加丹参、远志镇心安神；五更泄泻者配用煨肉豆蔻、山茱萸、补骨脂以补火暖土，并去地黄、阿胶等滋腻碍脾的药物。

三、针灸治疗

（一）基本处方

膏肓、肺俞、膻中、太溪、足三里。

膏肓功擅补肺滋阴；肺俞、膻中属前后配穴法，可补肺止咳；太溪补肾水以滋肺阴；足三里疗诸劳虚损。

（二）加减运用

1. 肺阴亏损证

加肾俞、复溜、三阴交以养阴润肺。诸穴针用补法，膏肓、肺俞可用灸法。

2. 虚火灼肺证

加尺泽、阴郄、孔最以滋阴清热、凉血止血。诸穴针用平补平泻法，膏肓、肺俞可用灸法。

3. 气阴耗伤证

加气海、三阴交以益气养阴。诸穴针用补法，膏肓、肺俞可用灸法。

4. 阴阳虚损证

加肾俞、脾俞、关元以填补精血、温补脾肾。诸穴针用补法，膏肓、肺俞可用灸法。

5. 胸痛

加内关以理气宽胸。诸穴针用平补平泻法。

6. 心烦失眠

加神门以养心安神。诸穴针用平补平泻法。

7. 急躁易怒

加太冲以疏肝理气。诸穴针用平补平泻法。

8. 面浮肢肿

加关元、阴陵泉以温肾健脾利水。诸穴针用平补平泻法，关元可用灸法。

（三）其他

1. 耳针疗法

取肺区敏感点、脾、肾、内分泌、神门，每次取双耳穴2～3穴，毫针刺法，留针15～20分钟，隔日1次，10次为1个疗程。

2. 穴位敷贴法

（1）取穴：颈椎至腰椎旁膀胱经第一侧线。

（2）药物：五灵脂、白芥子各 15 克，甘草 6 克，大蒜 15 克。

（3）方法：五灵脂、白芥子研末，与大蒜同捣匀，入醋少量，摊纱布上，敷于颈椎至腰椎旁膀胱经第一侧线上，1～2 小时，皮肤有灼热感则去之，7 天每次。

第五章

脾胃病证

第一节 噎膈

一、概说

噎是吞咽之时，哽噎不顺；膈是胸膈阻塞，饮食不下。据临床所见，噎虽可能单独出现，而又每为膈的前驱，正如张石顽《千金方衍义》所指出："噎之与膈，本同一气，膈证之始，靡不由噎而成。"

噎膈的形成，《内经》首先指出"三阳结，谓之膈"，又说："膈塞闭绝，上下不通，则暴忧之病也。"此后，《济生方》又提出"饮食乖度"，张景岳则谓"酒色过度""少年少见此证"等等。可知本病多因忧思恼怒，或酒色过度，以致气血瘀结，阴液枯槁所引起，而且一般是中年以上患之者居多。治以开郁理气、滋阴润燥为原则。

反胃，《金匮要略》称为"胃反"，《圣惠方》则称为"翻胃"。其证是食入之后，停留胃中，朝食暮吐，暮食朝吐，皆属未经消化的食物。原因系由于真阳不足，火不生土，脾胃虚寒，不能消化谷食所致。治宜温阳健脾、降逆和胃为主。

噎膈与反胃在症状上虽有相似之处，但一则吞咽困难，食入即吐；一则食入良久，停留胃中，终至完谷尽吐而出。在病机上，一属津枯热结，一属脾胃虚寒。证因不同，临诊时自不难鉴别。

二、病因病机

(1) 由于精神因素而引起噎膈，首先见于《内经》。此后，亦强调称之为"神思间病"，张景岳也认为"噎膈一证，必以忧愁、思虑、积郁而成"。《诸病源候论》曾阐明其发病机理是"忧恚则气结，气结则津液不宣流使噎"。因为忧思可以伤脾，脾伤则气结，气结则津液不得输流，便聚而成痰；恚怒可以伤肝，肝伤则气郁，气郁则血液不得畅行，遂积而为瘀。痰瘀阻塞食道，故食难于下行，以致精微不化，津液干涸，上下不得流通。所以徐灵胎认为："噎膈一证，每由湿痰死血阻塞胃口，阳结于上，阴涸于下"，实为构成本病的主要原因。

(2) 饮酒过多，或多食辛香燥热之品，积热消阴，以致津伤血燥，日久瘀热停留，阻于食道，因成噎膈。

此外，张景岳认为"酒色伤肾，情欲伤精"，其机理亦不外精少液枯，气不运行，导致血液枯竭，或内动肾火而然。

三、辨证施治

本病初起为吞咽困难，尤其是固体食物，虽勉强咽入，亦必阻塞不下，随即吐出；逐渐发展，则胸膈疼痛，全身消瘦，大便经常秘结，甚则吐下如赤豆汁。

在辨证方面，首先应察其虚实。实者系指气、血、痰三者互结于食道，虚者系属津血之日渐枯槁。由于病期甚长，故往往由实转虚，由气及血，而治法亦当权衡其虚实之程度，与气血郁结之微甚，适当加以处理。兹就临床所见，分为以下三种类型，述其证治如下。

(一) 痰气交阻

主证：吞咽梗阻，胸膈痞满隐痛，大便艰涩，口干咽燥，体质逐渐清瘦，舌质红，脉弦细。

证候分析：吞咽梗阻，为气结于上，如遇情绪舒畅则较轻，每因忧思恚怒则较剧，此属气结初期的特征。日久气结生痰，阻塞胸膈，故痞满而时有隐痛。气结以后，津液不能上承，故口干咽燥；大肠失于滋润，故大便艰涩。食不得下，无以生化精微，充养形体，是以逐渐消瘦。舌质红，脉弦细，为肝郁化火、津液不足之象。

治法：开郁润燥。

方药：用启膈散为主方。方以郁金、砂仁壳之开郁利气，沙参、川贝、丹参润燥化瘀为主。如津伤较甚，可加麦冬、玄参、白蜜等以助增液润燥之力。或另煎五汁安中饮频频呷服，此方能增液润燥，化瘀开结。如大便不通，可合大黄甘草汤以苦降润下。中病即止，不宜多用久用，以免伤及津液。

（二）瘀血内结

主证：胸膈疼痛，食入拒隔而复吐出，甚则水饮难下，大便坚如羊屎，或吐下如赤豆汁，形体更为消瘦，肌肤枯燥，舌红少津，或带青紫，脉象细涩。

证候分析：血属有形，阻结于食道胃脘，因而痛有定所。食入拒隔，旋复吐出，甚则水饮难下，发无休止，是与气结有明显区别。此时阴液更伤，肠失润泽，故大便干结，所下坚如羊屎。倘瘀结日久，络伤渗血，则吐下均如赤豆汁。且饮食不下，阴血大亏，不能充养于形体，润泽于肌肤，必致消瘦而肌肤枯燥。舌红或带青紫，脉象细涩，为血亏瘀结之象。

治法：滋阴养血，破结行瘀。

方药：用通幽汤为主方。方中地黄、当归可以滋阴养血，桃仁、红花可以破结行瘀。甚者可加三七、乳没、丹参、赤芍、五灵脂、蟅螂虫之类以祛瘀通络，海藻、昆布、贝母、瓜蒌以软坚化痰。如服药即吐，难于下咽，可先服玉枢丹；或用烟斗盛药，燃点吸入，以开膈降逆，随后再服煎药。

（三）气虚阳微

主证：饮食不下，面色㿠白，形寒气短，泛吐清涎，面浮，足肿，腹胀，舌苔淡白，脉象细弱。

证候分析：脾胃阳虚，则面色㿠白，形寒气短。气虚不能化津，是以泛吐清涎。面浮，足肿，腹胀，为脾败之象。苔淡白，脉细弱，乃气虚阳微之象。

治法：补气益脾。

方药：用补气运脾汤为主方。本方用人参、黄芪、白术、茯苓等补气益脾为主药。亦可加入代赭石、旋覆花以降逆。唯噎膈见此，多属阴伤及阳所致，往往难于治愈。

本病就临床所见，如经常吐出白沫，食后胸中痛如刀割，或吐下如赤豆汁者，均属严重趋向。倘得好转，稍能受纳，只可饮用牛乳之类，切勿骤进食物。

四、反胃

本病多因饮食不当，饥饱不常，或嗜食生冷，损及脾阳，或忧愁思虑，有伤脾胃，以致脾胃虚寒，不能消化谷食，饮食停留，终至尽吐而出，正如王太仆所说："食入反出，是无火也。"如反吐日久，可能导致肾阳亦虚。所谓下焦火衰，釜底无薪，不能腐熟水谷，则病情更为严重。

主证：食后脘腹胀满，朝食暮吐，暮食朝吐，吐出宿谷不化，吐后即觉舒适，神疲乏力，面少华色，舌淡苔薄，脉象细缓无力。

证候分析：中虚有寒，饮食停留不化，故食后脘腹胀满，吐出宿谷，即觉舒适。由于久吐伤气，食物又不能生化精微，是以神疲乏力，面色少华。舌淡苔薄，脉象细缓无力，乃脾胃虚寒之象。

治法：温中健脾，降气和胃。

方药：用丁香透膈散。本方用人参、白术、木香以温中健脾，砂仁、丁香、白豆蔻、神曲、麦芽以降气和胃。吐甚者可加旋复花、代赭石等以镇逆。

如面色㿠白，四肢清冷，舌淡白，脉沉细者，为久吐累及肾阳亦虚。治宜益火之源，以温运脾阳，用附子理中汤加吴茱萸、丁香、肉桂之类。

如唇干口燥，大便不行，舌红脉细者，是由久吐伤津，胃液不足，气阴并虚之象。治宜益气生津，降逆止吐，可用大半夏汤。

总之，噎膈多为阴虚有火，反胃多为阳虚有寒，而二者俱属难愈之疾，且病程经过较长，必须说服患者注意精神生活，饮食调养。如病退之后，亦宜继续调理，以扶养胃气为主，能巩固疗效。

附：

反　胃

反胃是以脘腹痞胀，宿食不化，朝食暮吐，暮食朝吐为主要临床表现的一种病。

一、历史沿革

反胃又称胃反。胃反之名，首见于汉代张仲景《金匮要略·呕吐哕下利病脉证治》篇。宋代《太平圣惠方·治反胃呕吐诸方》则称之为"反胃"。其后亦多以反胃名之。

《金匮要略·呕吐哕下利病脉证治》中说："趺阳脉浮而涩，浮则为虚，涩则伤脾；伤脾则不磨，朝食暮吐，暮食朝吐，宿谷不化，名为胃反。"明确指出本病的病机主要是脾胃损伤，不能腐熟水谷。有关治疗方面，提出了使用大半夏汤和茯苓泽泻汤，至今仍为临床所常用。

隋代巢元方《诸病源候论·胃反候》对《金匮要略》之说有所发挥，将病因病机归纳为血气不足、胃寒停饮、气逆胃反，指出"荣卫俱虚，其血气不足，停水积饮，在胃脘则脏冷，脏冷则脾不磨，脾不磨则宿谷不化，其气逆而成胃反也"。

唐代王冰在《素问》注文中更将本病精辟总结为"食入反出，是无火也"。宋代《圣济总录·呕吐门》也说："食久反出，是无火也。"

金元时期，朱丹溪《丹溪心法·翻胃》提出血虚、气虚、有热、有痰之说，治法方药则更趋丰富全面。

明代张景岳对于反胃的病因、病机、辨证、治法、方药等有了系统性的阐发，他在《景岳全书·反胃》一节中说："或以酷饮无度，伤于酒湿，或以纵食生冷，败其真阳；或因七情忧郁，竭其中气；总之，无非内伤之甚，致损胃气而然。"又说："反胃一证，本属火虚，盖食入于胃，使胃暖脾强，则食无不化，何至复出……然无火之由，则犹有上中下三焦之辨，又当察也。若寒在上焦，则多为恶心或泛泛欲吐者，此胃脘之阳虚也。若寒在中焦，则食入不化，每食至中脘，或少顷或半日复出者，此胃中之阳虚也。若寒在下焦，则朝食暮吐，暮食朝吐，乃以食入幽门，丙火不能传化，故久而复出，此命门之阳虚也"；"虚在上焦，微寒呕吐者，惟姜汤为最佳，或橘皮汤亦可，虚在中焦而食入反出者，宜五君子煎、理中汤……虚在下焦而朝食暮吐……其责在阴，非补命门以扶脾土之母，则火无以化，土无以生，亦犹釜底无薪，不能腐熟水谷，终无济也。宜六味回阳饮，或人参附子理阴煎，或右归饮之类主之。此屡用之妙法，不可忽也"；"反胃由于酒湿伤脾者，宜葛花解醒汤主之，若湿多成热，而见胃火上冲者，宜黄芩汤或半夏泻心汤之类主之。"其中补命门火之说是他对本病治疗上的一大创见。

明代李中梓根据临床实际，进一步丰富了反胃的辨证内容。他在《医宗必读·反胃噎膈》中说："反胃大都属寒，然不可拘也。脉大有力，当作热治，脉小无力，当作寒医。色之黄白而枯者为虚寒，色之红赤而泽者为实热，以脉合证，以色合脉，庶乎无误。"

清代李用粹《证治汇补·反胃》对七情致病认识较为深刻。他说："病由悲愤气结，思虑伤脾……皆能酿成痰火，妨碍饷道而食反出。"对反胃的病因病机，做了新的补充。清代陈士铎《石室秘录·噎膈反胃治法》说："夫食入于胃而吐出，似乎病在胃也，谁知肾为胃之关门，肾病而胃始病。"这种看法，与张景岳补命门以扶脾土的观点基本相同。清代沈金鳌《杂病源流犀烛·噎塞反胃关格源流》言："反胃原于真火衰微，胃寒脾弱，不能纳谷，故早食晚吐，日日如此，以饮食入胃，既抵胃之下脘，复返而出也。若脉数，为邪热不杀谷，乃火性上炎，多升少降也"。同时指出："亦有瘀血阻滞者，亦有虫而反出者，亦有火衰不能生土，其脉沉迟者。"进一步丰富了对反胃病因病机的认识。

以上所引各家之说，从不同的方面对反胃做了阐述，使本病的辨证论治内容日趋完善。

二、范围

西医学的胃、十二指肠溃疡病，胃、十二指肠憩室，急慢性胃炎，胃黏膜脱垂症，十二指肠郁积症，胃部肿瘤，胃神经症等等，凡并发胃幽门部痉挛、水肿、狭窄，或胃动力紊乱引起胃排空障碍，而在临床上出现脘腹痞胀，宿食不化，朝食暮吐，暮食朝吐等症状者，均可参照本篇内容辨证论治。

三、病因病机

反胃多由饮食不节，酒色过度，或长期忧思郁怒，损伤脾胃之气，并产生气滞、血瘀、痰凝阻胃，使水谷不能腐熟，宿食不化，导致脘腹痞胀，胃气上逆，朝食暮吐，暮食朝吐。

（一）脾胃虚寒

饥饱失常，嗜食寒凉生冷，损及脾阳，以致脾胃虚寒，不能消化谷食，终至尽吐而出。思虑不解，或久病劳倦多可伤脾，房劳过度则伤肾，脾伤则运化无能不能腐熟水谷；肾伤则命火衰微，不能温煦脾土，则脾失健运，谷食难化而反。

（二）痰浊阻胃

酒食不节、七情所伤、房事、劳倦等病因，均可损伤脾胃，因之水谷不能化为精微而成湿浊，积湿生痰，痰阻于胃，逐使胃腑失其通降下行之功效，宿食不化而成反胃。

（三）瘀血积结

七情所伤，肝胃气滞，或遭受外伤，或手术创伤等原因可导致气滞血瘀。胃络受阻，气血不和，胃腑受纳、和降功能不及，饮食积结而成反胃。

（四）胃中积热

多由于长期大量饮酒，吸烟，嗜食甘肥厚味，经常进食大量辣椒等辛烈之品，均可积热成毒，损伤胃气，而成反胃之证。抑或痰浊阻胃，瘀血积结，郁久化热。邪热在胃，火逆冲上，不能消化饮食，而见朝食暮吐，暮食朝吐。此即《素问·至真要大论篇》病机十九条中所说"诸逆冲上，皆属于火""诸呕吐酸……皆属于热"之意。

由此可见，本病病位在胃，脾胃虚寒、不能腐熟水谷是导致本病的最主要因素，但同时与肝、脾、肾等脏腑密切相关。除气滞、气逆外，还有痰浊、水饮、积热、瘀血等病理因素共同参与发病过程，而且各种病因病机之间往往相互转化。痰浊、水饮多为脾胃虚寒所致；痰浊、瘀血等可使气虚、气滞、食停，同时也可郁久化热；诸因均可久病入络，而成瘀血积结。

四、诊断与鉴别诊断

（一）诊断

1. 发病特点

反胃在临床上较为常见，患者以成年人居多，男女性别差异不大，对老年患者要特别提高警惕，注意是否有癌肿等病存在。

2. 临床表现

本病一般多为缓起，先有胃脘疼痛，吐酸，嘈杂，食欲不振，食后脘腹痞胀等症状，若迁延失治或治疗不当，病情则进一步加剧，逐渐出现脘腹痞胀加剧，进食后尤甚，饮食不能消化下行，停积于胃腑，终致上逆而呕吐。其呕吐的特点是朝食暮吐，暮食朝吐，呕出物多为未经消化的宿食，或伴有痰涎血缕；严重患者亦可呕血。

患者每因呕吐而不愿进食，人体缺乏水谷精微之濡养，日见消瘦，面色萎黄，倦怠无力。由于饮食停滞于胃脘不能下行，按压脘部则感不适，有时并可触及包块；振摇腹部，可听到漉漉水声。

脉象，舌质，舌苔，则每随其或寒或热，或虚或实而表现不同，可据此作为进一步的辨证依据。

（二）鉴别诊断

1. 呕吐

从广义言，呕吐可以包括反胃，而反胃也主要表现为呕吐。但一般呕吐多是食已即吐，或不食亦吐，呕吐物为食物、痰涎、酸水等，一般数量不多。反胃则主要是朝食暮吐，暮食朝吐，患者一般进食后不立即呕吐，但因进食后，食物停积于胃腑，不能下行，至一定时间，则尽吐而出，吐后始稍感舒畅。所吐出的多为未经消化的饮食，而且数量较多。

2. 噎膈

噎膈是指吞咽时哽噎不顺，饮食在胸膈部阻塞不下，和反胃不同。反胃一般多无吞咽哽噎，饮食不下是饮食不能下通幽门，在食管则无障碍。噎膈则主要表现为吞咽困难，饮食不能进入贲门。噎膈虽然也会出现呕吐，但都是食入即吐，呕吐物量不多，经常渗唾痰涎，据此亦不难做出鉴别。

五、辨证

（一）辨证要点

1. 注意呕吐的性质和呕吐物的情况

反胃的主要特征是朝食暮吐，暮食朝吐，因此在辨证中必须掌握这一特点。要详细询问病史，例如呕吐的时间、呕吐的次数、呕吐物性状及多少等，这对于辨证很有价值。

2. 要细辨反胃的证候

反胃的辨证可概括为寒、热、痰、瘀四个主要证型。除从呕吐物的性质内容判断外，其他症状、脉象、舌质、舌苔、患者过去和现在的病史、身体素质等，均有助于辨证。

（二）证候

1. 脾胃虚寒

症状：食后脘腹胀满，朝食暮吐，暮食朝吐，吐出宿食不化及清稀水液，吐尽始觉舒适，大便溏少，神疲乏力，面色青白，舌淡苔白，脉细弱。甚者面色苍白，手足不温，眩晕耳鸣，腰酸膝软，精神萎靡。舌淡白，苔白滑，脉沉细无力。

病机分析：此证之主要病机是脾胃虚寒，即胃中无火。因胃中无火，胃失腐熟通降之职，不能消化与排空，乃出现朝食暮吐，暮食朝吐，宿食不化之症状，一旦吐出，消除停积，故吐后即觉舒适。《素问·至真要大论篇》云："诸病水液，澄澈清冷，皆属于寒。"患者吐出清稀水液，故云属寒，大便溏少，神疲乏力，面色青白，亦属脾胃虚寒；舌淡白，脉弱，均为阳气虚弱之症。其严重者面色苍白，手足不温，舌质淡白，脉沉细无力，为阳虚之甚；腰酸膝软，眩晕耳鸣属肾虚；精神萎靡属肾精不足神气衰弱之征。这些表现，是由肾阳衰弱，命火不足，火不生土，脾失温煦而致，此属脾肾两虚之证，较前述之脾胃虚寒更为严重。

2. 胃中积热

症状：食后脘腹胀满，朝食暮吐，暮食朝吐，吐出宿食不化及混浊酸臭之稠液，便秘，溺黄短，心烦口渴，面红。舌红干，舌苔黄厚腻，脉滑数。

病机分析：朝食暮吐，暮食朝吐，宿食不化，是属反胃之症。《素问·至真要大论篇》说："诸转反戾，水液浑浊，皆属于热。"今患者吐出混浊酸臭之液，故属于热证。内热消烁津液，故口渴便秘，小便短黄；内热熏蒸，故心烦，面红。舌红干，苔黄厚，脉滑数，皆为胃中积热之象。

3. 痰浊阻胃

症状：经常脘腹胀满，食后尤甚，上腹或有积块，朝食暮吐，暮食朝吐，吐出宿食不化，并有或稠或稀之痰涎水饮，或吐白沫，眩晕，心下悸。舌苔白滑，脉弦滑，或舌红苔黄浊，脉滑数。

病机分析：有形痰浊，阻于中焦，故不论已食未食，经常都见脘腹胀满。呕吐白色痰涎水饮或白沫，乃痰浊之特征；痰浊积于中焦，故可见上腹部积块；眩晕乃因痰浊中阻，清阳不升所致；心下悸为痰饮阻于心下；舌苔白滑，脉弦滑，是痰证之特征；舌红，苔黄浊，脉滑数者，是属痰郁化热的表现。

4. 血瘀积结

症状：经常脘腹胀满，食后尤甚，上腹或有积块，朝食暮吐，暮食朝吐，吐出宿食不化，或吐黄沫，或吐褐色浊液，或吐血便血，上腹胀满刺痛拒按，上腹部积块坚硬，推之不移。舌质暗红或兼有瘀点，脉弦涩。

病机分析：有形之瘀血，阻于胃关，影响胃气通降下行，故不论已食未食，经常都见腹部胀满；吐黄沫或褐液，解黑便，皆由瘀血阻络，血液外溢所致；腹胀刺痛属血瘀；上腹积块坚硬，推之不移，舌暗有瘀点，脉涩等皆为血瘀之象。

六、治疗

（一）治疗原则

1. 降逆和胃

以降逆和胃为基本原则，阳气虚者，合以温中健脾，阴液亏者，合以消养胃阴，气滞则兼以理气，有瘀血或痰浊者，兼以活血祛痰。病去之后，当以养胃气、胃阴为主。如此，方能巩固疗效，促进健康。

2. 注意服药时机

掌握服药的时机，也是治疗反胃的一个关键。由于反胃患者，宿食停积胃腑，若在此时服药，往往不易吸收，影响药效。故反胃患者应在空腹时服药，或在宿食吐净后再服药，疗效较佳。

（二）治法方药

1. 脾胃虚寒

治法：温中健脾，和胃降逆。

方药：丁蔻理中汤加减。方中以党参补气健脾，干姜温中散寒；寒多以干姜为君，虚多以党参为君；辅以白术健脾燥温；甘草补脾和中，加白豆蔻之芳香醒胃，丁香之理气降浊，共奏温阳降浊之功。

吐甚者，加半夏、砂仁，以加强降逆和胃作用。病久脾肾阳虚者，可在上方基础上，加入温补命门之药，如附子、肉桂、补骨脂、吴茱萸之类；如寒热错杂者，可用乌梅丸。

除上述方药之外，尚可用丁香透膈散或二陈汤加味。如《证治汇补·反胃》说："主以二陈汤，加藿香、蔻仁、砂仁、香附、苏梗；消食加神曲、麦芽；助脾加人参、白术；抑肝加沉香、白芍；温中加炮姜、益智仁；壮火加肉桂、丁香，甚者用附子理中汤，或八味丸。"又介绍用伏龙肝水煎药以补土，糯米汁以泽脾，代赭石以镇逆。《景岳全书·反胃》用六味回阳饮，或人参附子理阴煎，或右归饮之类，皆经验心得之谈，可供临床参考。

2. 胃中积热

治法：清胃泻热，和胃降浊。

方药：竹茹汤加减。方中竹茹、栀子清胃泄热，兼降胃气；半夏、陈皮、枇杷叶和胃降浊。

热重可加黄芩、黄连；热积腑实，大便秘结，可加大黄、枳实、厚朴以降泄之。

久吐伤津耗气，气阴两虚，表现反胃而唇干口燥，大便干结，舌红少苔，脉细数者，宜益气生津养阴，和胃降逆，可用大半夏汤加味。《景岳全书·反胃》谓："反胃出于酒湿伤脾者，宜葛花解酒汤主之；若湿多成热，而见胃火上冲者，宜黄芩汤，或半夏泻心汤主之。"亦可随宜选用。

3. 痰浊阻胃

治法：涤痰化浊，和胃降逆。

方药：导痰汤加减。方中以半夏、南星燥湿化痰浊；陈皮、枳实以和胃降逆；茯苓、甘草以渗湿健脾和中。

痰郁化热者，宜加黄芩、黄连、竹茹；体尚壮实者可用礞石滚痰丸攻逐顽痰。痰湿兼寒者，可加干姜、细辛；吐白沫者，其寒尤甚，可加吴茱萸汤；脘腹痞满，吐而不净者可选《证治汇补》木香调气散（白豆蔻、丁香、木香、檀香、藿香、砂仁、甘草）行气醒脾、化浊除满。

吐出痰涎如鸡蛋清者，可加人参、白术、益智仁，以健脾摄涎。如《杂病源流犀烛·噎膈反胃关格源流》云："凡饮食入胃，便吐涎沫如鸡子白，脾主涎，脾虚不能约束津液，故痰涎自出，非参、术、益智不能摄也。"

4. 瘀血积结

治法：祛瘀活血，和胃降浊。

方药：膈下逐瘀汤加减。方中以香附、枳壳、乌药理气和胃，气为血帅，气行则血行；复以川芎、当归、赤芍以活血；桃仁、红花、延胡索、五灵脂以祛瘀；丹皮以清血分之伏热。可再加竹茹、半夏以加强降浊作用。

吐黄沫，或吐血、便血者，可加降香、田七以活血止血；上腹剧痛者可加乳香、没药；上腹结块坚硬者，可加鳖甲、牡蛎、三棱、莪术。

（三）其他治法

（1）九伯饼：天南星、人参、半夏、枯矾、枳实、厚朴、木香、甘草、豆豉为末，老米打糊为饼，瓦上焙干，露过，每服一饼，细嚼，以姜煎平胃散下，此方加阿魏甚效。

（2）壁虎（即守宫）1~2只（去腹内杂物捣烂），鸡蛋1个。用法：将鸡蛋一头打开，装入壁虎，仍封固蒸熟，每日服1个，连服数日。

（3）雪梨1个、丁香50粒，梨去核，放入丁香，外用纸包好，蒸熟食用。

七、转归及预后

反胃之证，可由胃痛、嘈杂、泛酸等证演变而来，一般起病缓慢，变化亦慢。临床所分四证，可以独见，亦可兼见。

病初多表现为单纯的脾胃虚寒或胃中积热，其病变在无形之气，温之清之，适当调治，较易治疗。

患病日久，反胃频繁，除影响进食外，还可损伤胃阴，常在脾胃虚寒的同时并见气血、阴液亏虚；同时多为本虚而标实，或见寒热错杂，或合并痰浊阻胃或瘀血积结，其病变在有形之积，耗伤气血更甚，较难治疗。此时治疗时应注重温清同进，补泻兼施，用药平稳，缓缓图之。

久治不效，应警惕癌变可能。年高体弱者，发病之时已是脾肾两亏，全身日见衰弱，四种证候可交错兼见，进而发展为真阴枯竭或真火衰微之危证，则预后多不良。

八、预防与护理

要注意调节饮食，戒烟酒刺激之品，保持心情舒畅，避免房事劳倦。出现胃痛、嘈杂、泛酸之证者，应及时诊治，尽量避免贪食竹笋和甜腻等食品，以免变生反胃。得病之后，饮食宜清淡流质，避免粗哽食物；患者呕吐之时，应扶助患者以利吐出。药汁宜浓缩，空腹服。中老年患者一旦出现反胃，应注意排除癌肿可能。

第二节 呕 吐

一、概说

呕吐是一个症状。由于胃失和降，气逆于上所引起；所以任何病变，有损于胃，皆可发生呕吐。

本证可分虚实两类：实证是邪气犯胃，浊气上逆所致，治以祛邪化浊，和胃降逆；虚证是胃阳不振，或胃阴不足，失其和降而成，治以温中健胃，或滋养胃阴为主。但必须指出，如胃中有痈脓、痰饮、食滞等而引起的呕吐，有时又属人体正气排除胃内有害物质之应有现象，不必遽止。

二、病因病机

（1）感受风、寒、暑、湿之邪，以及秽浊之气，侵犯胃腑，以致胃失和降之常，水谷反而上逆，发生呕吐。正如《古今医统》所指出："卒然而呕吐，定是邪客胃腑，在长夏暑邪所干，在秋冬风寒所犯。"

（2）饮食过多，以及生冷油腻之物停滞不化，胃气不能下行，上逆而为呕吐。或脾胃不主健运，水谷不归正化，变为痰饮，停积胃中，当饮邪上逆之时，每能发生呕吐，其机理则如秦景明所说："痰饮呕吐之因，脾气不足，不能运化水谷，停痰留饮，积于中脘，得热则上炎而呕吐，遇寒则凝塞而呕吐矣。"

（3）情志失调，肝气怫郁，横逆犯胃，胃气不降，反上逆而呕吐。亦有脾胃素弱，或劳累过度，运化之机不健，水谷易于停留，偶因气恼，食随气逆，导致呕吐。

（4）热病之后，胃阴已伤，胃失濡养，不得润降，以致不思饮食，食则引起呕吐，因而阴液更耗，使病后虚体难复。正如李用粹所说："阴虚成呕，不独胃家为病，所谓无阴则呕也"，其中就包括胃病与阴虚的相互关系。

三、辨证施治

呕吐的病因虽属复杂，但总的来说，可以归纳为虚实两类：实者多为外邪、饮食所伤；虚者多为脾胃运化失常所致。兹分述证治如下。

（一）实证

1. 外邪犯胃

（1）主证：突然呕吐，或兼恶寒、发热等证，苔薄白，脉浮。

（2）证候分析：外感风寒之邪，或夏令暑湿秽浊之气，动扰胃腑，浊气上逆，故突然呕吐。其邪兼侵肌表，卫阳被遏，汗不得泄，故恶寒发热，苔薄白，脉浮。

（3）治法：疏邪解表，芳香化浊。

（4）方药：以藿香正气散为主方。方以藿香、紫苏、厚朴疏邪化浊为主，半夏、陈皮、茯苓、大腹皮等降逆和胃为佐。如兼有宿滞，胸闷腹胀者，去白术、甘草、大枣，加神曲、鸡内金以消导积滞。如表邪偏重，寒热无汗，可加防风、荆芥之类以祛风解表。夏令感受暑湿，呕吐而兼心烦口渴者，本方去香燥甘温之药，加入黄连、佩兰、荷叶之属以清暑解热。如感受秽浊之气，忽然呕吐，可先吞服玉枢丹以辟浊止呕。

2.饮食停积

（1）主证：呕吐酸腐。脘腹胀满，嗳气厌食，大便或溏或结，舌苔腻，脉滑实。

（2）证候分析：食滞停积，脾胃运化失常，中焦气机受阻，因而脘腹胀满，嗳气厌食。食滞内阻，浊气上逆，故呕吐酸腐，大便亦不正常。舌苔腻，脉滑实，属食滞内停之候。

（3）治法：宜消食化滞，调和胃气。如饮食不洁之物，兼见腹中疼痛，欲吐不得出，可先用盐汤探吐之法。

（4）方药：用保和丸为主方。方中神曲、山楂、莱菔子、茯苓可以消食和胃，陈皮、半夏等可以理气降逆。如积滞较多，腹满便秘，可用调胃承气汤以导滞通腑，使浊气下行，则呕吐可止。若由胃中积热上冲，食已即吐，口臭而渴，苔黄脉数者，宜用竹茹汤以清胃降逆。

3.痰饮内阻

（1）主证：呕吐多属清水痰涎，脘闷不食，头眩心悸，苔白腻，脉滑。

（2）证候分析：脾不运化，痰饮内停，胃气不降，则脘闷食不得下，反上逆而呕吐清水痰涎。水饮上犯，清阳之气不展，故头眩心悸。舌苔白，脉滑，为痰饮停留之象。

（3）治法：宜温化痰饮，和胃降逆。

（4）方药：用小半夏加茯苓汤，并加桂枝、白术、川朴、陈皮以温中化饮。如兼见口苦胸闷，舌苔黄腻者，为痰郁化热，宜本方加竹茹、黄连、橘红等以化痰清热。

4.肝逆犯胃

（1）主证：呕吐吞酸，嗳气频繁，胸胁满痛，烦闷不舒，舌边红，苔薄腻，脉弦。

（2）证候分析：肝气不舒，横逆犯胃，气机失于通降，因而呕吐吞酸，嗳气频繁，胸胁满痛。如气郁化火，则烦闷不舒。舌边红，苔薄腻，脉弦，为气滞肝旺之象。

（3）治法：初起宜理气降逆。如气郁化火，则宜泄肝和胃。

（4）方药：初起用四七汤为主方。本方为疏畅气机、和胃降逆之剂。如气郁化火，可用左金丸加柴胡、青皮、郁金之属。如兼见口苦嘈杂，大便秘结者，稍加大黄、枳实以泄热降浊。

（二）虚证

1. 脾胃虚弱

（1）主证：面色㿠白，饮食稍多即吐，时作时止，倦怠乏力，口干而不欲饮，四肢不温，大便溏薄，舌质淡，脉象濡弱。

（2）证候分析：脾胃虚弱，中阳不振，水谷不能承受，故饮食稍多即吐，时作时止。阳虚不能温布，则面色㿠白，四肢不温，倦怠乏力。中焦虚寒，气不化津，故口干而不欲饮。脾虚则运化失常，是以大便溏薄。舌质淡，脉濡弱，乃脾阳不足之候。

（3）治法：温中健脾，和胃降逆。

（4）方药：用理中汤为主方。方以人参、白术健脾和胃，干姜、甘草甘温和中；并可加砂仁、半夏之类以理气降逆。如呕吐清水不止，可再加吴茱萸以温中降逆，而止呕吐。

2. 胃阴不足

（1）主证：时作干呕，口燥咽干，似饥而不欲食，舌红津少，脉多细数。

（2）证候分析：胃热不清，耗伤胃阴，以致胃失濡养，气失和降，故时作干呕，似饥而不欲食。津液不得上承，因而口燥咽干，舌红津少。脉细数，为津液耗伤、虚中有热之象。

（3）治法：滋养胃阴。

（4）方药：用麦门冬汤为主方。方以人参、麦冬、粳米、甘草等滋养胃阴，半夏降逆止呕。如津伤过甚，则半夏宜轻用，可再加石斛、天花粉、知母、竹茹之类，以生津养胃。

综上所述，实者治疗较易，唯痰饮与肝气之呕吐，则每易复发；虚者多起于病后，如呕吐不止，饮食难进，不但影响病体之恢复，且可引起更多的变化，必须随时注意。

附：

吐 酸

吐酸以症状诊断，胃中酸水上泛，或随即咽下，或吐出，常与胃痛兼见。

一、治则治法

吐酸与肝胃相关，有寒热之分，以热证多见，属热者，多由肝郁化热犯胃所致；因寒者，多因脾胃虚弱，肝气以强凌弱犯胃而成。但总以肝气犯胃、胃失和降为基本病机。

二、分证论治

酸为肝味，故本病治之以从肝而论为根本，分寒热论治，见表 5-1。

表 5-1　吐酸分证论治简表

证候	治法	推荐方	常用加减
热证	清泻肝火和胃降逆	左金丸	加黄芩、山栀子清泄肝热；加乌贼骨、瓦楞子制酸
寒证	温中散寒和胃制酸	香砂六君子汤	加干姜、吴茱萸温中散寒；加黄芪、桂枝温建中阳；加灶心黄土、阿胶益脾养血。

三、临证备要

反酸常见于西医的胃食管反流病。其经验用药如下：海螵蛸、煅瓦楞子、煅龙骨、煅牡蛎和胃制酸；黄连、吴茱萸出自《丹溪心法》左金丸，治疗肝经火郁，吞吐酸水，胁痛，少腹挛急等症。二药配伍，反佐以辛开苦降，清泻肝火、降逆止呕、和胃制酸，为治疗胃反流病所致灼热烧心要药，临床常用治寒热错杂证；旋覆花、代赭石出自《伤寒论》旋覆代赭汤，两药相须为用，一宣一降，共奏重镇降逆、降气止噫、下气消痞之功，为治胃气上逆的有效药对；柴胡、枳实出自四逆散，能起到疏肝调畅气机，行气导滞的作用，现代药理研究证实其具有恢复胃肠动力的功效。

嘈杂

嘈杂以症状诊断,胃中空虚,似饥非饥,似辣非辣,似痛非痛,莫可名状,时作时止,常与胃痛、吞酸兼见。《丹溪心法·嘈杂》曰:"嘈杂,是痰因火动,治痰为先""食郁有热"。

一、治则治法

本病病位在胃,有虚实之分,实证以胃热多见,虚证可见胃虚证和血虚证。

二、分证论治

嘈杂的分证论治,见表5-2。

表 5-2 嘈杂分证论治简表

证候	治法	推荐方	常用加减法
胃热	清热和中	黄连温胆汤	加柴胡、白芍、枳实调肝理脾;加龙胆草、黄芩清泄肝热
胃虚	健脾和胃	香砂六君子汤	加黄芪、桂枝、生姜、大枣温中益气;加石斛、麦冬、玉竹、生地滋养胃阴
血虚	益气养血	归脾汤	加陈皮、砂仁醒脾开胃

第三节 痞 满

痞满指以自觉心下痞塞,胸膈胀满,触之无形,按之柔软,压之无痛为主要症状的病证。按部位痞满可分为胸痞、心下痞等。心下痞即胃脘部。本节主要讨论以胃脘部出现上述症状的痞满,又可称胃痞。

一、病因病机

感受外邪、内伤饮食、情志失调等可引起中焦气机不利,脾胃升降失职而发生痞满。

（一）病因

1. 感受外邪

外感六淫，表邪入里，或误下伤中，邪气乘虚内陷，结于胃脘，阻塞中焦气机，升降失司，遂成痞满。如《伤寒论》曰："脉浮而紧，而复下之，紧反入里，则作痞，按之自濡，但气痞耳。"

2. 内伤饮食

暴饮暴食，或恣食生冷，或过食肥甘，或嗜酒无度，损伤脾胃，纳运无力，食滞内停，痰湿阻中，气机被阻，而生痞满。如《伤寒论》云："胃中不和，心下痞硬，干噫食臭""谷不化，腹中雷鸣，心下痞硬而满"。

3. 情志失调

抑郁恼怒，情志不遂，肝气郁滞，失于疏泄，横逆乘脾犯胃，脾胃升降失常，或忧思伤脾，脾气受损，运化不力，胃腑失和，气机不畅，发为痞满。如《景岳全书·痞满》言："怒气暴伤，肝气未平而痞。"

（二）病机

脾胃同居中焦，脾主运化，胃主受纳，共司饮食水谷的消化、吸收与输布。脾主升清，胃主降浊，清升浊降则气机调畅。肝主疏泄，调节脾胃气机。肝气条达，则脾升胃降，气机顺畅。上述病因均可影响到胃，并涉及脾、肝，使中焦气机不利，脾胃升降失职，而发痞满。

痞满初期，多为实证，因外邪入里，食滞内停，痰湿中阻等诸邪干胃，导致脾胃运纳失职，清阳不升，浊阴不降，中焦气机阻滞，升降失司出现痞满；如外感湿热、客寒，或食滞、痰湿停留日久，均可困阻脾胃而成痞；肝郁气滞，横逆犯脾，亦可致气机郁滞之痞满。实痞日久，可由实转虚，正气日渐消耗，损伤脾胃，或素体脾胃虚弱，而致中焦运化无力；湿热之邪或肝胃郁热日久伤阴，阴津伤则胃失濡养，和降失司而成虚痞。因痞满常与脾虚不运、升降无力有关，脾胃虚弱，易招致病邪内侵，形成虚实夹杂、寒热错杂之证。此外，痞满日久不愈，气血运行不畅，脉络瘀滞，血络损伤，可见吐血、黑便，亦可产生胃痛或积聚、噎膈等变证。

总之，痞满的基本病位在胃，与肝、脾的关系密切。中焦气机不利，脾胃升降失职为导致本病发生的病机关键。病理性质不外虚实两端，实即实邪内阻（食积、痰湿、外邪、气滞等），虚为脾胃虚弱（气虚或阴虚），虚实夹杂则两者兼而有之。因邪实多与中虚不运，升降无力有关，而中焦转运无力，最易招致病邪的内阻。

二、诊断要点

（一）诊断依据

（1）临床以胃脘痞塞，满闷不舒为主症，并有按之柔软，压之不痛，望无胀形的特点。

（2）发病缓慢，时轻时重，反复发作，病程漫长。

（3）多由饮食、情志、起居、寒温等因素诱发。

（二）相关检查

电子胃镜或纤维胃镜可诊断慢性胃炎并排除溃疡病、胃肿瘤等，病理组织活检可确定慢性胃炎的类型以及是否有肠上皮化生、异型增生，X线钡餐检查也可以协助诊断慢性胃炎、胃下垂等，胃肠动力检测（如胃肠测压、胃排空试验、胃电图等）可协助诊断胃动力障碍、紊乱等，幽门螺旋杆菌（Hp）相关检测可查是否为Hp感染，B超、CT检查可鉴别肝胆疾病及腹腔积液等。

三、病证鉴别

（一）痞满与胃痛

两者病位同在胃脘部，且常相兼出现。然胃痛以疼痛为主，胃痞以满闷不适为患，可累及胸膈；胃痛病势多急，压之可痛，而胃痞起病较缓，压无痛感，两者差别显著。

（二）痞满与鼓胀

两者均为自觉腹部胀满的病证，但鼓胀以腹部胀大如鼓，皮色苍黄，脉络暴露为主症；胃痞则以自觉满闷不舒，外无胀形为特征；鼓胀发于大腹，胃痞则在胃脘；鼓胀按之腹皮绷急，胃痞却按之柔软。如《证治汇补·痞满》曰："痞与胀满不同，胀满则内胀而外亦有形，痞满则内觉满塞而外无形迹。"

（三）痞满与胸痹

胸痹是胸中痞塞不通，而致胸膺内外疼痛之证，以胸闷、胸痛、短气为主症，偶兼脘腹不舒。如《金匮要略·胸痹心痛短气病脉证治》云："胸痹气急胀满，胸背痛，短气。"而胃痞则以脘腹满闷不舒为主症，多兼饮食纳运无力之症，偶有胸膈不适，并无胸痛等表现。

（四）痞满与结胸

两者病位皆在脘部，然结胸以心下至小腹硬满而痛，拒按为特征；痞满则在心下胃脘，以满而不痛，手可按压，触之无形为特点。

四、辨证论治

辨证要点：应首辨虚实。外邪所犯，食滞内停，痰湿中阻，湿热内蕴，气机失调等所成之痞皆为有邪，有邪即为实痞；脾胃气虚，无力运化，或胃阴不足，失于濡养所致之痞，则属虚痞。痞满能食，食后尤甚，饥时可缓，伴便秘，舌苔厚腻，脉实有力者为实痞；饥饱均满，食少纳呆，大便清利，脉虚无力者属虚痞。次辨寒热。痞满绵绵，得热则减，口淡不渴，或渴不欲饮，舌淡苔白，脉沉迟或沉涩者属寒；而痞满势急，口渴喜冷，舌红苔黄，脉数者为热。临证还要辨虚实寒热的兼夹。

治疗原则：痞满的基本病机是中焦气机不利，脾胃升降失宜。所以，治疗总以调理脾胃升降、行气除痞消满为基本法则。根据其虚、实分治，实者泻之，虚者补之，虚实夹杂者补消并用。扶正重在健脾益胃，补中益气，或养阴益胃。祛邪则视具体证候，分别施以消食导滞、除湿化痰、理气解郁、清热祛湿等法。

（一）实痞

1. 饮食内停证

脘腹痞闷而胀，进食尤甚，拒按，嗳腐吞酸，恶食呕吐，或大便不调，矢气频作，味臭如败卵，舌苔厚腻，脉滑。

（1）证机概要：饮食停滞，胃腑失和，气机壅塞。

（2）治法：消食和胃，行气消痞。

（3）代表方：保和丸加减。本方消食导滞，和胃降逆，用于食谷不化，脘腹胀满者。

（4）常用药：山楂、神曲、莱菔子消食导滞，行气除胀；制半夏、陈皮和胃化湿，行气消痞；茯苓健脾渗湿，和中止泻；连翘清热散结。

若食积较重者，可加鸡内金、谷芽、麦芽以消食；脘腹胀满者，可加枳实、厚朴、槟榔等理气除满；食积化热，大便秘结者，加大黄、枳实通腑消胀，或用枳实导滞丸推荡积滞，清利湿热；兼脾虚便溏者，加白术、扁豆等健脾助运，化湿和中，或用枳实消痞丸消除痞满，健脾和胃。

2. 痰湿中阻证

脘腹痞塞不舒，胸膈满闷，头晕目眩，身重困倦，呕恶纳呆，口淡不渴，小便不利，舌苔白厚腻，脉沉滑。

（1）证机概要：痰浊阻滞，脾失健运，气机不和。

（2）治法：除湿化痰，理气和中。

（3）代表方：二陈平胃汤加减。本方燥湿健脾，化痰利气，用于脘腹胀满，呕恶纳呆之症。

（4）常用药：制半夏、苍术、藿香燥湿化痰；陈皮、厚朴理气消胀；茯苓、甘草健脾和胃。

若痰湿盛而胀满甚者，可加枳实、紫苏梗、桔梗等，或合用半夏厚朴汤以加强化痰理气；气逆不降，嗳气不止者，加旋覆花、代赭石、枳实、沉香等；痰湿郁久化热而口苦、舌苔黄者，改用黄连温胆汤；兼脾胃虚弱者加用党参、白术、砂仁健脾和中。

3. 湿热阻胃证

脘腹痞闷，或嘈杂不舒，恶心呕吐，口干不欲饮，口苦，纳少，舌红苔黄腻，脉滑数。

（1）证机概要：湿热内蕴，困阻脾胃，气机不利。

（2）治法：清热化湿，和胃消痞。

（3）代表方：泻心汤合连朴饮加减。前方泻热破结，后方清热燥湿，理气化浊，两方合用可增强清热除湿，散结消痞，用于胃脘胀闷嘈杂，口干口苦，舌红苔黄腻之痞满者。

（4）常用药：大黄泻热散痞，和胃开结；黄连、黄芩苦降泻热和阳；厚朴理气祛湿；石菖蒲芳香化湿，醒脾开胃；制半夏和胃燥湿；芦根清热和胃，止呕除烦；栀子、豆豉清热除烦。

若恶心呕吐明显者，加竹茹、生姜、旋覆花以止呕；纳呆不食者，加鸡内金、谷芽、麦芽以开胃导滞；嘈杂不舒者，可合用左金丸；便溏者，去大黄，加扁豆、陈皮以化湿和胃。如寒热错杂，用半夏泻心汤苦辛通降。

4. 肝胃不和证

脘腹痞闷，胸胁胀满，心烦易怒，善太息，呕恶嗳气，或吐苦水，大便不爽，舌质淡红，苔薄白，脉弦。

（1）证机概要：肝气犯胃，胃气郁滞。

（2）治法：疏肝解郁，和胃消痞。

（3）代表方：越鞠丸合枳术丸加减。前者长于疏肝解郁，善解气、血、痰、火、湿、食六郁，后者消补兼施，长于健脾消痞，合用能增强行气消痞功效，适用于治疗胃脘胀满连及胸胁，郁怒心烦之痞满者。

（4）常用药：香附、川芎疏肝散结，行气活血；苍术、神曲燥湿健脾，消食化滞；栀子泻火解郁；枳实行气消痞；白术健脾益胃；荷叶升养胃气。

若气郁明显，胀满较甚者，酌加柴胡、郁金、厚朴等，或用五磨饮子加减以理气导滞消胀；郁而化火，口苦而干者，可加黄连、黄芩泻火解郁；呕恶明显者，加制半夏、生姜和胃止呕；嗳气甚者，加竹茹、沉香和胃降气。

（二）虚痞

1. 脾胃虚弱证

脘腹满闷，时轻时重，喜温喜按，纳呆便溏，神疲乏力，少气懒言；语声低微，舌质淡，苔薄白，脉细弱。

（1）证机概要：脾胃虚弱，健运失职，升降失司。

（2）治法：补气健脾，升清降浊。

（3）代表方：补中益气汤加减。本方健脾益气，升举清阳，用于治疗喜温喜按、少气乏力的胃脘胀满者。

（4）常用药：黄芪、党参、白术、炙甘草益气健脾，鼓舞脾胃清阳之气；升麻、柴胡协同升举清阳；当归养血和营以助脾；陈皮理气消痞。

若胀闷较重者，可加枳壳、木香、厚朴以理气运脾；四肢不温，阳虚明显者，加制附子、干姜温胃助阳，或合理中丸以温胃健脾；纳呆厌食者，加砂仁、神曲等理气开胃；舌苔厚腻，湿浊内蕴者，加制半夏、茯苓，或改用香砂六君子汤加减以健脾祛湿，理气除胀。

2. 胃阴不足证

脘腹痞闷，嘈杂，饥不欲食，恶心嗳气，口燥咽干，大便秘结，舌红少苔，脉细数。

（1）证机概要：胃阴亏虚，胃失濡养，和降失司。

（2）治法：养阴益胃，调中消痞。

（3）代表方：益胃汤加减。本方滋养胃阴，行气除痞，用于口燥咽干、舌红少苔之胃痞不舒者。

（4）常用药：生地、麦冬、沙参、玉竹滋阴养胃；香橼疏肝理脾，消除心腹痞满。若津伤较重者，可加石斛、花粉等以加强生津；腹胀较著者，加枳壳、厚朴花理气消胀；食滞者加谷芽、麦芽等消食导滞；便秘者，加火麻仁、玄参润肠通便。

五、护理与预防

（1）患者应节制饮食，勿暴饮暴食，同时饮食宜清淡，忌肥甘厚味、辛辣醇酒以及生冷之品。

（2）注意精神调摄，保持乐观开朗，心情舒畅。

（3）慎起居，适寒温，防六淫，注意腹部保暖。

（4）适当参加体育锻炼，增强体质。

第四节　胃　痛

胃痛是指以胃脘部近心窝处疼痛为主要临床表现的一种病证。又称胃脘痛。

《内经》对本病的论述较多，如《灵枢·邪气脏腑病形》曰："胃病者，腹膜胀，胃脘当心而痛。"最早记载了"胃脘痛"的病名；又《灵枢·厥病》云："厥心痛，腹胀胸满，心尤痛甚，胃心痛也。"所论"厥心痛"的内容，与本病有密切的关系。

《内经》还指出造成胃脘痛的原因有受寒、肝气不舒及内热等，《素问·举痛论》曰："寒气客于肠胃之间、膜原之下，血不得散，小络急引故痛。"《素问·六元正纪大论》曰："木郁之发，民病胃脘当心而痛。"《素问·气交变大论》曰："岁金不及，炎火通行，复则民病口疮，其则心痛。"汉代张仲景在《金匮要略》中则将胃脘部称为心下、心中，将胃病分为痞证、胀证、满证与痛证，对后世很有启发。如"心中痞，诸逆心悬痛，桂枝生姜枳实汤主之。""按之心下满痛者，此为实也，当下之，宜大柴胡汤"。书中所拟的方剂如大建中汤、大柴胡汤等，都是治疗胃脘痛的名方。《仁斋直指方》对胃痛的原因已经认识到"有寒，有热，有死血，有食积，有痰饮，有虫"等不同。《备急千金要方·心腹痛》在论述九痛丸功效时指出，其胃痛有虫心痛、疰心痛、风心痛、悸心痛、食心痛、饮心痛、寒心痛、热心痛、去来心痛九种。

对于胃脘痛的辨证论治，《景岳全书·心腹痛》分析极为详尽，对临床颇具指导意义，指出："痛有虚实……辨之之法，但当察其可按者为虚，拒按者为实；久痛者多虚，暴病者多实；得食稍可者为虚，胀满畏食者为实；痛徐而缓，莫得其处者多虚，痛剧而坚，一定不移者为实；痛在肠脏，中有物有滞者多实，痛在腔胁经络，不干中脏，而牵连腰背，无胀无滞者多虚。脉与证参，虚实自辨。"除此之外，还须辨其寒热及有形无形。《丹溪心法·心脾痛》在论述胃痛治法时指出"诸痛不可补气"的观点，对后世影响很大，而印之临床，这种提法尚欠全面，后世医家逐渐对其进行纠正和补充。

《证治汇补·胃脘痛》对胃痛的治疗提出"大率气食居多，不可骤用补剂，盖补之则气不通而痛愈甚。若曾服攻击之品，愈后复发，屡发屡攻，渐至脉来浮大而空者，又当培补"，值得借鉴。

古代文献中所述胃脘痛，在唐宋以前医籍多以"心痛"代之，宋代之后，医家对胃痛与心痛相混谈提出质疑，至金元《兰室秘藏》首立"胃脘痛"一门，明确区分了胃痛与心痛，至明清时期胃痛与心痛得以进一步区别开来。如《证治准绳·心痛胃脘痛》就指出："或问丹溪言心痛即胃脘痛然乎？曰：心与胃各一脏，其病形不同，因胃脘痛处在心下，故有当心而痛之名，岂胃脘痛即心痛者哉！"《医学正传·胃脘痛》亦云："古方九种心痛……详其所由，皆在胃脘，而实不在于心也。"

现代医学的急、慢性胃炎，消化性溃疡，胃神经官能症，胃癌等疾病，以及部分肝、胆、胰疾病，出现胃痛的临床表现时，可参考本节进行辨证论治。

一、病因病机

胃痛的发生，主要责之于外邪犯胃、饮食伤胃、情志不畅和先天脾胃虚弱等，致胃气郁滞，胃失和降，不通则痛。

（一）外邪犯胃

外邪之中以寒邪最易犯胃，夏暑之季，暑热、湿浊之邪也间有之。邪气客胃，胃气受伤，轻则气机壅滞，重则和降失司，而致胃脘作痛。寒主凝滞，多见绞痛；暑热急迫，常致灼痛；湿浊黏腻，常见闷痛。

（二）饮食伤胃

若纵恣口腹，过食肥甘，偏嗜烟酒，或饥饱失调，寒热不适，或用伤胃药物，均可伐伤胃气，气机升降失调而作胃痛。尤厚味及烟酒，皆湿热或燥热之性，易停于胃腑伤津耗液为先，久则损脾。

（三）情志不畅

情志不舒，伤肝损脾，亦致胃痛。如气郁恼怒则伤肝，肝失疏泄条达，横犯脾胃，而致肝胃不和或肝脾不和，气血阻滞则胃痛；忧思焦虑则伤脾，脾伤则运化失司，升降失常，气机不畅也致胃痛。

（四）脾胃虚弱

身体素虚，劳倦太过，久病不愈，可致脾胃不健，运化无权，升降转枢失利，气机阻滞，而致胃痛；或因胃病日久，阴津暗耗，胃失濡养，或伴中气下陷，气机失调；或因脾胃阳虚，阴寒内生，胃失温养，均可导致胃痛。

胃痛与胃、肝、脾关系最为密切。胃痛初发多属实证，病位主要在胃，间可及肝；病久常见虚证，其病位主要在脾；亦有虚实夹杂者，或脾胃同病，或肝脾同病。

胃痛病因虽有上述不同，病性尚有虚实寒热、在气在血之异，但其发病机制有其共性，即所谓"不通则痛"。胃为阳土，喜润恶燥，主受纳、腐熟水谷，以降为顺。胃气一伤，初则壅滞，继则上逆，此即气滞为病。其中首先是胃气的壅滞，无论外感、食积均可引发；其次是肝胃气滞，即肝气郁结，横逆犯胃所造成的气机阻滞。另外，气为血帅，气行则血行，气滞日久，必致血瘀，也即久患者络之意；"气有余便是火"，气机不畅，可蕴久化热，火能灼伤阴津，或出血之后，血脉瘀阻而新血不生，致阴津亦虚，均可致胃痛加重，每每缠绵难愈。脾属阴土，喜燥恶湿，主运化，输布精微，以升为健，与胃互为表里，胃病延久，可内传于脾。脾气受伤，轻则中气不足，运化无权；继则中气下陷，升降失司；再则脾胃阳虚，阴寒内生，胃络失于温养。若胃痛失治误治，血络损伤，还可见吐血、便血等证。

二、诊断要点

（一）症状

胃脘部疼痛，常伴有食欲不振，痞闷或胀满，恶心呕吐，吞酸嘈杂等。发病常与情志不遂、饮食不节、劳累、受寒等因素有关。起病或急或缓，常有反复发作的病史。

（二）检查

上消化道 X 线钡餐造影、纤维胃镜及病理组织学检查等，有助诊断。

三、鉴别诊断

（一）胃痞

二者部位同在心下，但胃痞是指心下痞塞，胸膈满闷，触之无形，按之不痛的病证。胃痛以痛为主，胃痞以满为患，且病及胸膈，不难区别。

（二）真心痛

心居胸中，其痛常及心下，出现胃痛的表现，应高度警惕，防止与胃痛相混。典型真心痛为当胸而痛，其痛多刺痛、剧痛，且痛引肩背，常有气短、汗出等症，病情较急，如《灵枢·厥病》曰："真心痛，手足青至节，心痛甚，旦发夕死，夕发旦死。"中老年人既往无胃痛病史，而突发胃脘部位疼痛者，当注意真心痛的发生。胃痛部位在胃脘，病势不急，多为隐痛、胀痛等，常有反复发作史。X 线、胃镜、心电图及生化检查有助鉴别。

四、辨证

胃痛的主要部位在上腹胃脘部近心窝处，往往兼见胃脘部痞满、胀闷、嗳气、吐酸、纳呆、胁胀、腹胀，甚至出现呕血、便血等症。常反复发作，久治难愈。至于临床辨证，当分虚实两类。实证多痛急拒按，病程较短；虚证多痛缓喜按，缠绵难愈，这是辨证的关键。

（一）寒邪客胃

证候：胃痛暴作，得温痛减，遇寒加重；恶寒喜暖，口淡不渴，或喜热饮，舌淡，苔薄白，脉弦紧。

分析：寒凝胃脘，气机阻滞，则胃痛暴作，得温痛减，遇寒加重；阳气被遏，失去温煦，则恶寒喜暖，口淡不渴，或喜热饮；舌淡，苔薄白，脉弦紧，为内寒之象。

（二）饮食伤胃

证候：胃脘疼痛，胀满拒按，嗳腐吞酸，或呕吐不消化食物，其味腐臭，吐后痛减，不思饮食，大便不爽，得矢气及便后稍舒，舌苔厚腻，脉滑。

分析：饮食积滞，阻塞胃气，则胃脘疼痛，胀满拒按；食物不化，胃气上逆，则嗳腐吞酸，或呕吐不消化食物，其味腐臭，吐后痛减；胃失和降，腑气不通，则不思饮食，大便不爽，得矢气及便后稍舒；舌质淡，苔厚腻，脉滑，为饮食内停之象。

（三）肝气犯胃

证候：胃脘胀痛，连及两胁，攻撑走窜，每因情志不遂而加重，善太息，不思饮食，精神抑郁，夜寐不安，舌苔薄白，脉弦滑。

分析：肝气郁结，横逆犯胃，肝胃气滞，故胃脘胀痛；胁为肝之分野，故胃痛连胁，攻撑走窜；因情志不遂加重气机不畅，故以息为快；胃失和降，受纳失司，故不思饮食；肝郁不舒，则精神抑郁，夜寐不安；舌苔薄白，脉弦滑为肝胃不和之象。

（四）湿热中阻

证候：胃脘灼热而痛，得凉则减，遇热加重。伴口干喜冷饮，或口臭不爽，口舌生疮。甚至大便秘结，排便不畅，舌质红，苔黄少津，脉滑数。

分析：胃气阻滞，日久化热，故胃脘灼痛，得凉则减，遇热加重，口干喜冷饮或口臭不爽，口舌生疮；胃热久积，腑气不通，故大便秘结，排便不畅；舌质红，苔黄少津，脉象滑数，为胃热蕴积之象。

（五）瘀血停胃

证候：胃脘疼痛，状如针刺或刀割，痛有定处而拒按，入夜尤甚。病程日久，胃痛反复发作而不愈，面色晦暗无华，唇黯，舌质紫黯或有瘀斑，脉涩。

分析：气滞则血瘀，或吐血、便血之后，离经之血停积于胃，胃络不通，而成瘀血，瘀血停胃，故疼痛状如针刺或刀割，固定不移，拒按；瘀血不净，新血不生，故面色晦黯无华，唇黯；舌质紫黯，或有瘀点、瘀斑，脉涩，为血脉瘀阻之象。

（六）胃阴亏耗

证候：胃脘隐痛或隐隐灼痛，伴嘈杂似饥，饥不欲食，口干不思饮，咽干唇燥，大便干结，舌体瘦，质嫩红，少苔或无苔，脉细而数。

分析：气郁化热，热伤胃津，或瘀血积留，新血不生，阴津匮乏，阴津亏损则胃络失养，故见胃脘隐痛；若阴虚有火，则可见胃中灼痛隐隐；胃津亏虚则胃纳失司，故嘈杂似饥，知饥而不欲纳食；阴液亏乏，津不上承，故咽干唇燥；阴液不足则肠道干涩，故大便干结；舌体瘦舌质嫩红，少苔或无苔，脉细而数，皆为胃阴不足而兼虚火之象。

（七）脾胃虚寒

证候：胃脘隐痛，遇寒或饥时痛剧，得温或进食则缓，喜暖喜按。伴面色不华，神疲肢怠，四末不温，食少便溏，或泛吐清水。舌质淡而胖，边有齿痕，苔薄白，脉沉细无力。

分析：胃病日久，累及脾阳。脾胃阳虚，故胃痛绵绵，遇寒或饥时痛剧，得温熨或进食则缓，喜暖喜按；气血虚弱，故面色不华，神疲肢怠；阳气虚不达四末，故四肢不温；脾虚不运，转输失常，故食少便溏；脾阳不振，寒湿内生，饮邪上逆，故泛吐清水；舌质淡而胖，边有齿痕，苔薄白，脉沉细无力，为脾胃虚寒之象。

五、治疗

治疗以理气和胃止痛为主，审证求因，辨证施治。邪盛以祛邪为急，正虚以扶正为先，虚实夹杂者，则当祛邪扶正并举。虽有"通则不痛"之说，但决不能局限于狭义的"通"法，要从广义的角度理解和运用"通"法。属于胃寒者，散寒即所谓通；属于血瘀者，化瘀即所谓通；属于食停者，消食即所谓通；属于气滞者，理气即所谓通；属于热郁者，泻热即所谓通；属于阴虚者，益胃养阴即所谓通；属于阳虚者，温运脾阳即所谓通。

（一）中药治疗

1. 寒邪客胃

治法：温胃散寒，行气止痛。

处方：香苏散合良附丸加减。

方中高良姜、吴茱萸温胃散寒；香附、乌药、陈皮、木香行气止痛。

如兼见恶寒、头痛等风寒表证者，可加苏叶、藿香等以疏散风寒，或内服生姜汤、胡椒汤以散寒止痛；若兼见胸脘痞闷，胃纳呆滞，嗳气或呕吐者，是为寒夹食滞，可加枳实、神曲、鸡内金、制半夏、生姜等以消食导滞，降逆止呕。若寒邪郁久化热，寒热错杂，可用半夏泻心汤辛开苦降，寒热并调。

中成药可选用良附丸、胃痛粉等。

2. 饮食伤胃

治法：消食导滞，和胃止痛。

处方：保和丸加减。

方中神曲、山楂、莱菔子消食导滞；茯苓、半夏、陈皮和胃化湿；连翘散结清热。

若脘腹胀甚者，可加枳实、砂仁、槟榔等以行气消滞；若胃脘胀痛而便闭者，可合用小承气汤或改用枳实导滞丸以通腑行气；

胃痛急剧而拒按，伴见苔黄燥，便秘者，为食积化热成燥，则合用大承气汤以泻热解燥，通腑荡积。

中成药可选用加味保和丸、枳实消痞丸等。

3. 肝气犯胃

治法：疏肝解郁，理气止痛。

处方：柴胡疏肝散加减。

方中柴胡、芍药、川芎、郁金、香附疏肝解郁；陈皮、枳壳、佛手、甘草理气和中。

若胃痛较甚者，可加川楝子、延胡索以加强理气止痛作用；嗳气较频者，可加沉香、旋覆花以顺气降逆；泛酸者加乌贼骨、煅瓦楞子中和胃酸。痛势急迫，嘈杂吐酸，口干口苦，舌红苔黄，脉弦或数，乃肝胃郁热之证，改用化肝煎或丹栀逍遥散加黄连、吴茱萸以疏肝泻热和胃。

中成药可选用气滞胃痛冲剂、胃苏冲剂等。

4. 湿热中阻

治法：清化湿热，理气和胃。

处方：清中汤加减。

方中黄连、栀子清热燥湿；制半夏、茯苓、草豆蔻祛湿健脾；陈皮、甘草理气和中。

湿偏重者加苍术、藿香燥湿醒脾；热偏重者加蒲公英、黄芩清胃泻热；伴恶心呕吐者，加竹茹、橘皮以清胃降逆；大便秘结不通者，可加大黄（后下）通下导滞；气滞腹胀者加厚朴、枳实以理气消胀；纳呆少食者，加神曲、谷芽、麦芽以消食导滞。

中成药可选用清胃和中丸。

5. 瘀血停胃

治法：理气活血，化瘀止痛。

方药：失笑散合丹参饮加减。

前方以五灵脂、蒲黄活血祛瘀，通利血脉以止痛；后方重用丹参活血化瘀，檀香、砂仁行气止痛。

若因气滞而致血瘀，气滞仍明显时，宜加理气之品，但忌香燥太过。若血瘀而兼血虚者，宜合四物汤等养血活血之味。若血瘀而兼脾胃虚衰者，宜加炙黄芪、党参等健脾益气以助血行。若瘀血日久，血不循常道而外溢出血者，应参考吐血、便血篇处理。

中成药可选用九气拈痛丸。

6. 胃阴亏耗

治法：滋阴益胃，和中止痛。

处方：益胃汤合芍药甘草汤加减。

方中沙参、玉竹补益气阴；麦冬、生地滋养阴津；冰糖生津益胃；芍药、甘草酸甘化阴，缓急止痛。

若气滞仍著时，加佛手、香橼皮、玫瑰花等轻清畅气而不伤阴之品；津伤液亏明显时，可加芦根、天花粉、乌梅等以生津养液；大便干结者，加火麻仁、郁李仁、瓜蒌仁等润肠之品。若兼肝阴亦虚，症见脘痛连胁者，可加白芍、枸杞、生地等柔肝之品，也可用一贯煎化裁为治。

中成药可选用养胃舒胶囊。

7. 脾胃虚寒

治法：温中健脾。

方药：黄芪建中汤加减。

方中以黄芪补中益气、饴糖益气养阴为君；以桂枝温阳气、芍药益阴血为臣；以生姜温胃、大枣补脾为佐；炙甘草调和诸药，共奏温中健脾，和胃止痛之功。

若阳虚内寒较重者，也可用大建中汤化裁，或加附子、肉桂、荜茇等温中散寒；兼泛酸者，可加黄连汁炒吴茱萸、煅瓦楞、海螵蛸等制酸之品；泛吐清水时，可予小半夏加茯苓汤或苓桂术甘汤合方为治；兼见血虚者，也可用归芪建中汤治之。若胃脘坠痛，证属中气下陷者，可用补中益气汤化裁为治。

此外，临床上胃强脾弱，上热下寒者也不少见，症状除胃脘疼痛以外，还可见恶心呕吐，嗳气，肠鸣便溏或大便秘结，舌质淡，苔薄黄腻，脉细滑等，治疗时，可选用半夏泻心汤、黄连理中汤或乌梅丸等以调和脾胃，清上温下。

中成药可选用人参健脾丸、参苓白术丸等。

（二）针灸治疗

1. 基本处方

中脘、内关、足三里。

中脘、足三里募合相配，内关属心包经，历络三焦，通调三焦气机而和胃，三穴远近结合，共同调理胃腑气机。

2. 加减运用

（1）寒邪客胃证：加神阙、梁丘以散寒止痛，神阙用灸法。余穴针用平补平泻法。

（2）饮食伤胃证：加梁门、建里、璇玑以消食导滞。诸穴针用泻法。

（3）肝气犯胃证：加期门、太冲以疏肝理气，针用泻法。余穴针用平补平泻法。

（4）湿热中阻证：加阴陵泉、内庭以清利湿热，阴陵泉针用平补平泻法。余穴针用泻法。

（5）瘀血停胃证：加膈俞、阿是穴以化瘀止痛，针用泻法。余穴针用平补平泻法，或加灸法。

（6）胃阴亏耗证：加胃俞、太溪、三阴交以滋阴养胃。诸穴针用补法。

（7）脾胃虚寒证：加神阙、气海、脾俞、胃俞以温中散寒，神阙用灸法。余穴针用补法，或加灸法。

3. 其他

（1）指针疗法：取中脘、至阳、足三里等穴，以双手拇指或中指点压、按揉，力度以患者能耐受并感觉舒适为度，同时令患者行缓慢腹式呼吸，连续按揉3～5分钟即可止痛。

（2）耳针疗法：取胃、十二指肠、脾、肝、神门、下脚端，每次选用3～5穴，毫针浅刺，留针 30 分钟；或用王不留行籽贴压。

（3）穴位注射疗法：根据中医辨证，分别选用当归注射液、丹参注射液、参附注射液或生脉注射液等，也可选用维生素 B_1 或

维生素 B_{12} 注射液，按常规取 2～3 穴，每穴注入药液 2～4 毫升，每日或隔日 1 次。

（4）埋线疗法：取穴：肝俞、脾俞、胃俞、中脘、梁门、足三里。方法：将羊肠线用埋线针植入穴位内，无菌操作，每月1 次，连续 3 次。适用于慢性胃炎之各型胃痛症者。

（5）兜肚法：取艾叶 30 克，荜茇、干姜各 15 克，甘松、山柰、细辛、肉桂、吴茱萸、延胡索、白芷各 10 克，大茴香 6 克，共研为细末，用柔软的棉布折成 15 cm 直径的兜肚形状，将上药末均匀放入，紧密缝好，日夜兜于中脘穴或疼痛处，适用于脾胃虚寒胃痛。

第五节　便　秘

一、概述

便秘即大便秘结不通。指排便时间延长，或虽有便意而排出困难者。便秘又有"便闷""肠结""脾约"等诸名。

便秘为肠道病变，其症状虽然比较单纯，但是病因却比较复杂，如肠胃积热、阴寒凝结、气机郁滞、气血阴津亏虚等，使大肠的传导功能失职，通降失常，糟粕内留，不得下行而导致大便秘结。由于便秘有虚实之分，寒热之别，因而治疗也各不相同，或清热通便，或润肠通便，或益气润肠，或养血润燥。

本篇所述的便秘可见于西医学的习惯性便秘、肠神经官能症，以及肛裂、痔疮、直肠炎等疾患引起的便秘。

二、辨证用药

（一）肠胃积热（热秘）

1. 主要证候

大便干结，腹胀腹痛，按之不舒，小便短赤，面红身热，口干口臭，烦躁易怒，舌质红，苔黄燥，脉滑数。

2. 治则

清热通腑润肠。

3. 方药

麻子仁丸加减。火麻仁 15 克（打碎），杏仁 9 克，生大黄 9 克（后下），厚朴 6 克，枳实 10 克，白芍 9 克，白蜜 15 克（冲入）。

大便干结、坚硬者，加芒硝；肝火旺、目赤易怒者，加山栀子、芦荟；痰热壅肺者，加瓜蒌仁、黄芩；口干舌燥者，加生地、玄参、麦冬。

（二）腑气郁闭（气秘）

1. 主要证候

大便秘结，欲便但排出困难，情志郁闷，嗳气频作，胁腹痞满，纳呆，舌苔薄腻，脉弦。

2. 治则

顺气导滞。

3. 方药

六磨汤加减。木香 9 克，乌药 9 克，沉香 3 克（研粉吞服），生大黄 9 克（后下），槟榔 12 克，枳实 12 克，柴胡 9 克。

情志郁闷者，加郁金、合欢皮；气郁化火，口苦咽干者，加黄芩、山栀子、龙胆草；虫积阻滞气机者，加雷丸、使君子；术后肠粘连者，加桃仁、赤药；痰阻气闭者，加全瓜蒌、皂荚。

（三）气虚便秘

1. 主要证候

大便并不一定干硬，虽有便意，但临厕努挣乏力，难以排出，便而不爽，便后疲乏，面色㿠白，肢倦懒言，舌淡嫩，苔薄，脉弱。

2. 治则

益气润肠。

3. 方药

黄芪汤加减。黄芪 15 克，党参 12 克，橘皮 6 克，火麻仁

20 克，白蜜 20 克（冲服）。

气虚下陷脱肛者，加人参、升麻、柴胡；肺气不足，气短懒言者，加五味子、麦冬、人参；气虚热结大便干硬者，加大黄、芒硝。

（四）血虚便秘

1. 主要证候

大便秘结，面色无华，头晕目眩，心悸健忘，唇舌淡，脉细弱。

2. 治则

养血润燥。

3. 方药

润肠丸加减。生地 12 克，当归 12 克，生首乌 15 克，火麻仁 20 克，桃仁 10 克，枳壳 9 克。

血虚有热、口干心烦者，加玉竹、知母；大便干燥者，加白蜜、玄参；气血两亏者，加黄芪、太子参。

（五）阳虚寒凝便秘（冷秘）

1. 主要证候

大便艰涩，难以排出，腹中冷痛，小便清长，四肢不温，喜热怕冷，面色㿠白，腰膝酸冷，舌质淡，苔白润，脉沉迟。

2. 治则

温阳通便。

3. 方药

济川煎加减。肉苁蓉 15 克，当归 12 克，牛膝 9 克，泽泻 9 克，升麻 6 克，枳壳 10 克，肉桂 3 克（后下）。

肾阳虚衰明显者，加熟地、山茱萸、硫黄。

三、单方验方

（1）生大黄 9 克，或番泻叶 15 克，开水冲泡后代茶饮服。适用于热结便秘。

（2）决明子 15 克，开水冲泡去渣，加适量蜂蜜后代茶饮用；

或生首乌 30 克，玉竹 15 克，水煎服；或蜂蜜 30 克，凉开水冲服。适用于肠燥便秘。

（3）槟榔 10 克，莱菔子 15 克，橘皮 5 克，水煎服。适用于食积气滞，便秘腹胀。

（4）肉苁蓉 2 份、沉香 1 份（共研细末），用麻子仁汁打糊为丸，每次服 9 克，每日 2 次。适用于阳虚便秘，腹中冷痛。

（5）黄芪、枳实、威灵仙各等份，共研细末，以蜂蜜为丸，每次服 6～9 克，每日 2 次。适用于年老体衰，排便困难者。

（6）当归（酒浸焙）、熟地各等份，研末后炼蜜为丸，每次服 6～9 克，每日 2～3 次。适用于阴血不足，肠燥便秘。

（7）蜣螂（去翅膀）炒黄后研末，每次 3 克，热酒送服。适用于便结不通。

（8）草乌研成极细末，以葱白 1 根，蘸草乌末纳入肛门，一纳即通。适用于大便不通。

（9）麦门冬 15 克，生地 12 克，玄参 9 克，水煎服。适用于津伤便秘。

（10）麻仁 15 克，紫苏子 9 克，水煎服。适用于老人或产后津枯大便燥结。

四、药膳食疗

（1）蒸香蕉：香蕉 2 只去皮，加适量冰糖，隔水同蒸，每日 2 次，连服 1 周以上。适用于燥热便秘，心烦不安。

（2）韭菜：根、叶捣汁 1 杯，加适量黄酒开水冲服，每日 1 次。适用于习惯性便秘。

（3）桑椹子鱼汤：桑葚子 30 克，河鱼 1 条（约 250 克，去杂，洗净）。加葱、姜、酒、盐等调料一起煮汤食用。适用于阴虚津亏，大便不畅，头晕目眩。

（4）木耳拌黄瓜：水发木耳 50 克，黄瓜 250 克（切片）。先将黄瓜用盐腌 10 分钟，挤去水分后，加入木耳、味精、麻油等调匀即可服食。适用于阴虚内热，便秘，口渴。

（5）芝麻菠菜：菠菜 250 克（洗净、折断），芝麻 25 克。先将菠菜用沸水烫透后，再撒上芝麻、盐、味精等调料即可食用。适用于大便秘结，身热口干。

（6）苁蓉煲羊肾：羊肾 1 对、肉苁蓉 30 克。将羊肾洗净切开，去脂膜臊腺，切片后与肉苁蓉一起入锅，加水煨熟，加入盐、酒后饮汤食肉。适用于肾阳不足，便秘、尿频，腰肾冷痛。

（7）北杏炖雪梨：北杏 10 个、雪梨 1 个、白糖 30 克。将北杏、雪梨洗净，与白糖同放入炖盅内，加清水 100 毫升，隔水炖 30 分钟，喝汤、食雪梨。适用于肠燥便秘。

（8）芝麻蜂蜜：芝麻 30 克，蜂蜜 180 克。将黑芝麻研碎，和蜂蜜调和蒸熟当点心吃，每日 1 次。适用于大便燥结。

（9）五仁粥：芝麻、松子仁、胡桃仁、桃仁（去皮尖，炒）、甜杏仁各 10 克，粳米 50 克。将五仁混合，碾碎，加粳米一同煮粥服食。适用于气血两亏引起的习惯性便秘。

（10）蜂蜜萝卜汁：白萝卜 1 个、蜂蜜 100 克。将萝卜洗净，与蜂蜜共置碗内，隔水蒸约 30 分钟后，吃萝卜喝蜜糖水，每日 2 次。适用于大便秘结。

五、针灸治疗

（一）针法
大肠俞、天枢、支沟。

热秘者，加曲池、下巨虚；气秘者，加行间、中脘；冷秘者，加关元、气海；虚秘者，加足三里、肾俞、脾俞。

（二）灸法
甘遂末以白面糊调和，或巴豆肉捣为饼，填于脐中，上置艾炷灸；葱捣烂制成饼，贴于脐中，再以艾条温灸；隔姜灸或艾条悬灸天枢、支沟、大横。

六、推拿治疗

横擦八髎，按揉大肠俞、支沟、天枢。热秘者，按曲池、长强；气秘者，斜擦两胁，按揉章门、期门、肝俞；寒秘者，直擦背部、横擦肾俞；虚秘者，推肾俞、脾俞。

第六节 泄 泻

一、概说

泄泻，指排便次数增多，粪便稀薄，其至泻出如水样而言。本病《内经》称为"泄"，有"濡泄""飧泄""洞泄""注泄"等称。汉唐方书，多称为"下利"。宋以后统称为"泄泻"。亦有根据病因或病机而称为"暑泄""大肠泄"者。名称虽多，都不离"泄泻"二字。孙文胤《丹台玉案》说："泄者，如水之泄也，势犹舒缓，泻者，势似直下，微有不同，而其病则一，故总名之曰泄泻。"

本病的主要病变在于脾胃与大小肠。其致病原因，有感受外邪、饮食所伤、脏腑虚衰、脏腑失调等因素。一般来说，其主要关键在于湿胜与脾胃功能障碍，治疗应以调理脾胃、去湿为主，但应随其所因而出入变化。本病应注意与痢疾作鉴别。

二、病因病机

引起泄泻的原因比较复杂，但总离不了脾胃功能的障碍。胃为水谷之海，脾主运化精微，如果脾胃受病，对饮食的消化吸收，都发生障碍，致使清浊不分，混杂而下，并走大肠，则形成泄泻。

至于导致脾胃功能障碍而发生泄泻的因素，有如下几种。

（1）六淫之邪，能使人发生泄泻，但其中以寒湿暑热等因引起的，较为多见。脾脏喜燥而恶湿，湿邪最能引起泄泻，正如《难经》所说："湿多成五泄。"其他寒邪或暑热之邪，除了侵袭皮毛肺卫之外，也能直接影响于脾胃，使脾胃功能障碍，而引起泄泻，但仍多与湿邪有关。所以《杂病源流犀烛》说："湿盛则飧泄，乃独由于湿耳。不知风寒热虚虽皆能为病，苟脾强无湿，四者均不得而干之，何自成泄？是泄虽有风寒热虚之不同，要未有不原于湿者。"

（2）饮食过量，致宿食停滞；或恣食肥甘，窒碍肠胃，影响脾胃的运化；或误食生冷不洁之品，伤害脾胃，都能引起泄泻。

（3）由于生活调摄失宜而脾胃偏虚偏寒，或由于其他原因而致脾胃虚寒，常易引起泄泻。因为脾主升、主运化，全赖阳气内充，阳气不足，则脾的升运功能受到影响。脾如不能升举，则往往反而下陷，脾气下陷，便成泄泻。

（4）脾的阳气又与肾中真阳有密切关系。命门之火能助脾胃"腐熟水谷"，帮助肠胃的消化吸收。如果肾阳虚衰，则命门之火不足，命门火衰，则脾阳受其影响，不能腐熟水谷，因而引起泄泻。此外，古人还有"肾为胃关"的说法。肾阳不足，关闭不密，于是大便下泄。如张景岳说："肾为胃之关，开窍于二阴，所以二便之开闭，皆肾脏之所主。肾中阳气不足，则命门火衰，而阴寒极盛之时，则令人洞泄不止也。"

（5）情志的失调，常能给脾胃以很大的影响。愤怒这一精神刺激，也能成为引起泄泻的因素。"怒"本来不是伤脾而是伤肝，其所以引起泄泻，是由于脾气素虚，或本有食滞与湿，但未至发病，由于暴怒伤肝，肝气横逆，肝木乘脾犯胃，脾胃受制，运化失常，因而发生泄泻。如果患者情绪仍郁结不解，其后每怒即发生泄泻，不必再有食滞或湿滞等因。正如张景岳所说："凡遇怒气便作泄泻者，必先怒时挟食，致伤脾胃，故但有所犯。即随触而发，此肝脾二脏之病也。盖以肝木克土，脾气受伤而然。"

三、辨证施治

泄泻的主证，就是排便次数增多，三五次以至十数次或更多不等。粪便稀薄，甚至如水样。其他见证，随病因及兼夹病证而不同。

（一）感受外邪

1. 寒湿（风寒）

（1）主证：泄泻清稀，腹痛肠鸣，或兼寒热头痛，肢体酸痛，苔白脉浮。

（2）证候分析：寒湿侵及肠胃，脾胃升降失司，清浊不分，饮食消化未尽，而并走大肠，故肠鸣泄泻而清稀。胃肠气机障碍，故腹痛。如兼风寒外束，则见寒热、头痛、体痛、脉浮等证。但有时表邪较轻，则表证或不明显。

（3）治法：解表散寒，芳香化浊。

（4）方药：藿香正气散为主方。本方既能驱散表邪，又能燥湿除满，健脾宽中，调理肠胃，使湿浊得化，风寒外解，脾胃机能恢复而泻止。

如表证重的，加荆芥、防风以增解表之力。若湿困较重，兼见胸闷纳呆，肢体怠倦，舌苔白腻，脉象濡缓的，可加苍术、木香以助燥湿健脾之力；亦可采用胃苓汤以温中分利。

2. 湿热（暑湿）

（1）主证：腹痛即泻，泻下烙肛气秽，粪色黄褐，心烦口渴，小便短赤，舌苔黄而厚腻，脉濡滑而数。

（2）证候分析：夏秋之间，湿热伤及肠胃，致传化失常，发生泄泻。湿热下注，故腹痛即泻。热在肠中，故粪色黄褐，烙肛气秽。口渴心烦，小便短赤，乃湿热蕴蒸，未能从膀胱排出。苔黄厚腻，脉濡滑而数，是湿热内盛的明证。

（3）治法：清热利湿。

（4）方药：葛根芩连汤加金银花、木通之类，以清利湿热。本方以葛根解肌清热，并且兼以升清气为主，黄芩、黄连苦寒清热为辅；再加金银花、木通之类，以助其清热去湿之力，使湿热分消，而泄泻自止。如兼有食滞，应加谷芽、麦芽、山楂等消导之味。

对湿热泄泻，还应注意进一步辨别湿多或热多，湿多的用药应稍偏重于去湿，热多的应稍偏重于清热，则疗效更好。

如属暑湿泄泻，治法又应有所变化。暑虽热类，亦有其特点。暑湿泄泻，多发于盛暑之时感冒暑气，暑伤其外，而湿伤其中。证见泄泻如水，烦渴尿赤，自汗面垢，舌苔薄黄，脉象濡数。宜清暑去湿，用藿香正气散或六一散合香连丸。如挟食滞，可加消导之药。

（二）饮食所伤

主证：腹痛肠鸣，泻下粪便臭如败卵，泻后痛减，腹脘痞满，嗳气不欲食，舌苔垢浊，脉象滑数，或见沉弦。

证候分析：由于食阻肠胃，传化失常，故腹脘痞满，腹痛肠鸣。食物不化而腐败，故泻下臭如败卵，嗳气不食。泻后浊气下泄，故痛减。苔垢浊，脉滑数或沉弦，均为宿食停滞之象。

治法：消食导滞。

方药：保和丸为主方。本方能消食导滞，兼能和胃除湿，使食滞尽除，脾胃和而泻止。如果食滞较重的，可以因势利导，根据"通因通用"的治则，用枳实导滞丸。方用大黄、枳实推荡积滞为主，使病有去路，而泻亦自止。

（三）脾胃虚弱

主证：大便时溏时泻，水谷不化，不思饮食，食后脘闷不舒，面色萎黄，神疲倦怠，舌淡苔白，脉象缓弱。

证候分析：脾胃虚弱，则脾气不能升发，水谷不化，故大便时溏时泻。脾胃运化无权，故不思饮食，食后脘闷不舒。久泻不已，脾胃愈弱，生化精微益受影响，气血来源不足，是以面色萎黄，神疲倦怠。舌淡苔白，脉象缓弱，均属脾胃虚弱之象。

治法：补脾健胃为主。

方药：参苓白术散为主方。本方以四君子汤补脾胃之气虚为主，加入和胃理气渗湿之药，标本兼治。如虚而偏寒，则宜理中汤以温补之。

若中阳已衰，寒气内盛，则腹中攻刺作痛，泻下清水，腹内雷鸣，粪便中有多量食物残津，手足不温，脉紧或迟，甚或沉细无力，舌苔白滑，治宜温中散寒，用理中汤加附子、肉桂等。

如久泻气虚下陷，脱肛不收，可用补中益气汤，重用人参、黄芪以益气升清。

（四）命门火衰

主证：黎明之前，脐下作痛，腹鸣即泻，泻后则安，腹部畏寒，有时作胀，下肢觉冷，舌淡苔白，脉象沉细。

证候分析：黎明之前，脐下作痛，腹鸣则泻，由于肾阳不振，命门火衰所致。张景岳认为"阳气未复，阴气极盛，命门火衰，胃关不固而生泄泻"。腹部畏寒，有时作胀，下肢觉冷，舌淡苔白，脉沉细，都是脾肾阳气不足之象。

治法：温补命门，兼温脾阳。

方药：四神丸。本方以补骨脂补命门火为主，辅以吴茱萸、肉蔻温暖脾胃，五味子敛肠止泻，使久泻可止。如年老力衰，气陷于下，泻久不止，宜加益气升提及止涩之药。

（五）肝气乘脾

主证：每因愤怒，即发生腹痛泄泻，平时常有胸胁痞闷，嗳气食少，舌质淡红少苔，脉弦。

证候分析：肝失条达，横逆乘脾，则气机失调，脾失健运，清气不升，故腹痛泄泻。平时常有胸胁痞闷，嗳气食少，都是肝胃不和之征。若愤怒则肝气易动，故每怒即发。舌淡红少苔，脉弦，是肝旺脾虚之象。

治法：抑肝扶脾。

方药：痛泻要方为主方。本方能条达肝气，升运脾气，药仅四味，而能达到泄肝益脾之目的。

总之，初起的泄泻，只要辨证准确，施治得当，较易治疗。泄泻日久，则施治较难；辨证既准，仍要守法守方，多服才能见效。上述各种类型的泄泻，有时独见，有时相兼出现，用药必须灵活变通，不可执一。

小儿泄泻，迁延日久，证情危重，发热口渴，小便不利，不思饮食，倦怠神疲，舌苔薄黄或腻者，可用五苓散去桂枝，加薄荷、陈皮、车前子等药。经验证明，确有疗效。

第六章

肝胆病证

第一节 胁 痛

胁痛是指以一侧或两侧胁肋部疼痛为主要临床表现的一种病证。胁，指侧胸部，为腋以下至第十二肋骨部位的统称。如《医宗金鉴·卷八十九》明确指出："其两侧自腋而下，至肋骨之尽处，统名曰胁。"《医方考·胁痛门》又谓："胁者，肝胆之区也。"因肝胆经脉布于两胁，故"胁"现代又指两侧下胸肋及肋缘部，肝胆胰所居之处。

本病证早在《内经》就有记载，并明确指出胁痛的发生主要是肝胆的病变。如《素问·热论》曰："三日少阳受之，少阳主胆，其脉循胁络于耳，故胸胁痛而耳聋。"《素问·刺热论》谓："肝热病者，小便先黄……胁满痛。"《灵枢·五邪》说："邪在肝，则两胁中痛。"《素问·藏气法时论》中说："肝病者，两胁下痛引少腹，令人善怒。"《素问·缪刺论》言："寒气客于厥阴之脉，厥阴之脉者，络阴器，系于肝，寒气客于脉中，则血泣脉急，故胁肋与少腹相引痛矣。"

其后，历代医家对胁痛病因的认识，在《内经》的基础上，逐步有了发展。如《诸病源候论·腹痛诸候·胸胁痛候》言："胸胁痛者，由胆与肝及肾之支脉虚，为寒所乘故也……此三经之支脉并循行胸胁，邪气乘于胸胁，故伤其经脉。邪气之与正气交击，故令胸胁相引而急痛也。"明确指出胁痛的发病脏腑主要与肝、胆、肾相关。《景岳全书·胁痛》将胁痛病因分为外感与内伤两大类，并提出以内伤为多见，其论述为："胁痛有内伤外感之辨……

内伤胁痛者十居八九，外感胁痛则间有之耳。"

《临证指南医案·胁痛》对胁痛之属久病入络者，善用辛香通络、甘缓补虚、辛开祛瘀等法，立方遣药，颇为实用，对后世医家影响较大。

《类证治裁·胁痛》在叶氏的基础上将胁痛分为肝郁、肝瘀、痰饮、食积、肝虚诸类，对胁痛的分类与辨证论治做出了一定的贡献。

现代医学的急慢性肝炎、肝硬化、肝寄生虫病、肝癌、急慢性胆囊炎、胆石症、胆管蛔虫、慢性胰腺炎、胁肋外伤以及肋间神经痛等疾病，出现胁痛的临床表现时，可参考本节进行辨证论治。

一、病因病机

胁痛的病因责之于情志不遂、饮食不节、跌仆外伤、久病体虚等多种因素。这些因素或致肝气郁结，气机失于调达；或致瘀血内停，痹阻胁络；或致湿热内蕴，肝失疏泄；或致肝阴不足，络脉失养等，最终导致胁痛发生。

（一）情志不遂

肝乃将军之官，喜条达，主调畅气机。若因情志所伤，或暴怒伤肝，或抑郁忧思，皆使肝失条达，疏泄不利，气机阻滞，络脉痹阻，发为肝郁胁痛。正如《金匮翼·胁痛统论·肝郁胁痛》云："肝郁胁痛者，悲哀恼怒，郁伤肝气。"若气郁日久，血行不畅，瘀血渐生，阻于胁络，不通则痛，亦致瘀血胁痛。如《临证指南医案·胁痛》云："久病在络，气血皆窒"。

（二）跌仆损伤

气为血之帅，气行则血行。或因跌仆外伤，或因强力负重，致使胁络受损，瘀血停留，阻滞胁络，亦发为胁痛。《金匮翼·胁痛统论·瘀血胁痛》谓："瘀血胁痛者，凡跌仆损伤，瘀血必归胁下故也。"

（三）饮食所伤

饮食不节，过食肥甘厚味，损伤脾胃，湿热内生，郁于肝胆，肝胆失于疏泄，发为胁痛。《景岳全书·胁痛》指出："以饮食劳倦而致胁痛者，此脾胃之所传也"。

（四）外感湿热

湿热外袭，郁结少阳，枢机不利，肝胆经气失于疏泄，可以导致胁痛。《素问·缪刺论》中言："邪客于足少阳之络，令人胁痛"。

（五）劳欲久病

久病耗伤，劳欲过度，使精血亏虚，肝阴不足，血不养肝，脉络失养，拘急而痛。《景岳全书·胁痛》指出："凡房劳过度，肾虚羸弱之人，多有胸胁间隐隐作痛，此肝肾精虚。"

胁痛之病位主要在肝胆，又与脾胃和肾有关。因肝居胁下，经脉布于两胁，胆附于肝，其脉亦循于胁，故胁痛之病，主要责之肝胆。脾胃主受纳腐熟水谷，运化水湿，若因饮食不节，致脾失健运，湿热郁遏肝胆，气机疏泄不畅，亦可发为胁痛。肝肾同源，精血互生，若因肝肾阴虚，精亏血少，肝脉失于濡养，则胁肋隐隐作痛。

胁痛的基本病机为肝气失疏，胁络失和，可归结为"不通则痛"与"不荣则痛"两类。

胁痛之病性有虚实之分，湿热蕴结、气滞血瘀所导致的胁痛多属实证，是为"不通则痛"，临床较为多见；阴血虚少，肝络失养所致的胁痛则为虚证，是为"不荣则痛"。胁痛初病在气，由肝郁气滞、气机不畅而致胁痛；若气滞日久，血行不畅，其病变由气滞转为血瘀，或气滞血瘀并见。气滞日久，易于化火伤阴；因饮食所伤，肝胆湿热所致之胁痛，日久亦可耗伤阴津，皆可致肝阴耗伤，脉络失养，而转为虚证或虚实夹杂证。

二、诊断

（一）症状

以一侧或两侧胁肋部疼痛为主要表现者，可以诊断为胁痛。胁痛的性质可以表现为刺痛、胀痛、灼痛、隐痛、钝痛等不同特点。部分患者可伴见胸闷、腹胀、嗳气、呃逆、急躁易怒、口苦、纳呆、厌食恶心等症。常有饮食不节、情志内伤、感受外湿、跌仆闪挫或劳欲久病等病史。

（二）检查

胁痛以右侧为主者，多与肝胆疾病有关。

（1）检测肝功能指标以及甲、乙、丙、丁、戊等各型肝炎病毒指标，有助于病毒性肝炎的诊断。

（2）B型超声检查及CT、MRI可以作为肝硬化、肝胆结石、急慢性胆囊炎、脂肪肝等疾病的诊断依据。

（3）血生化中的血脂、血浆蛋白等指标亦可作为诊断脂肪肝、肝硬化的辅助诊断指标。

（4）检查血中胎甲球蛋白、碱性磷酸酶等指标可作为初步筛查肝内肿瘤的参考依据。

（5）基因可早期运用测肝病的恶性质信息，当今较先进亦可选择。

三、鉴别诊断

胁痛应与悬饮相鉴别：

悬饮亦可见胁肋疼痛，但其表现为饮留胁下，胸胁胀满，持续不已，伴见咳嗽、咳痰、咳嗽、呼吸时，疼痛加重，且常喜向病侧睡卧，患侧肋间饱满，叩诊呈浊音，或兼见发热，一般不难鉴别。

四、辨证

胁痛辨证应分清气血虚实。胀痛多属气郁，且疼痛游走不定，时轻时重，症状轻重变化与情绪有关；刺痛多属血瘀，且痛处固定不移，疼痛持续不已，局部拒按，入夜尤甚；实证多以气机郁滞、瘀血内阻、湿热内蕴为主，病程短，来势急，症见疼痛较重而拒按，脉实有力。

虚证多为阴血不足，脉络失养，症见疼痛隐隐，绵绵不休，且病程较长，来势较缓，并伴见全身阴血亏虚之证。

（一）肝郁气滞

证候：胁肋胀痛，走窜不定，甚则痛引胸背肩臂，疼痛因情志变化而增减，胸闷腹胀，嗳气频作，得嗳气而胀痛稍舒，纳少口苦，舌苔薄白，脉弦。

分析：肝气失于条达，阻于胁络，故胁肋胀痛；气属无形，时聚时散，聚散无常，故疼痛走窜不定；情志变化与肝气之郁结关系密切，故疼痛随情志变化而有所增减；肝经气机不畅，故胸闷气短；肝气横逆，易犯脾胃，故食少嗳气；脉弦为肝郁之象。

（二）肝胆湿热

证候：胁肋胀痛或灼热疼痛，口苦口黏，胸闷不适，纳呆食少，恶心呕吐，小便黄赤，大便质黏不爽，或兼有发热恶寒，身目发黄，舌红苔黄腻，脉弦滑数。

分析：湿热蕴结于肝胆，肝络失和，胆不疏泄，故胁痛口苦；湿热中阻，升降失常，故胸闷纳呆，恶心呕吐；肝开窍于目，肝火上炎，则目赤；湿热交蒸，胆汁不循常道而外溢，可出现目黄、身黄、小便黄赤；舌苔黄腻，脉弦滑数均是肝胆湿热之象。

（三）瘀血阻络

证候：胁肋刺痛，痛有定处，痛处拒按，入夜尤甚，胁肋下或见有癥块，舌质紫黯，脉象沉涩。

分析：肝郁日久，气滞血瘀，或跌仆损伤，致瘀血停着，痹阻胁络，故胁痛如刺，痛处不移，入夜痛甚；瘀结停滞，积久不散，则渐成癥块；舌质紫黯，脉象沉涩，均属瘀血内停之象。

（四）肝络失养

证候：胁肋隐隐作痛，悠悠不休，遇劳加重，口干咽燥，心中烦躁不安，头晕目眩，舌红或绛，少苔，脉细弦而数。

分析：肝郁日久化热，耗伤肝阴，或久病体虚，精血亏损，不能濡养肝络，故胁络隐痛，悠悠不休，遇劳加重；阴虚易生内热，故口干咽燥，心中烦躁不安；精血亏虚，不能上荣，头晕目眩；舌红或绛，少苔，脉细弦而数，均为阴虚内热之象。

五、治疗

胁痛之治疗当根据"通则不痛"的理论，以疏肝和络止痛为基本治则，结合肝胆的生理特点，灵活运用。实证之胁痛，宜用理气活血、清利湿热之法；虚证之胁痛，宜补中寓通，采用滋阴、养血、柔肝之法。

（一）中药治疗

1. 肝郁气滞

治法：疏肝解郁，理气止痛。

处方：柴胡疏肝散加减。

方中柴胡、枳壳、香附、川楝子疏肝理气，解郁止痛；白芍、甘草养阴柔肝，缓急止痛；川芎活血行气通络。

若胁痛甚，可加青皮、延胡索以增强理气止痛之力；若气郁化火，症见胁肋掣痛，口干口苦，烦躁易怒，溲黄便秘，舌红苔黄者，可去方中辛温之川芎，加山栀、丹皮、黄芩、夏枯草；若肝气横逆犯脾，症见肠鸣，腹泻，腹胀者，可酌加茯苓、白术；若肝郁化火，耗伤阴津，致精血亏耗，肝络失养，症见胁肋隐痛不休，眩晕少寐，舌红少津，脉细者，可去方中川芎，酌配枸杞子、菊花、首乌、丹皮、栀子；若兼见胃失和降，恶心呕吐者，可加半夏、陈皮、生姜、旋覆花等；若气滞兼见血瘀者，可酌加丹皮、赤芍、当归尾、川楝子、延胡索、郁金等。

2. 肝胆湿热

治法：清热利湿。

处方：龙胆泻肝汤加减。

方中龙胆草清泻肝胆湿热；山栀、黄芩清泻肝火；川楝子、枳壳、延胡索疏肝理气止痛；泽泻、车前子清热渗湿。

若兼见发热，黄疸者，加茵陈、黄柏以清热利湿退黄；若肠胃积热，便秘，腹胀腹满者，可加大黄、芒硝；若湿热煎熬，结成砂石，阻滞胆管，症见胁肋剧痛连及肩背者，可加金钱草、海金沙、川楝子，或酌情配以硝石矾石散；呕吐蛔虫者，先以乌梅丸安蛔，再予驱蛔。

3. 瘀血阻络

治法：祛瘀通络。

处方：血府逐瘀汤或复元活血汤加减。

方中当归、川芎、桃仁、红花，活血化瘀，消肿止痛；柴胡、枳壳疏肝调气，散瘀止痛；制香附、川楝子、广郁金，善行血中之气，行气活血，使气行血畅；五灵脂、延胡索散瘀活血止痛；三七粉活血散瘀、止痛通络。

若因跌打损伤而致胁痛，局部积瘀肿痛者，可酌加穿山甲、酒军、瓜蒌根破瘀散结，通络止痛。

4. 肝络失养

治法：养阴柔肝。

处方：一贯煎加减。

方中生地、枸杞子、黄精、沙参、麦冬可滋补肝肾，养阴柔肝；当归、白芍、炙甘草，滋阴养血，柔肝缓急；川楝子、延胡索疏肝理气止痛。

若阴亏过甚，舌红而干，可酌加石斛、玄参、天冬；若心神不宁，而见烦躁不寐者，可酌配酸枣仁、炒栀子、合欢皮；若肝肾阴虚，头目失养，而见头晕目眩者，可加菊花、女贞子、熟地等；若阴虚火旺，可酌配黄柏、知母、地骨皮等。

（二）针灸治疗

1. 基本处方

期门、支沟、阳陵泉、足三里。

肝募期门疏利肝胆气机，行气止痛；支沟、阳陵泉上下相伍，和解少阳，疏肝泄胆，舒筋活络，缓急止痛；配足三里取"见肝之病，当先实脾"之意。

2. 加减运用

（1）肝气郁结证：加太冲以疏肝理气。诸穴针用泻法。

（2）湿热蕴结证：加中脘、阴陵泉、三阴交以清热利湿。诸穴针用平补平泻法。

（3）瘀血阻络证：加合谷、膈俞、血海、三阴交、阿是穴以化瘀止痛。诸穴针用泻法。

（4）肝阴不足证：加肝俞、肾俞、太溪、太冲以滋肾养肝。诸穴针用平补平泻法。

第二节　臌　胀

臌胀是以腹部胀大、皮色苍黄、甚则腹皮脉络暴露为特征的一种病证，因腹部膨胀如鼓而命名。臌胀又有"水蛊""蛊胀""蜘蛛蛊"等名称。其主要为肝、脾、肾功能失调，气结、血瘀、水裹于腹中所致。

西医学的肝硬化、肝癌、结核性腹膜炎等疾病的过程中出现腹部膨胀如鼓，可参考本节辨证治疗。

一、病因病机

（一）酒食不节

嗜酒过度，饮食不节，或嗜肥甘厚腻之品，损伤脾胃运化功能，致酒湿浊气蕴聚中焦，阻滞气机，脾胃气壅，肝失条达，气血郁滞，并逐渐由脾波及于肾，进而开阖不利，水湿逐渐增多，而成臌胀。

（二）情志所伤

情志抑郁，气机不畅，肝气横逆乘脾，脾失运化，水湿内停；肝气郁结，久则气滞血瘀；终致水裹、气结、血瘀于腹中，侵及于肾，肾开阖不利，水湿内停，而成臌胀。

(三) 血吸虫感染

血吸虫感染后，未及时治疗，内伤肝脾，脉络瘀阻，气机升降失常，水湿内停，气、血、水停于腹中而成臌胀。

(四) 脉络阻塞

黄疸、积聚等迁延日久，久则肝脾俱伤，肝失疏泄，脾失健运，气血凝滞，水湿内停，脉络瘀阻，或气郁与痰瘀凝结，终至肝脾肾三脏俱病，气、血、水停于腹中而成臌胀。

臌胀的病机首先在于肝脾的功能失调，肝气郁结，木郁克土，导致脾失健运，湿浊内生，阻滞气机，出现气滞湿阻的病证，在此基础上既可热化而出现湿热蕴结的病证，又可寒化出现寒湿困脾的病证。肝气郁结，气血凝聚，隧道壅塞，可出现肝脾血瘀证。肝脾日虚，水谷之精微不能输布以奉养他脏，进而累及肾脏，出现脾肾阳虚证或肝肾阴虚证。

二、辨证论治

本病的辨证，首辨虚实。腹胀按之不坚、胁下胀满疼痛多属气滞湿阻；腹大胀满，按之如囊裹水多属寒湿困脾证；腹大坚满、脘腹撑急多属湿热蕴结证；腹大坚满，胁腹刺痛，脉络怒张多属肝脾血瘀证；腹大胀满以晚上加重者，多属脾肾阳虚证；腹大胀满不舒，多属肝肾阴虚。

治疗方面，分清气滞、血瘀、湿热和寒湿的偏盛，分别采用理气祛湿，行气活血，健脾利水等法，必要时亦可暂用逐水峻剂，但注意不宜攻伐过猛，应遵循"衰其大半而止"的原则。

(一) 实证

1. 气滞湿阻

(1) 证候：腹胀按之不坚，胁下胀满或疼痛，纳呆嗳气，小便短少，舌苔白腻，脉弦。

(2) 证候分析：情志抑郁，肝失条达，气机郁滞，气滞湿阻，浊气充塞中焦，故腹胀不坚，胁下胀满疼痛。气滞湿阻中满，脾胃运化失职，故纳呆嗳气；水道不利，故小便短少。脉弦，苔白腻，为肝郁湿阻之象。

（3）治法：疏肝理气，行气化湿。

（4）方药：柴胡疏肝散（柴胡、香附、枳壳、川芎、芍药、甘草）加减。如胁下刺痛不移，面青舌紫，脉弦涩，可加延胡索、丹参等活血化瘀之品。小便短少，可加茯苓、泽泻利尿。

2. 寒湿困脾

（1）症状：腹大胀满，按之如囊裹水，得热稍舒，甚则颜面及下肢浮肿，神疲畏寒，小便少，大便溏，舌苔白，脉缓。

（2）证候分析：寒湿停聚，困阻中焦，脾阳不运，故腹大胀满，按之如囊裹水，得热稍舒。脾为寒湿所困，阳气失于舒展，故神疲畏寒。寒湿困脾，水湿不行，故小便少，大便溏，下肢浮肿。苔白腻，脉缓均是寒湿困脾之候。

（3）治法：温中健脾，行气利水。

（4）方药：实脾散（白术、附子、干姜、甘草、木瓜、槟榔、茯苓、厚朴、木香、草果、大枣、生姜）。如浮肿明显，可加肉桂、猪苓、泽泻以助膀胱之气化而利小便。如胁腹胀痛，可加郁金、青皮、砂仁等以理气宽中。

3. 湿热蕴结

（1）证候：腹大坚满，脘腹撑急，烦热口苦，渴不欲饮，小便赤涩，大便秘结或溏垢，舌边尖红，苔黄腻，脉象弦数。

（2）证候分析：湿热互结，浊水停聚故腹大坚满，脘腹撑急。湿热上蒸，故烦热口苦，渴不欲饮。湿热阻于肠道，故大便秘结或溏垢。湿热下注膀胱，气化不利，故小便赤涩。舌红，苔黄腻，脉弦数，均为湿热蕴结肝脾之象。

（3）治法：清热利湿，攻下逐水。

（4）方药：中满分消丸（黄芩、黄连、知母、厚朴、枳实、半夏、陈皮、茯苓、猪苓、泽泻、砂仁、干姜、姜黄、甘草、人参、白术）合茵陈蒿汤（茵陈蒿、山栀子、大黄）加减。如小便赤涩不利者，可加陈葫芦、滑石、蟋蟀粉（另吞服）以行水利窍。

4. 肝脾血瘀

（1）证候：腹大坚满，脉络怒张，胁腹刺痛，面色黯黑，面颈胸臂有血痣，呈丝纹状，手掌赤痕，唇色紫褐，口渴，饮水不能下，大便色黑，舌质紫红或有紫斑，脉细涩。

（2）证候分析：瘀血阻于肝脾脉络之中，隧道不通，致水气内聚，故腹大坚满，脉络怒张，胁腹刺痛。病邪日深，瘀阻下焦，入肾则面色黯黑，入血则面颈胸臂等处出现血痣，手掌赤痕，唇色紫褐。阴络之血外溢，则大便色黑。水浊聚而不行，故口渴饮水不能下。舌紫红或有紫斑，脉象细涩，皆血瘀停滞之征。

（3）治法：活血化瘀，行气利水。

（4）方药：调营饮（当归、川芎、赤芍、莪术、延胡索、大黄、瞿麦、槟榔、葶苈子、赤茯苓、桑白皮、甘草、细辛、官桂、陈皮、大腹皮）加减。本方为急则治其标之法。如大便色黑，可加参三七、侧柏叶等化瘀止血。

（二）虚证

1. 脾肾阳虚

（1）证候：腹大胀满不舒，早宽暮急，入夜尤甚，面色苍黄，脘闷纳呆，神倦怯寒，肢冷或下肢浮肿，小便短少不利，舌质胖淡紫，脉沉弦无力。

（2）证候分析：脾肾阳虚，水寒之气不化，早上阳气初生，入夜阴寒内盛，故腹胀大不舒，早宽暮急，入夜尤甚。脾阳虚不能运化水谷，故脘闷纳呆，面色苍黄。脾肾阳虚，失于温养，故神倦怯寒肢冷。肾阳不足，膀胱气化不行，故小便短少，下肢浮肿。舌体胖淡紫，脉沉弦无力，均为脾肾阳虚，内有瘀阻之象。

（3）治法：温补脾肾，化气行水。

（4）方药：附子理中丸（白术、炮附子、炮姜、炙甘草、人参）或《济生》肾气丸（熟地、山茱萸、山药、丹皮、茯苓、泽泻、炮附子、牛膝、车前子、肉桂）合五苓散（白术、桂茯苓、猪苓、泽泻）加减。偏于脾阳虚的，用附子理中丸合五苓散，以温中扶阳化气行偏于肾阳虚的，用《济生》肾气丸以温肾化气行水。

2. 肝肾阴虚

（1）证候：腹大胀满，或见青筋暴露，面色晦滞，口燥，心烦，失眠，牙龈出血，鼻衄，小便短少，舌质红绛少苔，脉弦细数。

（2）证候分析：肝肾阴虚，津液不能输布，水湿停聚中焦，故见腹大胀满，小便短少。血瘀阻滞于脉络，故见青筋暴露，面色晦滞。阴虚内热，扰乱心神，伤及脉络故见心烦，失眠，衄血。阴虚津液不能上承，故口燥。舌红绛少苔，脉弦细数，为肝肾阴血亏损之象。

（3）治法：滋养肝肾，凉血化瘀。

（4）方药：一贯煎（生地黄、枸杞子、沙参、麦冬、当归、川楝子）合膈下逐瘀汤（桃仁、丹皮、赤芍、乌药、延胡索、甘草、当归、川芎、五灵脂、红花、枳壳、香附）加减。口燥心烦，舌绛少津，可加玄参、石斛。尿少，可加猪苓、滑石。齿鼻衄血，可加仙鹤草、鲜茅根。

三、针灸治疗

（一）实证

（1）气滞湿阻：可选取太冲、膻中、中脘、气海、足三里、阴陵泉，用泻法。

（2）寒湿困脾：可选取脾俞、肾俞、水分、复溜、公孙、命门穴（灸），宜泻法兼灸。每日1～2次。

（3）湿热蕴结：可选取肝俞、阳陵泉、支沟、侠溪、天枢、水分、三阴交穴，用泻法。每日1～2次。

（4）肝脾血瘀：可选取期门、章门、石门、三阴交、梁门穴，用泻法。每日1～2次。

（二）虚证

（1）脾肾阳虚：可选取脾俞、章门、肾俞、关元（灸）穴，宜补法兼灸。每日1～2次。

（2）肝肾阴虚：可选取肝俞、肾俞、神门、太溪、三阴交、中脘穴，用补法，可加灸。每日1～2次。

第三节 积 聚

积聚是指以腹内结块，或胀或痛为主要临床表现的一种病证。积是有形，固定不移，痛有定处，病属血分，乃为脏病；聚是无形，聚散无常，痛无定处，病在气分，乃为腑病。积与聚关系密切，故并而讨论。

积聚之名首见于《内经》，《灵枢·五变》篇说："人之善病肠中积聚者……如此则胃肠恶，恶则邪气留止，积聚乃伤。"《金匮要略·五脏风寒积聚病脉证并治》篇说明了积与聚的不同，指出："积者，脏病也，终不移；聚者，腑病也，发作有时，辗转痛移。"《景岳全书·积聚》篇认为积聚的治疗"总其要不过四法，曰攻曰消曰散曰补，四者而已。"《医宗必读·积聚》提出积聚应分初、中、末三阶段而治疗的原则。在古代医籍中，积聚亦称为癥瘕，如《诸病源候论·癥瘕病诸候》指出："癥瘕者，皆由寒温不调，饮食不化，与脏器相搏结所生也。其病不动者，直名为癥；如病虽有结瘕而可推移者，名为瘕。瘕者假也，谓虚假可动也。"《杂病广要·积聚》篇更明确指出："癥即积，瘕即聚。"

现代医学的肝脾肿大、腹腔肿瘤及增生性肠结核等疾病，多属"积"之范畴；而胃肠功能紊乱、不完全性肠梗阻等疾病所致的包块多属"聚"之范畴，可参考本节进行辨证论治。

一、病因病机

积聚的发生，多因情志失调，或饮食所伤，或寒邪外袭，以及病后体虚，或黄疸、疟疾等经久不愈，致肝脾受损，脏腑失和，气机阻滞，瘀血内停或痰湿凝滞而成。

（一）情志失调

情志不舒，肝气郁结，气机阻滞，血行不畅，气滞血瘀，日积月累，结积成块发为积聚，《金匮翼·积聚统论》篇说："凡忧思郁怒，久不得解者，多成此疾。"

（二）饮食所伤

酒食不节，饥饱失宜，损伤脾胃，脾失健运，精微不布，湿浊凝聚成痰，痰阻气机，血行不畅，脉络壅塞，痰浊和气血搏结，而成本病。另外若纳食时遇怒，食气交阻，气机不畅，也可形成聚证。

（三）感受寒湿

寒湿侵袭，伤及中阳，脾不健运，湿痰内聚，阻滞气机，气血瘀滞渐成积块。《灵枢·百病始生》篇说："积之始生，得寒乃生。"亦有风寒侵袭，复因饮食所伤，脾失健运，湿浊不化，凝聚成痰，风、寒、痰、食诸邪与气血搏结，壅塞脉络；或外感寒邪，复因情志内伤，气因寒遏，脉络不畅，阴血凝聚亦可形成积聚。

（四）久病邪恋

黄疸、胁痛病后，湿浊流连，气血蕴结；或久疟不愈，痰血凝结，脉络痹阻；或感染虫毒，致肝脾不和，气血凝滞；或久泻、久痢之后，脾气虚弱，营血运行不畅，均可导致积聚。积聚之病位主要在于肝脾。若肝气不畅，脾运失职，肝脾失调，可致气血凝滞，壅塞不通，形成腹中结块。

积聚之病机主要是气滞所导致的瘀血内结，至于湿热、风寒、痰浊均是促成气滞血瘀的间接因素。

同时，本病的形成、病机演变与正气强弱密切相关，正如《素问·经脉别论》说："勇者气行则已，怯者则著而为病也。"一般初病多实，久则多虚实夹杂，后期则正虚邪实。少数聚证日久不愈，可以由气入血，转化为积证。癥积日久，瘀阻气滞，脾运失健，生化乏源，可导致气虚、血亏，甚则气阴并亏。若正气愈亏，气虚血涩，则癥积愈加不易消散，甚则逐渐增大。如病势进一步发展，还可以出现一些严重变证，如肝脾统藏失职，或瘀热灼伤血络，可致出血；若湿热蕴结中焦，可出现黄疸；如水湿泛滥，可出现腹满肢肿等症。

二、诊断

（一）症状

积证以腹部可扪及或大或小、质地或软或硬的包块，并有胀痛或刺痛。积块出现之前，相应部位常有疼痛，或兼恶心、呕吐、腹胀，以及倦怠乏力，胃纳减退，逐渐消瘦等正气亏虚的症状。而积证的后期，一般虚损症状均较为突出。聚证以腹中气聚、攻窜胀痛、时作时止为临床特征。其发作时，可见病变部位有气聚胀满的现象，但一般扪不到包块，缓解时气聚胀满现象消失。

（二）检查

结合病史，做 B 超、CT、胃肠钡剂 X 线检查及纤维内窥镜检查等有助于诊断。

三、鉴别诊断

积聚应与痞满相鉴别。痞满是指脘腹部痞塞胀满，为自觉症状，无块状物可触及；积聚则是腹内结块，或痛或胀，不仅有自觉症状，还可以触及结块。

四、辨证

积聚之证，按其病情和病机的不同，分别为积为聚；但就临床所见，每有先因气滞为聚，日久则血瘀成积，由于在病机上不能绝对划分，故前人以积聚并称。为了临证便于掌握，所以下面分别论述。

（一）聚证

1. 肝气郁结

证候：腹中结块，时聚时散，攻窜胀痛，或脘胁胀闷不适，苔白，脉弦。

分析：肝失疏泄，气结作梗，腹气结聚，气机不畅，聚散失常，故结块时聚时散，攻窜胀痛，或脘胁胀闷不适；脉弦为肝气不舒，气机不利之象。

2. 食滞痰阻

证候：腹胀或痛，时有条索状物聚起，按则胀痛更甚，便秘，纳呆，舌苔腻，脉弦滑。

分析：食滞胃肠，脾运失司，湿痰内生，痰食互阻，气机不畅，故见腹胀或痛，便秘，纳呆；痰食阻滞，气聚不散，故腹部聚起条索状物，按之阻滞加重，故胀痛更甚；苔腻，脉弦滑均为食滞痰阻之象。

（二）积证

1. 气滞血阻

证候：腹部积块软而不坚，固着不移，胀痛不适，舌苔薄，脉弦。

分析：气滞血阻，脉络不和，积而成块，故腹部积块固着不移，胀痛不适；病属初起，积犹未久，积块软而不坚；脉弦为气滞之象。

2. 瘀血内结

证候：腹部积块硬痛不移，隐痛或刺痛，面黧，消瘦，纳减乏力，面颈胸臂或有赤脉如缕，女子月事不下，舌质紫黯或有瘀斑瘀点，脉细涩。

分析：气血凝结，脉络阻塞，血瘀成块，故腹部积块硬痛不移；营卫不和，脾胃失调，故纳减乏力，消瘦；瘀血阻滞，经脉不畅，故面黧，面颈胸臂或有赤脉如缕，女子月事不下；舌暗紫，脉细涩，均为病在血分，瘀血内结之象。

3. 正虚血结

证候：积块坚硬，疼痛逐渐加重，面色萎黄或黧黑，肌肉瘦削，饮食大减，神倦乏力，甚则面肢浮肿，舌质淡紫，舌光无苔，脉细数或弦细。

分析：积块日久，血络瘀结，故积块日益坚硬，疼痛逐渐加重；瘀血久积，中气大伤，运化无权，故饮食大减，肌肉瘦削，神倦乏力；血瘀日久，新血不生，营气大虚，故面色萎黄，甚或黧黑；"血不利则为水"，气血瘀阻，水湿泛滥，则面肢浮肿；舌质淡紫，舌光无苔，脉细数或弦细，均为瘀血积久，气血耗伤，津液枯竭之象。

五、治疗

积证治疗宜分为初、中、末三阶段。初期多为邪实正未衰，治应以攻为主；中期多为邪实正虚，治应消补兼施；后期正虚为甚，应在培补气血扶正基础上，酌加攻瘀之剂。若气滞血阻者，予以理气活血；血瘀为主者，予以活血化瘀散结。

（一）中药治疗

1. 聚证

（1）肝气郁结：①治法：疏肝解郁，行气散结。②处方：逍遥散。方中柴胡、白芍、当归、薄荷养血疏肝；白术、茯苓、甘草调理脾胃。若气滞甚者，可加香附、青皮、木香等疏肝理气之品；若兼瘀象者，加玄胡、莪术等；若寒湿中阻，症见脘腹痞满，食少纳呆，舌苔白腻，脉象弦缓者，可用木香顺气散以温中散寒，行气化湿。

（2）食滞痰阻：①治法：理气化痰，导滞散结。②处方：六磨汤。方中大黄、枳实、槟榔行气导滞通便；沉香、木香、乌药理气化痰，气机通畅，痰聚自散。若痰湿较重，兼有食滞，腹气虽通，苔腻不化者，可用平胃散加山楂、六曲等以健脾消导，燥湿化痰；若因蛔虫结聚，阻于肠道者，可加鹤虱、雷丸、使君子等驱虫药。

2. 积证

（1）气滞血阻：①治法：理气活血，通络消积。②处方：金铃子散合失笑散。方中以金铃子疏肝理气；玄胡活血止痛，并以蒲黄、五灵脂活血祛瘀，使气血流通。若兼烦热口干、舌红，脉弦细者，加丹皮、山栀、赤芍、黄芩等凉血清热；若腹中冷痛，畏寒喜温，舌苔白，脉缓，可加肉桂、吴茱萸、当归等温经祛寒散结。

（2）瘀血内结：①治法：祛瘀软坚，兼调脾胃。②处方：膈下逐瘀汤加减。方中当归、川芎、桃仁、红花、赤芍、五灵脂、丹皮、玄胡活血化瘀；香附、乌药、枳壳行气止痛；甘草益气缓中。并可加川楝子、三棱、莪术等以增强祛瘀软坚之力。本方与六君子汤间服，以补益脾胃，为攻补兼施之法。

（3）正虚瘀结：①治法：补益气血，活血化瘀。②处方：八珍汤合化积丸。方中以三棱、莪术、香附、苏木、五灵脂、瓦楞子活血祛瘀，软坚散结；阿魏消痞去积；海浮石化痰软坚散结；槟榔理气泻下（便溏或腹泻者不宜使用）。积块日久，正气大伤，方用八珍汤大补气血。如头晕目眩，舌光无苔，脉象细数，阴伤甚者，可加生地、北沙参、枸杞、石斛等以养其津液。虽正气大伤，但积块坚硬，气血瘀滞，故用化积丸，上述两方可间服，并可根据病情采用补一攻一，或补二攻一治法。

（二）针灸治疗

1. 基本处方

肝俞、脾俞、期门、章门、中脘。

肝俞、脾俞与期门、章门，乃俞募配穴法，以理气化结；脏会章门，腑会中脘，通调腹气，化积消聚。

2. 加减运用

肝气郁结证：加膻中、太冲、阳陵泉以疏肝解郁、行气散结。诸穴针用泻法。

食滞痰阻证：加下脘、丰隆以消食化痰，下脘针用泻法。余穴针用平补平泻法。

气滞血阻证：加太冲、血海、三阴交以理气活血、通络消积。诸穴针用泻法。

瘀血内结证：加合谷、血海、三阴交以祛瘀软坚、兼调脾胃。诸穴针用泻法。

正虚血结证：加胃俞、足三里以补益气血、活血化瘀。诸穴针用平补平泻法，或加灸法。

3. 其他

耳针疗法：取肝、脾、胃，毫针浅刺，每次留针 30 分钟，每日 1 次；或用王不留籽贴压。穴位注射疗法：取基本处方，用丹参注射液，或维生素 B_1、维生素 B_{12} 注射液，每穴每次注射 0.5～1 毫升，每日 1 次，10 次为 1 疗程。

第四节　黄　疸

黄疸是以目黄、身黄、小便黄为主症的一种病证，其中目睛黄染为本病的重要特征。

《内经》即有关于黄疸病名和主要症状的记载，如《素问·平人气象论》说："溺黄赤，安卧者，黄疸，……目黄者曰黄疸。"

汉·张仲景《伤寒杂病论》把黄疸分为黄疸、谷疸、酒疸、女劳疸、黑疸五种，并对各种黄疸的形成机制、症状特点进行了探讨，其创制的茵陈蒿汤成为历代治疗黄疸的重要方剂。《诸病源候论》根据本病发病情况和所出现的不同症状，区分为二十八候。《圣济总录》又分为九疸、三十六黄。两书都记述了黄疸的危重证候"急黄"，并提到了"阴黄"一证。

宋·韩祗和《伤寒微旨论·阴黄证》除论述了黄疸的"阳证"外，并详述了阴黄的辨证施治，指出："伤寒病发黄者，古今皆为阳证治之……无治阴黄法。"

元·罗天益在《卫生宝鉴》中又进一步把阳黄与阴黄的辨证施治加以系统化，对临床具有重要指导意义。程钟龄《医学心悟》创制茵陈术附汤，至今仍为治疗阴黄的代表方剂。《景岳全书·黄疸》篇提出了"胆黄"的病名，认为"胆伤则胆气败，而胆液泄，故为此证。"初步认识到黄疸的发生与胆液外泄有关。

清·沈金鳌《沈氏尊生书·黄疸》篇有"天行疫疠，以致发黄者，俗称之瘟黄，杀人最急"的记载，对黄疸可有传染性及严重的预后转归有所认识。

本节讨论以身目黄染为主要表现的病证。黄疸常与胁痛、癥积、鼓胀等病证并见，应与之互参。本病证与西医所述黄疸意义相同，可涉及西医学中肝细胞性黄疸、阻塞性黄疸和溶血性黄疸。临床常见的急慢性肝炎、肝硬化、胆囊炎、胆结石、钩端螺旋体病、蚕豆黄及某些消化系统肿瘤等疾病，凡出现黄疸者，均可参照本节辨证施治。

一、病因病机

黄疸的病因有外感和内伤两个方面，外感多属湿热疫毒所致，内伤常与饮食、劳倦、病后有关。黄疸的病机关键是湿，由于湿邪困遏脾胃，壅塞肝胆，疏泄失常，胆汁泛溢而发生黄疸。

（一）病因

1. 外感湿热疫毒

夏秋季节，暑湿当令，或因湿热偏盛，由表入里，内蕴中焦，湿郁热蒸，不得泄越，而致发病。若湿热夹时邪疫毒伤人，则病势尤为暴急，具有传染性，表现热毒炽盛，内及营血的危重现象，称为急黄。如《诸病源候论·急黄候》指出：“脾胃有热，谷气郁蒸，因为热毒所加，故卒然发黄，心满气喘，命在顷刻，故云急黄也。”

2. 内伤饮食、劳倦

（1）过食酒热甘肥或饮食不洁：长期嗜酒无度，或过食肥甘厚腻，或饮食污染不洁，脾胃损伤，运化失职，湿浊内生，郁而化热，湿热熏蒸，胆汁泛溢而发为黄疸。如《金匮要略·黄疸病脉证并治》说：“谷气不消，胃中苦浊，浊气下流，小便不通……身体尽黄，名曰谷疸。”《圣济总录·黄疸门》说：“大率多因酒食过度，水谷相并，积于脾胃，复为风湿所搏，热气郁蒸，所以发为黄疸。”

（2）饮食饥饱、生冷或劳倦病后伤脾：长期饥饱失常，或恣食生冷，或劳倦太过，或病后脾阳受损，都可导致脾虚寒湿内生，困遏中焦，壅塞肝胆，致使胆液不循常道，外溢肌肤而为黄疸。

如《类证治裁·黄疸》篇说："阴黄系脾脏寒湿不运，与胆液浸淫，外渍肌肤，则发而为黄。"

3. 病后续发

胁痛、癥积或其他疾病之后，瘀血阻滞，湿热残留，日久损肝伤脾，湿遏瘀阻，胆汁泛溢肌肤，也可产生黄疸。如《张氏医通·杂门》指出："有瘀血发黄，大便必黑，腹胁有块或胀，脉沉或弦。"

（二）病机

黄疸的病理因素有湿邪、热邪、寒邪、疫毒、气滞、瘀血六种，但其中以湿邪为主，黄疸形成的关键是湿邪为患，如《金匮要略·黄疸病脉证并治》篇指出："黄家所得，从湿得之。"

湿邪既可从外感受，亦可自内而生。如外感湿热疫毒，为湿从外受；饮食劳倦或病后瘀阻湿滞，属湿自内生。由于湿邪壅阻中焦，脾胃失健，肝气郁滞，疏泄不利，致胆汁输泄失常，胆液不循常道，外溢肌肤，下注膀胱，而发为目黄、肤黄、小便黄之病证。

黄疸的病位主要在脾胃肝胆，黄疸的病理表现有湿热和寒湿两端。由于致病因素不同及个体素质的差异，湿邪可从热化或从寒化。由于湿热所伤或过食甘肥酒热，或素体胃热偏盛，则湿从热化，湿热交蒸，发为阳黄。由于湿和热的偏盛不同，阳黄有热重于湿和湿重于热的区别。如湿热蕴积化毒，疫毒炽盛，充斥三焦，深入营血，内陷心肝，可见猝然发黄，神昏谵妄，痉厥出血等危重症，称为急黄。若病因寒湿伤人，或素体脾胃虚寒，或久病脾阳受伤，则湿从寒化。寒湿瘀滞，中阳不振，脾虚失运，胆液为湿邪所阻，表现为阴黄证。如黄疸日久，脾失健运，气血亏虚，湿滞残留，面目肌肤淡黄晦暗久久不能消退，则形成阴黄的脾虚血亏证。

阳黄、急黄、阴黄在一定条件下可以相互转化。如阳黄治疗不当，病情发展，病状急剧加重，热势鸱张，侵犯营血，内蒙心窍，引动肝风，则发为急黄。如阳黄误治失治，迁延日久，脾阳损伤，湿从寒化，则可转为阴黄。如阴黄复感外邪，湿郁化热，又可呈阳黄表现，病情较为复杂。

在黄疸的预后转归方面，一般说来，阳黄病程较短，消退较易；但阳黄湿重于热者，消退较缓，应防其迁延转为阴黄。急黄为阳黄的重症，湿热疫毒炽盛，病情重笃，常可危及生命，若救治得当，亦可转危为安。阴黄病程缠绵，收效较慢；倘若湿浊瘀阻肝胆脉络，黄疸可能数月或经年不退，须耐心调治。总之黄疸以速退为顺，如《金匮要略·黄疸病脉证并治》指出："黄疸之病，当以十八日为期，治之十日以上瘥，反剧者为难治。"若久病不愈，气血瘀滞，伤及肝脾，则有酿成癥积、鼓胀之可能。

二、诊查要点

（一）诊断依据

（1）目黄、肤黄、小便黄，其中目睛黄染为本病的重要特征。

（2）常伴食欲减退，恶心呕吐，胁痛腹胀等症状。

（3）常有外感湿热疫毒，内伤酒食不节，或有胁痛、癥积等病史。

（二）病证鉴别

1. 黄疸与萎黄

黄疸发病与感受外邪、饮食劳倦或病后有关；其病机为湿滞脾胃，肝胆失疏，胆汁外溢；其主症为身黄、目黄、小便黄。萎黄之病因与饥饱劳倦、食滞虫积或病后失血有关；其病机为脾胃虚弱，气血不足，肌肤失养；其主症为肌肤萎黄不泽，目睛及小便不黄，常伴头昏倦怠，心悸少寐，纳少便溏等症状。

2. 阳黄与阴黄

临证应根据黄疸的色泽，并结合症状、病史予以鉴别。阳黄黄色鲜明，发病急，病程短，常伴身热，口干苦，舌苔黄腻，脉象弦数。急黄为阳黄之重症，病情急骤，疸色如金，兼见神昏、发斑、出血等危象。阴黄黄色晦暗，病程长，病势缓，常伴纳少、乏力、舌淡、脉沉迟或细缓。

（三）相关检查

血清总胆红素能准确地反映黄疸的程度，结合胆红素、非结合胆红素定量对鉴别黄疸类型有重要意义。

尿胆红素及尿胆原检查亦有助鉴别。

此外，肝功能、肝炎病毒指标、B超、CT、MRI、胃肠钡餐检查、消化道纤维内镜、逆行胰胆管造影、肝穿刺活检等均有利于确定黄疸的原因。

三、辨证要点

黄疸的辨证，应以阴阳为纲，阳黄以湿热疫毒为主，其中有热重于湿、湿重于热、胆腑郁热与疫毒炽盛的不同；阴黄以脾虚寒湿为主，注意有无血虚血瘀表现。临证应根据黄疸的色泽，结合病史、症状，区别阳黄与阴黄。

四、治疗要点

黄疸的治疗大法，主要为化湿邪，利小便。化湿可以退黄，如属湿热，当清热化湿，必要时还应通利腑气，以使湿热下泄；如属寒湿，应予健脾温化。利小便，主要是通过淡渗利湿，达到退黄的目的。正如《金匮要略》所说："诸病黄家，但利其小便。"至于急黄热毒炽盛，邪入心营者，又当以清热解毒、凉营开窍为主；阴黄脾虚湿滞者，治以健脾养血，利湿退黄。

五、证治分类

（一）阳黄

1. 热重于湿证

身目俱黄，黄色鲜明，发热口渴，或见心中懊侬，腹部胀闷，口干而苦，恶心呕吐，小便短少黄赤，大便秘结，舌苔黄腻，脉象弦数。

证机概要：湿热熏蒸，困遏脾胃，壅滞肝胆，胆汁泛溢。

治法：清热通腑，利湿退黄。

代表方：茵陈蒿汤加减。本方有清热通腑，利湿退黄的作用，是治疗湿热黄疸的主方。

常用药：茵陈蒿为清热利湿退黄之要药；栀子、大黄、黄柏、连翘、垂盆草、蒲公英，清热泻下；茯苓、滑石、车前草利湿清热，使邪从小便而去。

如胁痛较甚，可加柴胡、郁金、川楝子、延胡索等疏肝理气止痛；如热毒内盛，心烦懊恼，可加黄连、龙胆草，以增强清热解毒作用；如恶心呕吐，可加橘皮、竹茹、半夏等和胃止呕。

2. 湿重于热证

身目俱黄，黄色不及前者鲜明，头重身困，胸脘痞满，食欲减退，恶心呕吐，腹胀或大便溏垢，舌苔厚腻微黄，脉象濡数或濡缓。

证机概要：湿遏热伏，困阻中焦，胆汁不循常道。

治法：利湿化浊运脾，佐以清热。

代表方：茵陈五苓散合甘露消毒丹加减。二方比较，前者作用在于利湿退黄，使邪从小便中去；后者作用在于利湿化浊，清热解毒，是湿热并治的方剂。

常用药：藿香、白蔻仁、陈皮芳香化浊，行气悦脾；茵陈蒿、车前子、茯苓、黄芩、连翘利湿清热退黄。

如湿阻气机，胸腹痞胀，呕恶纳差等症较著，可加入苍术、厚朴、半夏，以健脾燥湿，行气和胃。

本证湿重于热，湿为阴邪，黏腻难解，治法当以利湿化浊运脾为主，佐以清热，不可过用苦寒，以免脾阳受损。如治疗失当，迁延日久，则易转为阴黄。如邪郁肌表，寒热头痛，宜先用麻黄连翘赤小豆汤疏表清热，利湿退黄，常用药如麻黄、藿香疏表化湿，连翘、赤小豆、生梓白皮清热利湿解毒，甘草和中。

3. 胆腑郁热证

身目发黄，黄色鲜明，上腹、右胁胀闷疼痛，牵引肩背，身热不退，或寒热往来，口苦咽干，呕吐呃逆，尿黄赤，大便秘结，苔黄舌红，脉弦滑数。

证机概要：湿热砂石郁滞，脾胃不和，肝胆失疏。

治法：疏肝泄热，利胆退黄。

代表方：大柴胡汤加减。本方有疏肝利胆，通腑泄热的作用，适用于肝胆失和，胃腑结热之证。

常用药：柴胡、黄芩、半夏和解少阳，和胃降逆；大黄、枳实通腑泄热；郁金、佛手、茵陈、山栀疏肝利胆退黄；白芍、甘草缓急止痛。

若砂石阻滞，可加金钱草、海金沙、玄明粉利胆化石；恶心呕逆明显，加厚朴、竹茹、陈皮和胃降逆。

4. 疫毒炽盛证（急黄）

发病急骤，黄疸迅速加深，其色如金，皮肤瘙痒，高热口渴，胁痛腹满，神昏谵语，烦躁抽搐，或见衄血、便血，或肌肤瘀斑，舌质红绛，苔黄而燥，脉弦滑或数。

证机概要：湿热疫毒炽盛，深入营血，内陷心肝。

治法：清热解毒，凉血开窍。

代表方：《千金》犀角散加味。本方功能清热退黄，凉营解毒，适用于湿热疫毒所致的急黄。

常用药：犀角（用水牛角代）、黄连、栀子、大黄、板蓝根、生地、玄参、丹皮清热凉血解毒；茵陈、土茯苓利湿清热退黄。

如神昏谵语，加服安宫牛黄丸以凉开透窍；如动风抽搐者，加用钩藤、石决明，另服羚羊角粉或紫雪丹，以熄风止痉；如衄血、便血、肌肤瘀斑重者，可加黑地榆、侧柏叶、紫草、茜根炭等凉血止血；如腹大有水，小便短少不利，可加马鞭草、木通、白茅根、车前草，并另服琥珀、车前仁、沉香粉，以通利小便。

（二）阴黄

1. 寒湿阻遏证

身目俱黄，黄色晦暗，或如烟熏，脘腹痞胀，纳呆减少，大便不实，神疲畏寒，口淡不渴，舌淡苔腻，脉濡缓或沉迟。

证机概要：中阳不振，寒湿滞留，肝胆失于疏泄。

治法：温中化湿，健脾和胃。

代表方：茵陈术附汤加减。本方温化寒湿，用于寒湿阻滞之阴黄。

常用药：附子、白术、干姜，温中健脾化湿；茵陈、茯苓、泽泻、猪苓，利湿退黄。

若脘腹胀满，胸闷、呕恶显著，可加苍术、厚朴、半夏、陈皮，以健脾燥湿，行气和胃；若胁腹疼痛作胀，肝脾同病者，当酌加柴胡、香附以疏肝理气；若湿浊不清，气滞血结，胁下癥结疼痛，腹部胀满，肤色苍黄或黧黑，可加服硝石矾石散，以化浊祛瘀软坚。

2. 脾虚湿滞证

面目及肌肤淡黄，甚则晦暗不泽，肢软乏力，心悸气短，大便溏薄，舌质淡苔薄，脉濡细。

证机概要：黄疸日久，脾虚血亏，湿滞残留。

治法：健脾养血，利湿退黄。

代表方：黄芪建中汤加减。本方可温中补虚，调养气血，适用于气血亏虚，脾胃虚寒之证。

常用药：黄芪、桂枝、生姜、白术益气温中；当归、白芍、甘草、大枣补养气血；茵陈、茯苓利湿退黄。

如气虚乏力明显者，应重用黄芪，并加党参，以增强补气作用；畏寒，肢冷，舌淡者，宜加附子温阳祛寒；心悸不宁，脉细而弱者，加熟地、何首乌、酸枣仁等补血养心。

（三）黄疸消退后的调治

黄疸消退，有时并不代表病已痊愈。如湿邪不清，肝脾气血未复，可导致病情迁延不愈，或黄疸反复发生，甚至转成癥积、鼓胀。因此，黄疸消退后，仍须根据病情继续调治。

1. 湿热留恋证

脘痞腹胀，胁肋隐痛，饮食减少，口中干苦，小便黄赤，苔腻，脉濡数。

证机概要：湿热留恋，余邪未清。

治法：清热利湿

代表方：茵陈四苓散加减。

常用药：茵陈、黄芩、黄柏清热化湿；茯苓、泽泻、车前草淡渗分利；苍术、苏梗、陈皮化湿行气宽中。

2. 肝脾不调证

脘腹痞闷，肢倦乏力，胁肋隐痛不适，饮食欠香，大便不调，舌苔薄白，脉来细弦。

证机概要：肝脾不调，疏运失职。

治法：调和肝脾，理气助运。

代表方：柴胡疏肝散或归芍六君子汤加减。前方偏重于疏肝理气，用于肝脾气滞者；后方偏重于调养肝脾，用于肝血不足，脾气亏虚者。

常用药：当归、白芍、柴胡、枳壳、香附、郁金养血疏肝；党参、白术、茯苓、山药益气健脾；陈皮、山楂、麦芽理气助运。

3. 气滞血瘀证

胁下结块，隐痛、刺痛不适，胸胁胀闷，面颈部见有赤丝红纹，舌有紫斑或紫点，脉涩。

证机概要：气滞血瘀，积块留着。

治法：疏肝理气，活血化瘀。

代表方：逍遥散合鳖甲煎丸。

常用药：柴胡、枳壳、香附疏肝理气；当归、赤芍、丹参、桃仁、莪术活血化瘀。并服鳖甲煎丸，以软坚消积。

六、预防调护

（一）预防

黄疸与多种疾病有关，本病要针对不同病因予以预防。

（1）在饮食方面，要讲究卫生，避免不洁食物，注意饮食节制，勿过嗜辛热甘肥食物，应戒酒类饮料。

（2）对有传染性的患者，从发病之日起至少隔离 30～45 天，并注意餐具消毒，防止传染他人。注射用具及手术器械宜严格消毒，避免血液制品的污染，防止血液途径传染。

（3）注意起居有常，不妄作劳，顺应四时变化，以免正气损伤，体质虚弱，邪气乘袭。

（4）有传染性的黄疸病流行期间，可进行预防服药，可用茵陈蒿 90 克，生甘草 6 克，或决明子 15 克，贯众 15 克，生甘草 10 克，或茵陈蒿 30 克，凤尾草 15 克，水煎，连服 3～7 日。

（二）调护

关于本病的调护，应注意以下几个方面。

（1）在发病初期，应卧床休息，急黄患者须绝对卧床。

（2）恢复期和转为慢性久病患者，可适当参加体育活动，如散步、太极拳、静养功之类。

（3）保持心情愉快舒畅，肝气条达，有助于病情康复。

（4）进食富于营养而易消化的饮食，以补脾益肝；禁食辛辣、油腻、酒热之品，防止助湿生热，碍脾运化。

（5）密切观察脉证变化，若出现黄疸加深，或出现斑疹吐衄，神昏痉厥，应考虑热毒耗阴动血，邪犯心肝，属病情恶化之兆；如出现脉象微弱欲绝，或散乱无根，神志恍惚，烦躁不安，为正气欲脱之征象，均须及时救治。

第七章

肾系病证

第一节　水　肿

一、概说

体内水液潴留，泛滥肌肤，引起头面、目窠、四肢、腹部、甚至全身浮肿者，称为水肿。本病在《内经》称为"水"，《金匮》称为"水气"。究其致病之因，由于外感风邪水湿，或因内伤饮食劳倦，以致水液的正常运行发生障碍，遂泛滥而为肿。按人体内水液的运行，依靠肺气之通调，脾气之转输，肾气之开阖，而焦司决渎之权，能使膀胱气化畅行，小便因而通利。故肺、脾、肾三脏功能的障碍，对于水肿的形成，实有重大的关系。

本病的分类，《内经》曾按证候分为风水、石水、涌水。《金匮》从病因脉证而分为风水、皮水、正水、石水；又按五脏的证候而分为心水、肝水、肺水、脾水、肾水。至元代朱丹溪总结前人的理论与经验，将水肿分为阴水与阳水两大类。后人根据朱氏之说，在阴水、阳水两大类的基础上加以分型，对辨证有进一步的认识。

本病的治疗，在汉唐以前，主要以攻逐、发汗、利小便等为大法。其后乃增入健脾、补肾、温阳以及攻补兼施等法，在治疗上有了很大的发展。

二、病因病机

（1）风邪外袭，肺气不宣。肺主一身之表，外合皮毛，如肺为风邪所袭，则肺气不能通调水道，下输膀胱，以致风遏水阻，风水相搏，流溢于肌肤，发为水肿。

（2）居处潮湿，或涉水冒雨，水湿之气内侵，或平素饮食不节，湿蕴于中，脾失健运，不能升清降浊，致水湿不得下行，泛于肌肤，而成水肿。如湿郁化热，湿热交蒸，而小便不利，亦可形成水肿。

（3）劳倦伤脾，兼之饥饱不调，致脾气日渐亏损。脾主为胃行其津液，散精于肺，以输布全身；今脾虚则水液不能蒸化，停聚不行，一旦土不制水，泛滥横溢，遂成水肿。

（4）房事不节，或精神过用，肾气内伤；肾虚则开阖不利，膀胱气化失常，水液停积，以至泛滥横溢，形成水肿。

综上所述，凡因风邪外侵（肺）、雨湿浸淫、饮食不节等因素而成水肿者，多为阳水；其因劳倦内伤、房事过度，致脾、肾虚而成水肿者，多为阴水。但阳水久延不退，致正气日衰，水邪日盛，亦可转为阴水。若阴水复感外邪，水肿增剧，标证居主要地位时，又当急则治标，从阳水论治（与初起阳水实证治法，当然有所区别）。不但如此，在发病机理上，肺、脾、肾三者又是相互联系、相互影响的。正如张景岳说："凡水肿等证，乃肺脾肾三脏相干之病。盖水为至阴，故其本在肾；水化于气，故其标在肺；水唯畏土，故其制在脾。今肺虚则气不化精而化水，脾虚则土不制水而反克，肾虚则水无所主而妄行。"从这段文字中，对本病说明在肺与肾的关系上是母子相传。如果肾水上泛，传入肺经，而使肺气不降，失去通调水道的功能，可促使肾气更虚，水邪更盛；相反，肺经受邪而传入肾经时，亦能引起同样的结果。他又说明在脾与肾的关系上是相制相助。如脾虚不能制水，水湿壅盛，必损其阳，故脾虚的进一步发展，必然导致肾阳亦衰；倘肾阳衰微，不能温养脾土，可使本病更加严重。因此，肺脾肾三脏之间的关系，以肾为本，以肺为标，而以脾为中流的砥柱，实为治疗本病的关键所在。

三、辨证施治

水肿初起，大都从目睑部开始，继则延及头面四肢以至全身。也有从下肢开始，然后及于全身的。如病势严重，可兼见腹满胸闷、气喘不得平卧等证。在治疗方法上，如《素问·汤液醪醴论》说："平治于权衡，去菀陈莝……开鬼门，洁净府。"《金匮要略》也说："诸有水者，腰以下肿，当利小便；腰以上肿，当发汗乃愈。"目前在临床上根据这些原则，主要有发汗、利尿、逐水，以及健脾益气、温肾降浊等法；而这几种方法，或一法独进，或数法合施，须视疾病的轻重和需要而选择应用。兹将阳水与阴水的分型证治，分别叙述如下。

（一）阳水

1. 风水泛滥

（1）主证：目睑浮肿，继则四肢及全身皆肿，来势迅速，肢节酸重。小便不利，多有恶寒、恶风、发热等证，或咳嗽而喘，舌苔薄白，脉浮紧。或喉关红肿，舌质红而脉浮数。

（2）证候分析：水气内停，风邪外袭，风为阳邪，其性上行，风水相搏，故其肿自上起而发展迅速。邪在肌表，壅遏经隧，故肢节酸重。膀胱气化失常，故小便不利，且有恶风、寒热等表证。风水上犯于肺，则咳嗽而喘。若风热交侵，亦有喉痛或喉蛾肿大者。苔薄白，脉浮紧，是风水偏寒；舌质红，脉浮数，则是风水兼热。

（3）治法：祛风行水。

（4）方药：越婢加术汤为主方。方中麻黄、石膏宣肺清热，白术健脾制水，使肺气得通，水湿得下，则风水自除。热不甚的去石膏，加鲜茅根以清热利小便，收效亦速。表邪甚而偏寒的，去石膏，加羌活、防风。咳喘可加杏仁、陈皮；甚者加桑白皮、葶苈子以泻肺气。如咽喉红肿疼痛，则加牛蒡、象贝、黄芩之类以清肺热。

若汗出恶风，身重而水肿不退，卫阳已虚者，则宜助卫气以行水湿之邪，用防己黄芪汤加味。

2. 水湿浸渍

（1）主证：肢体浮肿，按之没指，小便短少，身体重而困倦，舌苔白腻，脉沉缓。

（2）证候分析：水湿之邪，浸渍肌肤，壅阻不行，故肢体浮肿。水湿内聚，三焦决渎失司，膀胱气化不行，所以小便不利。水湿日增而无出路，故肿势日甚，按之凹陷没指。身重而倦，脉沉缓，苔白腻，都是水湿内停、阳气不运的征象。

（3）治法：通阳利水。

（4）方药：五苓散合五皮饮为主方。五苓散温阳利水，五皮饮消肿行水，二方合用，利水消肿之力更大。如上半身肿甚而喘者，加麻黄、杏仁。舌苔白厚。口淡，神倦脘胀，下半身肿重难行者，去桑白皮，加厚朴、川椒目、防己以行气化湿；如怯寒肢冷，脉沉迟者，再加附子、干姜以助阳化气，而行水湿。

3. 湿热壅盛

（1）主证：遍身浮肿，皮色润泽光亮，胸腹痞闷，烦热，小便短赤，或大便干结，舌苔黄腻，脉沉数。

（2）证候分析：水湿之邪化热，壅于肌肤经隧之间，故身浮肿而润泽光亮。湿热熏蒸，气机升降失常，故胸腹痞闷而烦热。湿热下注，膀胱输化无权，故小便短赤。湿热壅滞，肠失传导，故大便干结。苔黄腻，脉沉数，乃湿热壅盛，已属里实之象。

（3）治法：分利湿热。

（4）方药：疏凿饮子为主方。本方能攻逐水湿，具有上下表里分消之力，使蓄积之水从二便排去，水去热清，则肿势自退。此为治湿热水肿实证的一般泻剂。若腹满不减，大便秘结的，可合用己椒苈黄丸以助攻泻之力，使水从大便而下泄。若证势严重，兼见气粗喘满，倚息不得卧，脉弦数有力者，为水在胸中，上迫于肺，肺气不降，宜泻肺行水为主，可用五苓、五皮等方，合葶苈大枣泻肺汤，以泻胸中的水气。

（二）阴水

1. 脾阳不运

（1）主证：身肿腰以下为甚，按之凹陷不易恢复，脘闷腹胀，纳减便溏，面色萎黄，神倦肢冷，小便短少，舌质淡，苔白滑，脉沉缓。

（2）证候分析：由于中阳不足，气不化水，致下焦水邪泛滥，故身肿腰以下为甚，按之凹陷而不起。脾阳不振，运化无力，故脘闷纳减，腹胀便溏。脾虚则气不华色，阳不卫外，故面色萎黄，神倦肢冷。阳不化气，则水湿不行而小便短少。舌淡，苔白滑，脉沉缓，是脾虚水聚、阳气不运之象。治法：温运脾阳，以利水湿。

（3）方药：实脾饮为主方。方中有白术、茯苓、附子、干姜之温运脾阳，化气行水，为本方的主力。如水湿过重，可加入桂枝、猪苓、泽泻，以助膀胱之气化而利小便；便溏者，去大腹子；气虚息短者，可加人参以补元气。

又有浮肿一证，由于较长期的饮食失调，或营养不足，损及脾胃而起。症见遍身浮肿，晨起则头面较甚，劳动则下肢肿胀，能食而疲软乏力，大便如常，小便反多，与上述水肿不同。舌苔薄腻，脉象软弱。由于脾虚生湿，气失舒展，郁滞为肿，治宜健脾化湿，不宜分利，可用参苓白术散为主方。或加黄芪、桂枝以益气通阳，或加附子、补骨脂以温肾助阳。并可用豆类、米糠等煮服，作为辅助治疗。

2. 肾阳衰弱

（1）主证：面浮，腰以下肿甚，按之凹陷不起，阴下冷湿，腰痛酸重，尿量减少，四肢厥冷，怯寒神倦，面色灰暗，舌质胖，色淡苔白，脉沉细，尺弱。

（2）证候分析：腰膝以下，肾气主之。肾阳衰微，阴盛于下，故见腰以下肿及阴下冷湿等证。腰为肾之府，肾虚而水气内盛，故腰痛酸重。肾与膀胱相表里，肾气虚弱，致膀胱气化不利，故小便量少。肾阳不足，命门火衰，不能温养肢体，故四肢厥冷，怯寒神倦。面色灰暗无华，舌质淡而胖，苔白，脉沉细尺弱，均是肾阳虚衰、水湿内盛之象。

（3）治法：温暖肾阳，化气行水。

（4）方药：真武汤为主方。本方温肾利水，使阳气得复，寒水得化，小便得利，则肿自消退。如虚寒过甚，可加葫芦巴、巴戟天、肉桂心等以温补肾阳。如喘息自汗，不得卧，可加人参、炙甘草、五味子、煅牡蛎等以防喘脱。

3. 兼证

（1）如果复感寒邪，寒水相搏，肿势转甚，恶寒无汗者，本方去白芍，暂加麻黄、细辛、甘草、大枣，以温经散寒。

（2）久病阳虚未复，又见阴虚之证，浮肿反复发作，精神疲倦，头晕耳鸣，腰痛遗精，牙龈出血，为阳损及阴，阴虚不能敛阳，虚阳扰动所致。治宜扶元阳，滋阴液，兼利小便以去水邪，可用大补元煎，合"济生"肾气丸同时并进。

凡水肿病，宜戒忿怒，远酒色，适寒温，禁食盐、醋、虾、蟹及生冷等品。一般在肿退三月后，可少盐进食，渐渐增加。

本病久而不愈，如见唇黑、脐突、足下平满、背平者，为五脏俱伤，乃属危候。又有屡次反复发作，致腹胀喘急、恶心呕吐、不思饮食、大便稀溏，或有下血者，是脾胃衰败，气不统血，亦为危重之候。

第二节　淋　证

淋证是指小便频数短涩、滴沥刺痛，欲出未尽，小便拘急，或痛引腰腹的病症。

淋之病证名称，最早见于《内经》，《金匮要略》称淋秘。"淋"是小便涩痛，淋沥不爽；"秘"：指小便秘涩难通，又曰：淋之为病，小便如粟状，小腹弦急，痛引脐中。清·顾靖远《顾松园医镜》曰"淋者，欲尿而不能出，胀急痛甚；不欲尿而点滴淋沥"，对本病症状，作了形象的描述。

淋证的分类，在《中藏经》载有冷、热、气、血、劳、膏、虚、实八种。《备急千金要方》提出"五淋"之名。《外台秘要》指出五淋是石淋、气淋、膏淋、劳淋、热淋。后代医家沿用五淋之名，现代医家分为气淋、血淋、热淋、膏淋、石淋、劳淋6种。

一、病因病机

淋证病位在于膀胱和肾，且与肝脾有关。中医认为，肾与膀胱通过静脉互为络属，膀胱的贮尿和排尿功能依赖于肾阳的气化，肾气充足，则固肾有权，膀胱开合有度，反之肾的气化失常，固摄无摄，则出现尿频、尿急、尿痛或是小便不利等症。又肝主疏泄，有调畅气机，促进脾脏运化的功能。脾的运化水液功能减退，必致水液停滞在体内，产生湿浊等病理产物。

淋证的病因是以膀胱湿热为主，亦有因肾虚和气郁而发，其病机主要是湿热蕴结下焦，导致膀胱气化不利。

据临床所见，淋证以实证居多，若病延日久，又可从实转虚，或以虚实并见，多食辛辣肥甘之品，或嗜酒太过酿成湿热，影响膀胱的气化功能。若小便灼热刺痛者为热淋；若湿热蕴积，尿液受其煎熬，日积月累，尿中杂质凝结为砂仁，则为石淋；若湿热蕴结于下，以致气化不利，无以分清泌浊，脂液随小便而去，小便如脂如膏，则为膏淋，若热盛伤络迫血，妄行，小便涩痛有血，或肾阴亏虚，虚火灼络，尿中夹血，则为血淋；如久淋不愈，湿热之邪，耗伤正气或年老久病、房劳等可致脾肾亏虚，遇劳即发者，为劳淋；恼怒伤肝，气郁化火，或气火郁于下焦，或中气不足，气虚下陷者，则为气淋。肾气亏虚，下元不固，不能制约脂液，尿液混浊则为膏淋。

淋证多见于现代医学的泌尿系统感染、肾结核、尿路结石、肾盂肾炎、膀胱癌、前列腺炎、老年前列腺肥大、前列腺癌及各种原因引起的乳糜尿等疾病。

二、辨证论治

（一）热淋

症见：小便短数，灼热刺痛，溺色黄赤，小腹拘急胀痛，或有寒热等，舌苔黄腻，脉滑数。

治法：清热利湿通淋。

方药：用八正散加减。

处方：萹蓄、瞿麦、木通、车前子、滑石、大黄、山栀子、甘草梢、川楝子、土茯苓。

加减：大便秘结者，可重用生大黄，并加枳实以通腑泄热，小便涩痛剧烈，可配用琥珀、川牛膝、天台乌，行气止痛。

（二）石淋

症状：尿中挟砂石，小便难涩，或突然中断，腰腹剧痛难忍，舌红，苔黄脉数。

治法：清热利湿，通淋排石。

方药：方选石苇散合三金汤。

处方：石苇、冬葵子、金钱草、鸡内金、瞿麦、滑石、海金砂、川楝子、玄胡等。

加减：若体壮者，可重用金钱草 50～80 克，如见尿中带血，可加小蓟、生地黄、藕节。

（三）气淋

症见：属肝郁气滞者，小便涩滞，淋沥不尽，少腹满痛，舌苔薄白，脉沉弦。

治法：利气疏导。

方药：可选用沉香散。

处方：沉香、石苇、滑石、当归、橘皮、白芍、王不留行、青皮等。如属中气不足者，可用补中益气汤。处方：黄芪、党参、白术、升麻、柴胡、大枣、川楝子、川牛膝等。

（四）血淋

症见：属湿热下注者，小便热涩刺痛，尿涩深红，或排出血丝、血块，舌红苔黄腻，脉滑数。

方药：方选小蓟饮子合导赤散。

处方：生地、小蓟、通草、滑石、蒲黄、竹叶、甘草梢、当归、瞿麦、白茅根、木通、侧柏炭、茜草炭、车前草、炒栀子炭。

属阴虚火旺者：方药用知柏地黄汤加味。

属心脾两虚者：方药归脾汤。

处方：黄芪、党参、白术、茯苓、桂圆肉、枣仁、木香、当归、大枣、远志、仙鹤草、茜草炭、侧柏炭。

（五）膏淋

症见：属湿热下注者，小便混浊，如米泔水，尿道热涩疼痛，舌红，苔腻，脉滑数。

治法：清热利湿，分清泌浊。

方药：萆薢分清饮加减。

处方：川草薢、石菖蒲、黄柏、茯苓、丹参、泽泻、薏仁、益智仁、车前子、白术、莲子芯等。

属肾虚不固者：淋久不已，淋出如脂，涩痛虽见减轻，见形体日渐消瘦者。

治法：补肾固涩。

方药：都气丸加味。

处方：五味子、熟地黄、枣皮、山药、茯苓、泽泻、丹皮、芡实、金樱子、煅龙骨、煅牡蛎。

（六）劳淋

症状：尿涩痛不甚明显，但淋沥不已，时作时止，遇劳即发，腰酸膝软，神疲乏力，舌质淡，脉虚弱。

治法：健脾益肾。

方药：方用无比山药丸加减。

处方：山药、茯苓、泽泻、熟地、枣皮、巴戟天、菟丝子、杜仲、怀牛膝、五味子、淡大云、赤石脂等。

属肾阴不足者，用六味地黄丸。属肾气虚者，用菟丝子汤（丸）。兼见畏寒肢冷者为肾阳虚，用金匮肾气丸。

（七）结语

淋证是多种原因引起的疾病。临床但见有小便淋漓而痛者，不论起病缓急，均可诊为淋病（证）。而六淋之症各有特殊。如石淋，以排出砂石为主；膏淋，排出小便混浊如米泔水，或滑利如晦膏；血淋，溺血而痛；气淋，则少腹胀满明显，尿有余沥；热淋，必见小便刺痛；劳淋：常遇劳复发，小便淋漓不已。淋证虽有六淋之分，但各淋之间，可互相转化，病情的转归亦有虚实相兼，故辨治上要分清虚实审查证候的标本缓急，并应注意以下几点。

（1）热淋多初起伴有发热恶寒，此为湿热熏蒸，邪正相搏所致，虽非外邪袭表，发汗解表自非所宜，况且热淋乃膀胱有热，阴液易耗，若妄投辛散发表之品，不仅不能退热，反有劫伤营阴之弊。故仲景曾告诫："淋家不可发汗。"后世尚有"淋家忌补"之说。这是治疗淋证初起和虚实夹杂时，必须注意的。如若过早滥用温补、腻补，易造成湿热化燥，或寇邪留恋，使病情迁延难愈。若见本虚标实，也宜育阴清化，标本兼顾，方能奏效。

（2）淋证初起，多由下焦湿热引起，湿热交结，得热易发，故治疗剂量要足，要有连贯性，"祛邪务尽"。后期亦虚实夹杂居多，治疗应持续"祛邪扶正"治则，使之邪去正安。

（3）治疗气淋、石淋，可配用理气药，如沉香、木香、青皮、枳壳、乌药等。意在舒展宣通气机。另石淋兼有大便秘结者，可配用大黄、芒硝是取其通腑散结助排石之用。

（4）淋证在治疗期间，应嘱患者多饮开水，增加尿液使邪有出路。规劝患者饮食宜清淡，禁食肥腻，辛辣，香燥之品，防湿热内生，注意休息，节房事，防损肾气。保持外阴清洁，防外感以免病情反复影响治疗效果。

三、尿路感染的中医辨证论治

（一）概述

尿路感染统属于中医学"淋证"范畴。中医学对本病的定义为"小便频数短涩，滴沥刺痛，少腹拘急，痛引腰腹的病症"。"热"在本病发生发展中极为重要，或为湿热，或为郁热，或为虚热，总与"热"有关。因于此，《丹溪心法·淋》提出"淋有五，皆属于'热'"的观点，为后人称道。

但是对于本病，我们不得不正视其容易反复发作的特性。因为此特性，致久病而伤正，导致虚实夹杂，治疗时需要祛邪扶正兼顾。这也是巢元方《诸病源候论·淋病诸侯》提出来"诸淋者，由肾虚而膀胱热故也"的原因。上述两种观点的有机结合也是现今治疗尿路感染的主要中医理论基石，临证不可不思。

（二）辨证论治

1. 膀胱湿热型

（1）症见：小便频数，短涩刺痛，点滴而下，急迫灼热，溺色黄赤，少腹拘急胀痛，或发热恶寒，口苦呕恶，或腹痛拒按，大便秘结，舌红，苔黄腻，脉滑数。

（2）病机：多食辛辣肥甘之品，或嗜酒过度，酿成湿热，下注膀胱；或下阴不洁，湿热秽浊毒邪侵入膀胱，酿成湿热；或肝胆湿热下注皆可使湿热蕴结下焦，膀胱气化不利，发为淋证。甚至因湿热炽盛，可灼伤脉络，破血妄下，可导致血随尿出；另外湿热久蕴，煎熬尿液，日积月累，可结成砂石，同时湿热蕴结，膀胱气化不利，不能分清别浊，亦可导致脂液随小便而出。

（3）治法：清热解毒，利湿通淋。

（4）方药：八正散加减。

（5）基本方：丝通草 10 克，瞿麦 15 克，萹蓄 15 克，车前草 30 克，滑石 30 克（包），炒山栀 10 克，制大黄 12 克，灯芯草 10 克，甘草 6 克。

（6）加减：如伴有砂石集聚，可加金钱草、海金沙、鸡内金各 30 克以加强排石消坚，同时配合车前子、冬葵子、留行子加强排石通淋。如伴有尿血滴沥，可加小蓟草、生地黄、生蒲黄、白茅根等加强清热凉血止血；如伴有尿中如脂如膏，可加用萆薢、菖蒲、黄柏、莲子心、茯苓等清利湿浊；如伴有少腹胀闷疼痛，可加用沉香、陈皮、小茴香利气，当归、白芍、柔肝，甚至可配合青皮、乌药、川楝子、槟榔加强理气止痛之力。

同时，大肠杆菌仍是尿路感染主要的致病菌，按照现代药理学研究成果诸如红藤、败酱草、蒲公英等对此类细菌效果较好，临床亦可参照使用。

2. 肝郁气滞型

（1）症见：小便涩痛，淋漓不尽，小腹胀满疼痛，苔薄白，脉多沉弦。兼虚者可表现为尿时涩滞，小便坠胀，尿有余沥，面色不华，舌质淡，脉虚细无力。

（2）病机：因情志失和，恼怒伤肝，肝失疏泄；或气郁于下焦，久郁化火，循经下注膀胱。均可导致肝气郁结，膀胱气化不利，发为本病。

（3）治法：实证宜利气疏导，虚证宜补中益气，实证用沉香散，虚证用补中益气汤。

（4）基本方1（无虚证）：沉香5克，橘皮10克，当归10克，白芍15克，甘草6克，石苇15克，冬葵子15克，滑石30克（包），王不留行15克，胸闷肋胀者，可加青皮、乌药、小茴香以疏肝理气；日久气滞血瘀者，可加红花、赤芍、川牛膝以活血化瘀。

（5）基本方2（有虚证）：生黄芪15克，党参10克，炙甘草6克，白术15克，当归10克，陈皮10克，升麻6克，柴胡6克，滑石30克，车前草30克，黄柏10克，土茯苓30克。

3. 脾肾亏虚型

（1）症见：小便不甚赤涩，但淋沥不已，时感小便涩滞，时作时止，遇劳即发，腰膝酸软，神疲乏力，舌质淡，脉细弱。

（2）病机：久淋不愈，湿热耗伤正气；或劳累过度，房事不节或年老，久病，体弱，皆可致脾肾亏虚。脾虚而中气不足，气虚下陷；或肾虚而下元不固，肾失固摄，不能制约脂液，脂液下注，随尿而去；或肾虚而阴虚火旺，火热灼伤脉络，血随尿出；或病久伤正，遇劳即发者，发则为淋。

（3）治法：健脾补肾，佐以清化湿热。

（4）方药：知母地黄汤加减。

（5）基本方：知母 10 克，黄柏 10 克，生地 15 克，山药 15 克，枣皮 10 克，牡丹皮 12 克，茯苓 15 克，泽泻 12 克，金樱子 30 克，车前子 15 克（布包），滑石 30 克（布包），玉米须 15 克。

（6）加减：如伴有阴虚火旺，尿血明显者，加女贞子、旱莲草各 20 克，如神疲乏力明显，气短自汗，加用生黄芪 30 克，党参 15 克，生薏仁 30 克，竹叶 10 克。

附：

尿 浊

尿浊是指小便混浊，白如泔浆，尿时无疼痛感为主证，其中尿出白如泔水者称白浊，而色赤者称赤浊。

尿浊主要见于现代医学的乳糜尿，另外也有少数结核、肿瘤等。

《素问·至真要大论》曰："诸转反戾，水液浑浊，皆属于热"。水液混浊包括尿液混浊。《中藏经》将小便混浊归在淋证门中，说："小便数而色白如泔"称为冷淋。与此相反，"小便涩而赤色如血"称为热淋。《诸病源候论》列出《虚劳小便白浊候》，所以说巢元方首先列出白浊病名。

至元代《世医得效方》将本病称溺浊，且列出"心浊""脾浊""肾浊"等类型和病名，而朱丹溪更加明显地称为"赤白浊"，明代戴思恭著《证治要诀》，认为尿浊有赤白之别，而精浊也有赤白之别。

明代张介宾《景岳全书》对本病有详细的论述，在论证时将尿浊称之为"溺白",而清代《证治汇补》又将本病称之为"便浊"。尿浊的产生,初起多由湿热,《医学正传·便浊遗精》说:"夫便浊之证,因脾胃之湿热下流,渗入膀胱,故使便溲或白或赤而浑浊不清也"。尿浊日久,可导致心、脾、肾受伤,《证治汇补·便浊》说:"又有思虑伤心者,房欲伤肾者,脾虚下陷者"。可根据虚实的不同,选用通利和补益等法。

一、病因病机

(一) 多食肥甘

酿生湿热,湿热久蕴而成浊邪,浊气下流渗入膀胱而尿浑浊。湿浊化热损及血络而成赤浊。或酗酒嗜肥,抑郁暴怒,致使肝胆湿热内生,湿热流注下焦,浊气渗入膀胱,故而小便黄赤混浊。

(二) 脾虚下陷

是浊证中的虚证,故反复发作,尤在疲劳时易复发。脾虚不能统摄精微故尿浊如泔水;脾虚不运则精微渗入膀胱故尿中油珠,光彩不定。病情加重则脾不统血,尿浊与血混面流出成赤浊。或因过食肥甘生冷之物,滞而不化等原因,皆令湿浊停聚,不得消散,凝而为痰,痰浊内蕴下注,致使清浊不泌,产生尿浊。

(三) 思虑于遂,或劳欲过度,或淋病过用通利,损及心肾气阴

使虚火甚于上,肾水亏于下,心肾不交,水火失济。《丹溪心法》曰:"人之五脏六腑,俱各有精,然肾为藏精之府,而听命于心,贵乎水火升降,精气内持。若调摄失宜,思虑不节,嗜欲过度,水火不交,精元失守,由是而为赤白浊之患"。

(四) 劳倦淫欲过度,或久病不复,耗伤精气,致使肾阳衰微

命门火衰,犹釜底之无薪,气化不行,开合不利,膀胱虚冷,精气下流,故溺下白浊如凝脂。肾为水脏,内寓相火,肾阴亏损,阴不涵阳则相火亢盛,水道不清,故尿下黄浊。

二、诊断要点

(1) 以尿道流出混浊尿液为主要特征,一般无排尿频急或尿道涩痛症状。

（2）临床上遇有白色混浊尿液、豆浆或牛奶样尿液或有乳糜血尿患者，应注意作尿液乳糜试验（又称乙醚试验，即在尿液中加入乙醚便可澄清）以明确乳糜尿及乳糜血尿的诊断。

少数乳糜尿可因结核、肿瘤、胸腹部创伤或手术、原发性淋巴管疾病（包括先天性畸形）所致，偶见于妊娠、肾盂肾炎、包虫病、疟疾等。多由剧烈运动或进食脂肪餐等诱发，可结合病史和相关的实验室检查。

三、类证鉴别

（一）尿浊与膏淋

二者均有小便混浊，其鉴别点在于尿痛与不痛，小便混浊而痛者为膏淋，小便混浊而不痛者为尿浊。清代叶桂《临证指南医案》说："大凡痛则为淋，不痛为浊"。

（二）尿浊与精浊

清代何梦瑶《医碥》说："有精浊，有便浊，精浊出自精窍，与便浊之出于溺窍者大异"。尿浊为尿出如米泔，有浑浊沉淀，尿涩不痛，或尿初尚清，旋即澄如白蜡。若热盛伤阴，血络受损，血从下溢，尿中可夹血丝、血块，其病变出自溺窍。精浊是指尿道口经常流出米泔样如糊状浊物，而小便并不混浊，且常伴有茎中灼热疼痛、尿频、尿急、尿痛等，或伴有会阴部重坠样疼痛，甚则可见腰骶部或尾骶部疼痛，其病变部位在精窍。

四、辨证论治

（一）辨证要点

1. 审病性

首先区分赤浊、白浊。白浊以小便混浊，色白如泔浆为主证，赤浊以小便混浊夹血为主证。《丹溪心法》说："赤者湿热伤血分，白者湿热伤气分"。此言尿浊属于实证。《医学证传》说："血虚热甚者，则为赤浊……气虚而热微者，则为白浊"。此言尿浊之属于虚证。

2. 察虚实

本病初起以湿热为多，属实证；病久则脾肾亏虚。

（二）治疗原则

本病初起湿热为多，治宜清热利湿，病久则脾肾虚弱，治宜补益脾肾，固摄下元。但补益之剂中亦可佐以清利，清利之剂中，又可兼以补益，必须做到清利而不伤阴，补益而不涩滞。

（三）分证论治

1. 湿浊下注

证候：突然小便浑浊，或白如米泔，或如泥浆或色赤，或停放后小便胶黏浑浊，胸闷不适，纳谷不馨，小便量较多无涩痛，舌苔腻或黄腻，脉濡数。

治法：清化湿浊。

方药：程氏萆薢分清饮化裁：萆薢、石菖蒲、黄柏各 10 克，茯苓、白术、车前子各 15 克，莲子心 12 克，丹参 6 克。若热重于湿，加栀子 12 克，滑石 10 克，车前草 15 克。

若湿重于热，加苍术、厚朴各 10 克，半夏、陈皮各 12 克；湿浊下注表现为赤浊，拟清心火，导小肠火，主方用导赤散合四物二陈汤加滑石、小蓟等。尿赤如血，心烦易怒，舌质红，脉细数，提示湿火较甚，以四物汤加黄柏、知母、椿根皮、青黛。

2. 肝胆湿热

证候：小溲热赤浑浊，目赤肿疼，口苦心烦，常伴有阴肿、阴痒、阴湿，胸胁苦满，恶心呕吐，耳鸣耳聋，舌苔黄腻，脉象弦数或滑数。

治法：清利肝胆湿热。

方药：龙胆泻肝汤加减：龙胆草、黄芩各 10 克，柴胡 6 克，生地、当归、栀子各 12 克，车前子、泽泻各 10 克，甘草 3 克。

湿热较重者，加萆薢、海金沙各 10 克，白茅根 15 克；阴痒阴肿者，加地肤子、白鲜皮各 15 克；尿混浊夹赤，加丹皮 6 克，仙鹤草 15 克，藕节 10 克。

3. 脾虚下陷

证候：尿浊如米泔，如泥浆，如胶黏，如败絮或尿中杂有油脂，光彩不定。本症已反复发作或使用渗利之品病情反而加剧，尤在多食油腻，辛辣刺激食物及疲劳之后容易诱发。严重者发为尿赤浑浊如油珠。伴发小腹坠胀，尿意不畅，面色无华，神疲乏力，苔薄或舌质淡，脉缓。

治法：益气升清化浊。

方药：补中益气汤合苍术难名散加减：黄芪、党参、龙骨、白术各15克，茯苓10克，苍术、柴胡、陈皮各6克，升麻、甘草各3克，制川乌、补骨脂、茴香各10克，龙骨15克。

兼有湿热，加黄柏、萆薢各12克，尿浊夹血者，酌加小蓟、藕节、旱莲草各15克；心脾两虚也可出现赤浊，责之于脾不统血，拟归脾汤加熟地、阿胶各10克（又名黑归脾）施治。

4. 心虚内热

证候：小便赤浊，心中悸烦，多梦少寐，惊惕不安，健忘梦遗，夜卧盗汗，或心中嘈杂似饥，舌赤碎痛，或口舌生疮，脉细数。

治法：养心清热。

方药：清心莲子饮加减：石莲肉、黄芩各10克，麦冬、地骨皮12克。车前子、茯苓、人参、黄芪各15克，甘草3克。

阴虚火旺较重者，加知母、黄柏、生地各12克；尿赤浊明显者，加仙鹤草、紫花地丁、白茅根各15克。

5. 肾虚不固

证候：尿浊色白反复发作，日久不愈，形寒肢冷，腰脊酸软，下肢软弱，精神萎顿，舌质淡，苔白，脉沉细。或尿浊色赤，反复发作，日久不愈，心烦口渴，夜寐不安，手足心发热，甚则盗汗，舌质红、舌苔少，脉细数。

治法：益肾固涩。

方药：大补元煎加味：杜仲、熟地、怀山药、山茱萸、枸杞子各15克，当归12克，人参、郁金、菖蒲、萆薢各10克，甘草5克。

肾虚不固是尿浊的虚证，病程较长久，肾气不足势必发展为脾肾阳虚和心肾阴虚两个常见类型。

脾肾阳虚为主，常见白浊，可选无比山药丸合萆薢分清饮（萆薢、益智仁、石菖蒲、乌药）。心肾阴虚可表现为白浊，更常见赤白浊，可选坎离既济丸，见赤浊加小蓟饮子。

五、其他疗法

（一）单方验方

1. 射干汤

射干 15 克，水煎，每天 1 剂，加入白糖适量，分 3 次，饭后服。清热利湿。治疗尿浊（乳糜尿）。

2. 飞廉莲子汤

飞廉 45 克，石莲子 30 克，山药 15 克。三味共煎以代茶饮，每天1剂，以 30 天为 1 个疗程。本方清热利湿、健脾导浊，适用于膀胱湿热所致尿浊。

3. 冬葵萆薢散

冬葵子 150 克，萆薢 120 克，白糖 80 克。将前两味药焙干为末，后加入白糖拌匀装瓶备用。每天早晚各服 1 次，每次 3～5 克，温开水送服。本方清热利湿，适用于治疗血丝虫尿浊（乳糜尿）患者。

4. 苦参消浊汤

苦参 30 克，熟地、山萸肉各 15 克，怀山药、萆薢、车前子各 20 克，石菖蒲、乌药、益智仁、炮山甲各10克。水煎服，每天 1 剂。本方益肾养精，清利湿热。主治尿浊、膏淋。

5. 乳糜血尿汤

川断、当归、川牛膝各 10 克，淡秋石、丹参、杜仲、生蒲黄（包煎）各 15 克，益母草、黄芪、土茯苓、仙鹤草各 30 克。水煎服，每天 1 剂。本方固肾益气，活血化瘀，主治乳糜血尿。

（二）药膳疗法

1. 大黄蛋

锦纹大黄研细末 2 克，以鸡蛋 1 个，破顶入药，搅匀，蒸熟，空腹时食之，连服 3 天。主治赤白浊淋。

2. 荞麦鸡蛋

荞麦炒焦为末，鸡子白和为丸，梧子大，每天 3 次，每次 9 克。本方又名"济生丹"。主治男子白浊。

3. 白糯丸

糯米 500 克，白芷、石菖蒲各 50 克，牡蛎 100 克。研末，糯米粉和丸，木馒头煎汤吞服，每天 3 次，每次 9 克。主治小便膏脂。

4. 韭菜子

韭菜子每天生吞 10～20 粒，盐汤下。主治梦遗溺白。

第三节　癃　闭

癃闭主要是由于肾和膀胱气化失司而导致尿量减少，排尿困难，甚则小便闭塞不通为主症的一种疾患。其中又以小便不利、点滴而短少、病势较缓者称为"癃"；以小便闭塞、点滴不通，病势较急者称为"闭"。癃和闭虽有区别，但都是指排尿困难，只有程度上的不同，因此多合称为癃闭。

一、病因病机

本病的发生，除与肾、膀胱密切相关外，还和肺、脾、三焦有关。若肺失肃降，不能通调水道；脾失转输，不能升清降浊；肾失蒸化，关门开合不利；肝郁气滞、瘀血阻塞影响三焦的气化，均可导致癃闭的发生。

（一）湿热蕴结

过食辛辣厚味，酿湿生热，湿热不解，下注膀胱，或湿热素盛，肾热下移膀胱，膀胱湿热阻滞，气化不利，而为癃闭。

（二）肺热气壅

肺为水之上源，热壅于肺，肺气不能肃降，津液输布失常，水道通调不利，不能下输膀胱；又因热气过盛，下移膀胱，以致上下焦均为热气闭阻，而成癃闭。

（三）脾气不升

劳倦伤脾，饮食不节，或久病体弱，导致脾虚而清气不能上升，则浊气难以下降，小便因而不利。

（四）肾元亏虚

年老体弱或久病体虚，肾阳不足，命门火衰，气不化水，是以"无阳则阴无以化"，而致尿不得出；或因下焦积热，日久不愈，耗损津液，以致肾阴亏耗，水府枯竭而无尿。

（五）肝郁气滞

七情所伤，引起肝气郁结，疏泄不及，从而影响三焦水液的运化及气化功能，致使水道通调受阻，形成癃闭。且从经脉的分布来看，肝经绕阴器，抵少腹，这也是肝经有病，导致癃闭的原因。

（六）尿路阻塞

瘀血败精，或肿块结石，阻塞尿路，小便难以排出，因而形成癃闭。

二、辨证要点

（1）小便不利，点滴不畅，或小便闭塞不通，尿道无涩痛，小腹胀满。

（2）多见于老年男性，或产后妇女及手术后的患者。

三、类证鉴别

淋证：淋证以小便频数短涩，滴沥刺痛，欲出未尽为特征，其小便量少，排尿困难与癃闭相似，但淋证尿频而疼痛，每天排出小便的总量多正常。癃闭无排尿刺痛，每日小便总量少于正常，甚则无尿排出。

四、辨证论治

若尿热赤短涩、舌红、苔黄，脉数者属热；若口渴欲饮、咽干、气促者，为热壅于肺；若口渴不欲饮，小腹胀满者，为热积膀胱；若时欲小便而不得出、神疲乏力者，属虚；若年老排尿无力，腰膝酸冷，为肾虚命门火衰；若小便不利兼有少腹坠胀，肛门下坠者，为脾虚中气不足；若尿线变细或排尿中断、腰腹疼痛、舌质紫黯者，属浊瘀阻滞。

辨别虚实的主要依据：若起病较急，病程较短，体质较好，尿流窘迫，赤热或短涩，苔黄腻或薄黄，脉弦涩或数，属于实证；若起病较缓，病程较长，体质较差，尿流无力，精神疲乏，舌质淡，脉沉细弱，属于虚证。

治疗原则：癃闭的治疗应根据"腑以通为用"的原则，着眼于通。实证治宜清湿热、散瘀结、利气机而通水道；虚证治宜补脾肾、助气化、使气化得行，小便自通。此外，根据"上窍开则下窍自通"的理论，尚可应用开提肺气的治法，开上以通下，即所谓"提壶揭盖"之法治疗。若小腹胀急，小便点滴不下，内服药物缓不济急，应配合导尿或针灸以急通小便。

（一）实证

1. 膀胱湿热

（1）证候：小便点滴不通，或量少而短赤灼热、小腹胀满。口苦口黏，或口渴不欲饮或大便不畅。舌苔根黄腻，舌质红，脉濡数。

（2）治法：清热利湿，通利小便。

（3）方药：八正散加减。若兼心烦，口舌生疮糜烂者，可合导赤散。若湿热久恋下焦，又可导致肾阴灼伤，可改用滋肾通关丸加生地、车前子、牛膝等，以滋肾阴，清湿热而助气化；若因湿热蕴结日久，三焦气化不利，小便量极少或无尿，面色晦滞，胸闷烦躁，恶心呕吐，口中尿臭，甚则神昏谵语，舌暗红，有瘀点、瘀斑等，治宜降浊和胃，清热化湿，方用黄连温胆汤加大黄、丹参、车前子、白茅根、泽兰叶等。

2. 肺热壅盛

（1）证候：小便不畅或点滴不通、呼吸急促或咳嗽，咽干，烦渴欲饮。舌苔薄黄，脉滑数。

（2）治法：清肺热，利水道。

（3）方药：清肺饮。

3. 肝郁气滞

（1）证候：小便不通或通而不爽、胁腹胀满，多烦善怒。舌苔薄黄，舌红，脉弦。

（2）治法：疏调气机，通利小便。

（3）方药：沉香散加减。可合六磨汤加减。

4. 尿道阻塞

（1）证候：小便点滴而下，或尿如细线，甚则阻塞不通，小腹胀满疼痛，舌紫暗或有瘀点、瘀斑，脉细涩。

（2）治法：行瘀散结，通利水道。

（3）方药：代抵当丸。

（二）虚证

1. 脾气不升

（1）证候：时欲小便而不得出，或尿量少而不爽利，小腹坠胀。气短，语声低微，精神疲乏，食欲不振，舌质淡，舌边有齿印，脉细弱。

（2）治法：升清降浊，化气利尿。

（3）方药：补中益气汤合春泽汤。若气虚及阴，脾阴不足，清气不升，气阴两虚，症见舌质红者，可改用补阴益气煎；若脾虚及肾，而见肾虚证候者，可加用《济生》肾气丸，以温补脾肾，化气利尿。

2. 肾阳衰惫

（1）证候：小便不通或点滴不爽，排出无力，畏寒怕冷，腰膝冷而酸软无力。面色㿠白，神气怯弱，舌质淡，苔白，脉沉细尺弱。

（2）治法：温补肾阳，化气利尿。

（3）方药：《济生》肾气丸为主方。若兼有脾虚证候者，可合补中益气汤或春泽汤同用。若因肾阳衰惫，命火式微，致三焦气化无权，浊阴内蕴，症见小便量少，甚至无尿、呕吐、烦躁、神昏者，治宜《千金》温脾汤合吴茱萸汤，以温补脾肾，和胃降浊。

第四节　阳　痿

阳痿是指性交时阴茎不能勃起，或勃起不能维持，以致不能完成性交全过程的一种病证。多由于虚损、惊恐或湿热等原因致使宗筋失养而弛纵，引起阴茎萎弱不起，临房举而不坚。古代又称"阴痿""筋痿""阴器不用""不起"等。明代《慎斋遗二悟》始见阳痿病名，此后该病名逐渐被后世医家所沿用。勃起障碍亦是阳痿的同义词。

现存最早的中医文献《马王堆医书》，已对阳痿有了初步的认识。竹简《十问》认为生殖器官"与身俱生而先身死"的原因为"其使甚多，而无宽礼"。竹简《天下至道谈》指出性功能早衰的原因是"卒而暴用，不待其壮，不忍两热，是故疢伤"。这是对阳痿最早的病因学认识。帛书《养生方》和竹简《天下至道谈》认为勃起"不大""不坚""不热"的病机为肌（肤）、筋、气三者不至，而正常须"三至乃入"。这是对阳痿病机的最早论述。

阳痿一病，《内经》称为"阴痿"（《灵枢·邪气脏腑病形》）、"阴器不用"（《灵枢·经筋》），或"宗筋弛纵"（《素问·痿论篇》）。《内经》把阳痿的成因，归之于"气大衰而不起不用"（《素问·五常政大论篇》）、"热则筋弛纵不收，阴痿不用"（《灵枢·经筋》），认识到虚衰和邪热均可引起本病。《内经》认识到阳痿的发病与肝关系密切，为后世医家从肝论治阳痿提供了理论依据。其肾气理论，对补肾法治疗阳痿理论的形成有一定影响。

隋唐诸家多从劳伤、肾虚立论。如《诸病源候论·虚劳阴痿候》说："劳伤于肾，肾虚不能荣于阴器，故萎弱也。"孙思邈特别注重男子的阳气，认为阳气在男子性功能活动中，起着至关重要的作用，指出："男子者，众阳所归，常居于燥，阳气游动，强力施泄，则成虚损损伤之病。"其治阳痿，多从温肾壮阳入手，并注重固护阴精，在其所列的约 30 首治阳痿方中，如五补丸、肾气丸、天雄丸、石硫黄散等，均以补肾壮阳药为主。《外台秘要·虚劳阴痿候》说："病源肾开窍于阴，若劳伤于肾，肾虚不能荣于阴气，故痿弱也""五劳七伤阴痿，十年阳不起，皆繇少小房多损阳。"认识到阳痿是虚劳的一种病机反应，起于房劳伤肾，肾中精气亏损，阳气不足所致。故《外台秘要》在治疗上多选用菟丝子、蛇床子、肉苁蓉、续断、巴戟天等温肾壮阳、填精补髓之品。

宋明诸家对阳痿的理法方药大有发挥。《济生方·虚损》说："五劳七伤，真阳衰惫……阳事不举。"进一步确认阳痿是虚劳所致。张景岳认为"肾者主水，受五脏六腑之精而藏之"，倡"阳非有余，真阴不足"论，提出"壮水之主，以制阳光；益火之源，以消阴翳"，在"六味""八味"启发下，创"阴中求阳""阳中求阴"之左归、右归，以峻补肾阴肾阳治疗阳痿，提出"凡男子阳痿不起，多由命门火衰，精气清冷……但火衰者，十居七八，而火盛者，仅有之耳"的著名论断。然而，亦有医家从肾虚论治阳痿之外另立法门，王纶在《明医杂著》中指出："男子阳痿不起，古方多云命门火衰，精气虚冷，固有之矣。然亦有郁火甚而致痿者。"并主张肝经湿热和肝经燥热分别用龙胆泻肝汤和六味地黄丸治疗。

清代医家对阳痿的研究各有补充。《杂病源流犀烛·前阴后阴源流》指出："又有精出非法，或就忍房事，有伤宗筋……又有失志之人抑郁伤肝，肝木不能疏达，亦致阴痿不起。"《类证治裁·阳痿》提出"先天精弱者"也可引起阳痿的观点。这些论述表明对阳痿成因的认识，越来越深入。《辨证录》主张阳痿应治心，创制"心包火大动"之莲心清火汤，治"君火先衰，不能自主"之起阴汤，治"心火抑郁而不开"之宣志汤、启阳娱心丹，治"心包火衰"之救阳汤，善用莲子、远志、柏子仁、石菖蒲、酸枣仁、茯神等治疗阳痿。《临证指南医案》将阳痿分为 6 种证候，并分列治法，少壮及中年患此，色欲伤及肝肾，用峻补真元、兼血肉温润之品缓调之；恐惧伤肾，治宜固肾，稍佐升阳；思虑烦劳而成者，心脾肾兼治；郁损生阳者，必从胆治；湿热为患者，治用苦味坚阴，淡渗去湿，湿去热清而病退；阳明虚宗筋纵者，通补阳明。韩善征《阳痿论》重视辨证，以虚实论阳痿，反对滥用燥烈温补，指出："独怪世之医家，一遇阳痿，不问虚实内外，概与温补燥热。若系阳虚，幸而偶中，遂自以为切病；凡遇阴虚及他因者，皆施此法，每用阴茎反见强硬，流精不止，而为强中者；且有坐受温热之酷烈，而精枯液涸以死者。"说明古代医家已经认识到不问病机，但求温肾壮阳之危害。至此，阳痿的理法方药已具有相当丰富的内容。

西医学的功能性勃起功能障碍，血管、神经、内分泌等因素引起的器质性勃起功能障碍和某些慢性疾病表现有阳痿症状者，可参考本篇内容进行辨证施治。

一、病因病机

阳痿乃宗筋失养而弛纵。有由于恣情纵欲，耗伤真元，命门火衰，宗筋失于温煦而致；有因先天禀弱或后天食少，禀赋不足而引起；有由于忧思气结，伤及肝脾，精微失布，宗筋失养而引起；有因湿热侵袭，或内蕴湿热，循肝经下注宗筋，宗筋弛纵而引起；还有因瘀血阻塞阳道而致者。上述种种原因均可导致阳痿，其病机各有特点。

（一）命门火衰

多由房劳过度，或少年误犯手淫，以致精气虚损，命门火衰引起阳事不举。《诸病源候论·虚劳阴痿候》说："劳伤于肾，肾虚不能荣于阴器，故萎弱也。"

（二）抑郁伤肝

情志不遂，所愿不得，或悲伤过度，郁郁寡欢，致肝气郁结；

暴怒气逆，肝疏泄太过，均可致肝失条达，气血不畅，宗筋失充，致阳痿不举。《素问·痿论篇》曰："思想无穷，所愿不得，意淫于外，入房太甚，宗筋弛纵，发为筋痿，乃为白淫。"《杂病源流犀烛·前阴后阴源流》曰："又有失志之人，抑郁伤肝，肝木不能舒达，亦致阴痿不起。"

（三）湿热下注

水道失畅，水湿留滞经络，郁久变生湿热；过食肥甘，嗜酒过度，亦可变生湿热，浸淫肝经，下注宗筋，而致阳痿。《灵枢·经筋》曰："伤于热则筋弛纵不收，阴痿不用。"《临证指南医案·阳痿》曰："更有湿热为患者，宗筋弛纵而不坚。"《类证治裁》曰："亦有湿热下注，宗筋弛纵而致阳痿者。"郭诚勋《证治针经》曰："湿热为患，宗筋必弛纵而不坚举。"

（四）阳明受损

思虑忧郁，损伤心脾，则病及阳明、冲脉。且脾胃为水谷之海，生化之源，脾胃虚必致气血不足，宗筋失养，而导致阳痿。《素问·痿论篇》曰："阳明者，五脏六腑之海，主润宗筋。"《景岳全书·阳痿》曰："凡思虑焦劳忧郁太过者，多致阳痿，盖阳明总宗筋之会……若以忧思太过，抑损心脾则病及阳明冲脉，宗筋为精血之孔道，阳明实宗筋之化源，阳明衰则宗筋不振……气血亏而阳道斯不振矣。"

（五）血脉瘀滞

无论何种病因形成的瘀血，均可导致阳痿，因瘀血阻于络脉，宗筋失养，难以充盈，致阴器不用。《证治概要》曰："阴茎以筋为体，宗筋亦赖气煦血濡，而后自强劲有力。"清代韩善征《阳痿论》曰："盖跌仆则血妄行，每有瘀滞精窍，真阳之气难达阴茎，势遂不举。"

二、诊断与鉴别诊断

（一）诊断

凡男子阴茎痿弱不起，临房不举，或举而不坚，不能完成性事者，均可诊断为阳痿。

（二）鉴别诊断

1. 老年生理性阳痿

此为正常的生理现象，应与病理性阳痿相鉴别。

2. 勃起不坚

通常是指在性交时，射精之前阴茎勃起不坚硬，但可完成性交过程。往往因性交勃起不坚硬求诊，与阳痿患者之阴茎不能纳入阴道或性交过程中因勃起不坚硬、勃起难以维持以致不能完成性交过程不同。

三、辨证

（一）辨证要点

1. 辨别有火无火

阳痿而兼见面色㿠白、畏寒肢冷、舌淡苔白、脉沉细者，是为无火；阳痿而兼见烦躁易怒、小便黄赤、苔黄腻、脉濡数或弦数者，是为有火。其中辨证的依据，以脉象、舌苔为主。

2. 分清虚实

由于恣情纵欲、思虑、抑郁、惊恐所伤者，多为脾肾亏虚，命门火衰，属于虚证；由于肝郁化火，湿热下注，瘀血阻络致宗筋弛纵者，属于实证。青壮年多实证，老年人多虚证。

3. 明辨病位

因病因涉及的部位不同，阳痿的病位亦不同。因郁、怒等情志所伤者，病位在肝；湿热外袭者，病位多在肝经；内蕴湿热者，往往先犯脾，后侮肝；房事劳伤、命门火衰者，则病在肾。临床上有时单一脏腑发病，亦可累及多个脏腑经络。

此外，阳痿尚有虚寒和虚热证者。阳痿虚寒证，多表现为命门火衰，临床可兼见腰膝酸冷、肢体畏寒、夜尿频作、小便清长、舌质淡、脉沉细迟。阳痿虚热证，多表现为肾阴亏虚、阴虚火旺，临床可兼见五心烦热、潮热盗汗、舌质红、舌苔薄黄或剥脱、脉象细数。

（二）证候

1. 命门火衰

症状：阳事不举，精薄清冷，头晕耳鸣，面色㿠白，精神萎靡，腰膝酸软，畏寒肢冷。舌淡苔白，脉沉细。

病机分析：恣情纵欲，斫丧太过，精气亏虚，命门火衰，故见阳事不举，精薄清冷；肾精亏耗，髓海空虚，故见头晕耳鸣，五脏之精气不能上荣于面，故见面色㿠白；腰为肾之府，精气亏乏，故见腰膝酸软；精神萎靡、畏寒肢冷、舌淡苔白、脉沉细，均为命门火衰之象。

2. 抑郁伤肝

症状：阳痿伴见胸胁胀满，或窜痛，善太息，情志抑郁，咽部如物梗阻。舌淡少苔，脉弦。

病机分析：肝主宗筋，肝气抑郁可致阳痿；肝主疏泄，疏泄不及则为肝气郁结，情志抑郁不畅；肝为刚脏，其性躁烈，肝气郁结，气机紊乱则胸胁窜痛或胀满；气机不畅，阻于咽部则为梅核气；脉弦为肝气郁结的表现。阳痿之肝气郁结证患者，往往平素多疑善虑，性情懦弱，难以抵制外界之情志刺激。

3. 湿热下注

症状：阴茎痿软，阴囊潮湿、臊臭，下肢酸困，小便黄赤。苔黄腻，脉濡数。

病机分析：湿热下注，宗筋弛纵，故见阴茎痿软；湿阻下焦，故见阴囊潮湿、下肢酸困；热蕴于内，故见小便黄赤、阴囊臊臭；苔黄腻、脉濡数，均为湿热内阻之象。

4. 阳明受损

症状：阳事不举，面色欠华，纳少腹胀，少气懒言。舌淡苔白，脉缓弱。

病机分析：阳明主胃，胃为水谷之海，主化营卫而润宗筋，饮食劳倦或思虑过度伤及脾胃，气血生化受损，宗筋失润，故"阳道外衰"；脾主运化，运化失职则纳少、腹胀，饭后尤甚；脾虚精微无以敷布，则面色萎黄或㿠白；舌淡苔白、脉缓弱，均为脾胃气虚之征象。

5. 血脉瘀滞

症状：阳痿不举，面色黧黑，阴茎色泽紫黯发凉或睾丸刺痛。舌紫黯或有瘀斑，舌下静脉怒张，脉涩。

病机分析：跌打损伤，或强力入房，久病伤络，气血运行不畅，瘀血阻滞阴茎脉络，不能充盈宗筋，宗筋失其润养而难振；经络不通，瘀血阻于睾丸，则阳痿伴见睾丸刺痛；舌质紫黯或有瘀斑、瘀点，脉涩，是瘀血阻络典型的征象。

四、治疗

（一）治疗原则

阳痿属虚者宜补，属实者宜泻，有火者宜清，无火者宜温。命门火衰者，阳气既虚，真阴多损，且肾恶燥，故温补之法，忌纯用刚热燥涩之剂，宜血肉温润之品。肝气郁结者，应以疏达肝气为主。湿热下注者，治用苦味坚阴，淡渗祛湿，即《内经》所谓"肾欲坚，急食苦以坚之"的原则。瘀血阻络者，以活血通络为治。

阳痿单纯由命门火衰所致者，临床上并不多见。若阳痿他证误用温肾壮火治疗，则可导致复杂的变证。如肝气郁结误用壮阳，则可肝郁化火，抑或徒伤肝肾之阴；肝经湿热误用壮阳，犹如火上加炭，使肝木焦萎；瘀血阻络误用壮阳，则伤津耗血，血液黏稠，血行更加不畅，反加重阳痿，临床尤应注意。

（二）治法方药

1. 命门火衰

治法：温补下元。

方药：可选用右归丸、赞育丹、扶命生火丹、壮火丹等。诸方中既有温肾壮阳的药物，如鹿角胶、菟丝子、淫羊藿、肉苁蓉、韭子、蛇床子、杜仲、附子、肉桂、仙茅、巴戟天、鹿茸、补骨脂等，又配伍养血滋阴的药物，如熟地、当归、枸杞子、山茱萸、五味子等，以达到阴阳相济的目的，所谓"阳得阴助而生化无穷"。若火不甚衰，只因气血薄弱者，治宜左归丸、全鹿丸、火土既济丹等。

2. 抑郁伤肝

治法：疏肝解郁。

方药：逍遥散合四逆散加白蒺藜、紫梢花、川楝子、醋延胡索。方中柴胡、枳实、薄荷疏肝解郁；当归、白芍柔肝养阴；炙甘草缓肝之急；白蒺藜入肝经，通阳气；紫梢花入肝经，专治阳痿；川楝子、醋延胡索一入气分，一入血分，可疏肝解郁止痛。诸药合用，共奏疏肝理气治疗阳痿之功。

3. 湿热下注

治法：清化湿热。

方药：龙胆泻肝汤加减。方中龙胆草、黄芩、栀子清肝泻火，柴胡疏肝达郁，木通、车前、泽泻清利湿热；当归、生地养阴、活血、凉血，与清热泻火药物配伍，泻中有补，使泻火之药不致苦燥伤阴。若症见梦中举阳，举则遗精，寐则盗汗，五心烦热，腰酸膝软，舌红少津，脉弦细数，为肝肾阴伤，虚火妄动，治宜滋阴降火，方用知柏地黄丸合大补阴丸加减。若症见阴囊潮湿，阳事不举，腰膝沉重，或腰冷而重，尿清便溏，舌苔白腻，脉濡缓，为阴湿伤阳，治用九仙灵应散外洗。

4. 阳明受损

治法：补气、健脾、和胃。

方药：九香长春饮加减。方中九香虫为君药，健脾益胃，善治阳痿；露蜂房、人参健脾益气起痿；黄芪、白术、茯苓、泽泻运脾治湿，为臣药；山药、白芍补脾益阴，防诸药之过，为佐药；桂枝醒脾通络，引药直达病所，炙甘草健脾和胃，调和诸药，为使药。诸药配伍，共奏治疗中焦气虚之阳痿的功效。

5. 血脉瘀滞

治法：活血化瘀通络。

方药：蜈蚣达络汤加减。方中蜈蚣为君药，通瘀达络，走窜之力最强；川芎、丹参、赤芍、水蛭、九香虫、白僵蚕为臣药，助蜈蚣达络之力；柴胡理气、黄芪补气、紫梢花理气壮阳，共为佐药；牛膝引药下行为使药。诸药配伍，共奏理气活血、通瘀达络以治阳痿之效。亦可用血府逐瘀汤加水蛭、地龙、路路通。方中水蛭、地龙、路路通活血入络脉；当归、牛膝、红花、桃仁、赤芍、川芎养血活血化瘀；生地滋阴，柴胡疏肝理气；枳壳、桔梗、甘草宣利肺气，通利血脉。统观全方，共奏益气、和血、通络之功效。

（三）其他治法

1. 单方验方

抗痿灵：蜈蚣 18 克，当归、白芍、甘草各 60 克，共研细末，分成 40 包，每服半包至 1 包，早晚各 1 次，空腹白酒或黄酒送服。15 日为一个疗程。

2. 针灸

针灸对本病有较好的疗效，可以同时配合应用。常用的穴位有关元、中极、命门、三阴交等。

五、转归及预后

阳痿属功能性病变者，经过适宜的治疗后，大多数可以治愈或改善，预后良好。器质性阳痿的预后差异较大。

内分泌性阳痿，一旦确认系某种疾病所致（除先天性因素外），经相应治疗，其原发病改善后，阳痿也会得到纠正。血管性阳痿采用保守治疗，原发病得到妥善治疗后，预后会更好一些。药物性阳痿，在找出某种药物所致之后，根据病情程度，停药或换药后，性能力通常也会迅速恢复起来。

六、预防和护理

（一）舒情怀

青壮年阳痿多与精神情志有密切关系，因此，立志向，舒情怀，防郁怒，是预防阳痿的重要一环。情绪要开朗，清心寡欲，注意生活调摄，加强锻炼，以增强体质，提高抗病能力。

（二）调饮食

要饮食有节，起居有常，不可以酒为浆，过食肥甘。以免湿热内生，酿成此患。

（三）节房劳

性生活是人类生活的一部分，不可无，亦不可过。切勿恣情纵欲，或手淫过度。在感到情绪不快、身体不适或性能力下降时，应暂时避免性的刺激，停止性生活一段时间，以保证性中枢和性器官得以调节和休息。

（四）积极治疗原发疾病

积极治疗可能引致阳痿的各种疾病。避免服用可能引起阳痿的药物。与此同时，配合妻子良好的精神护理，女方要体贴、谅解男方，帮助男方树立战胜疾病的勇气。

第五节　遗　精

遗精是指不因性交而精液自行泄出，甚至频繁遗泄的病证。有梦而遗者，名为梦遗；无梦而遗，甚至清醒时精自滑出者，名为滑精，是遗精的两种轻重不同的证候。此外中医又有失精、精时自下、漏精、溢精、精漏、梦泄精、梦失精、梦泄、精滑等名称。

一、历史沿革

遗精之病早在《内经》中就有记载。如《灵枢·本神》有"恐惧而不解则伤精，精伤则骨酸痿厥，精时自下"之语，可见当时已认识到，惊恐等情志因素可致精液滑泄。汉代张仲景《金匮要略·血痹虚劳病脉证治》曰："夫失精家，少腹弦急，阴头寒，目眩发落，脉极虚芤迟，为清谷、亡血、失精。脉得诸芤动微紧，男子失精……桂枝龙骨牡蛎汤主之。"文中指出了遗精得之于阴阳失调的证候及治疗方药，较《内经》更为全面。

隋代巢元方《诸病源候论·虚劳病诸候》明确提出遗精是由于肾气亏虚所致。如"虚劳失精候"说："肾气虚损，不能藏精，故精漏失。""虚劳梦泄精候"又说："肾虚，为邪所乘，邪客于阴则梦交接。肾藏精，今肾虚不能制精，因梦感动而泄也。"巢氏治疗多以补肾固精为主，为后世遗精多属肾虚的理论奠定了基础。

唐宋时期治疗遗精的方药已比较丰富。《备急千金要方·卷十九》载有治遗精方 14 首；《外台秘要·中卷十六》收录治虚劳失精方 5 首，虚劳梦泄精方 10 首；《普济本事方·卷三·膀胱疝气小肠精漏》载有治遗精方 4 首，该书正式提出遗精和梦遗的名称，其论述病因较为详细。如说："梦遗有数种，下元虚惫，精不禁者，宜服茴香丸；年壮气盛，久节淫欲，经络壅滞者，宜服清心丸；有情欲动中，经所谓所愿不得，名曰白淫，宜良方茯苓散。正如瓶中煎汤，气盛盈溢者，如瓶中汤沸而溢；欲动心邪者，如瓶之倾侧而出；虚惫不禁者，如瓶中有罅而漏，不可一概用药也。"此实为遗精辨证论治的雏形。

金元时期对遗精病因病机有了更进一步的认识。如朱丹溪对遗精的病因，除承袭前人主虚之说外，进一步认识到也有实证，为湿热遗精提供了理论根据，他在《丹溪心法·遗精》强调："精滑专主湿热，黄柏、知母降火，牡蛎粉、蛤粉燥湿。"对湿热所致遗精提出了具体治疗方法。

明代对遗精的认识，渐臻完善。戴思恭在《证治要诀·遗精》一书中将遗精的病因归纳为："有用心过度，心不摄肾，以致失精者；有因思欲不遂，精色失位，输泻而出者；有欲太过，滑泄不禁者；有年壮气盛，久无色欲，精气满泄者。"并且提出："失精梦泄，亦有经络热而得者，若心虚冷用热剂，则精愈失。"楼英在《医学纲目·卷二十九·梦遗白浊》总结先贤治疗遗精的方法有五："用辰砂、磁石、龙骨之类，镇坠神之浮游，是其一也；其二，思想结成痰饮，迷于心窍而遗者，许学士用猪苓丸之类，导利其痰是也；其三，思想伤阴者，洁古珍珠粉丸，用蛤粉、黄柏降火补阴是也；其四，思想伤阳者，谦甫鹿茸、苁蓉、菟丝子等补阳是也；其五，阴阳俱虚者，丹溪治一形瘦人，便浊梦遗，作心虚治，用珍珠粉丸、定志丸服之，定志丸者，远志、菖蒲、茯苓、人参是也。"张景岳对遗精的证治归纳，更为全面。《景岳全书·遗精》说："遗精之证有九：凡有所注恋而遗者，此精为神动也，其因在心；有欲事不遂而梦者，此精失其位也，其因在肾；有值劳倦即遗者，此筋力不胜，肝脾之气弱也；有因心思索过度辄遗者，此中气有不足，心脾之虚陷也；有因湿热下流，或相火妄动而遗者，此脾肾之火不清也；有无故滑而不禁者，此下元亏虚，肺、肾之不固也；有禀赋不足，而精易滑者，此先天元气之单薄也；有久服冷利等剂，以致元阳失守而滑泄者，此误药之所致也；有壮年气盛，久节房欲而遗者，此满而溢者也。凡此之类，是皆遗精之病。然心主神，肺主气，脾主湿，肝主疏泄，肾主闭藏，则凡此诸病五藏皆有所主，故治此者，亦当各求所因也。"又说："凡心火盛者，当治心降火；相火盛者，当壮水滋阴；气陷者当升举；滑泄者当固涩；湿热相乘者，当分利；虚寒冷利者，当温补下元；元阳不足，精气两虚者，当专培根本。"这些论述和治疗法则至今仍有积极的临床意义。另外，明代王纶在《明医杂著·梦遗滑精》中指出："梦遗滑精，世人多作肾虚治，而为补肾涩精之剂不效，殊不知此证多由脾虚，饮食厚味、痰火湿热之人多有之。"提出了遗精由脾胃湿热所致的新观点。

清代医家在继承明代医家理论基础上有了进一步发挥。提出有梦为心病，无梦为肾病的观点。《医学心悟·遗精》说："梦而遗者，谓之梦遗；不梦而遗者，谓之精滑。大抵有梦者，由于相火之强，不梦者由于心肾之虚。然令人体薄火旺者，十中之一；虚弱者，十中之九。予因此二丸分主之，一日清心丸，泻火止遗之法也，一日十补丸，大补气血，俾气旺则能摄精也。"《临证指南医案·遗精》："以有梦为心病，无梦为肾病，湿热为小肠膀胱病。夫精之藏制虽在肾，而精之主宰则在心。"这种以有梦无梦定脏腑之法，虽有一定道理，但从临床来看，不能以此作为判定脏腑部位的唯一标准，否则将形成治疗上的僵化。《张氏医通》在本病的辨证论治上有较大发挥。尤为可贵的是提倡根据年龄、体质等详辨寒热虚实，颇为切合临床实际。如："壮年火盛，多有流溢者，若以虚冷用热剂，则精愈失，滋肾丸加生地、茯神、枣仁、菖蒲；梦遗而为肝热胆寒，以肝火淫于外，魂不内守，故多淫梦失精，或时心悸，肥人多此，宜清肝不必补肾，温胆汤加人参、茯神、枣仁、莲肉；遗精腰痛，六味地黄丸加杜仲、五味、菟丝子、苁蓉；中年以后，还少丹；精气不足，呼吸短气，滑泄不禁，兼心脾气虚，饮食少进者，金锁玉关丸加参芪；脾肾俱虚，败精失道，精滑不固者，九龙丹去当归加萆薢、五味；然不若萃仙丸尤妙。"

综上，早在《内经》《伤寒杂病论》中对遗精就有了一定认识，历代医家对其病因病机不断完善和补充，至明清时期，在辨证论治方面更加具体，其治则和方药至今仍有临床意义。

二、范围

病理性遗精可见于西医学的性神经症、前列腺炎、阴茎包皮炎、精囊炎、精阜炎及某些慢性疾病，可以认为遗精只是某些疾病的临床症状，其临床表现与本证的特点相符者，均可参照本篇辨证论治。

三、病因病机

本病病因较多，病机复杂，但其基本病机可概括为2点。一是火热或湿热之邪循经下扰精室，开合失度，以致精液因邪扰而外泄，病变与心肝脾关系最为密切；二是因脾肾本身亏虚，失于封藏固摄之职，以致精关失守，精不能闭藏，因虚而精液滑脱不固，病变主要涉及脾肾。

（一）肾虚不藏

恣情纵欲：青年早婚，房事过度，或少年频犯手淫，导致肾精亏耗。肾阴虚者，多因阴虚火旺，相火偏盛，扰动精室，使封藏失职；肾气虚者，多因肾气不能固摄，精关失约而出现自遗。《医贯·梦遗并滑精》说："肾之阴虚则精不藏，肝之阳强则火不秘，以不秘之火，加临不藏之精，除不梦，梦即泄矣。"《证治要诀·遗精》说："有色欲太过，而滑泄不禁者。"前者是属于阴虚阳亢，后者是属于阴阳两虚，下元虚惫。

禀赋不足：先天不足，禀赋素亏，下元虚惫，精关不固，易于滑泄。如《景岳全书·遗精》说："有素禀不足，而精易滑者。此先天元气单薄也。"

（二）君相火旺

劳心过度：劳神太过，心阴暗耗，心阳独亢，心火不能下交于肾，肾水不能上济于心，心肾不交，水亏火旺，扰动精室而遗。如《证治要诀·遗精》说："有用心过度，心不摄肾，以致失精者。"《折肱漫录·遗精》也说："梦遗之证，其因不同……非必尽因色欲过度，以致滑泄，大半起于心肾不交。凡人用心太过则火亢而上，火亢则水不升，而心肾不交，士子读书过劳，功名心急者每有此病。"

妄想不遂：心有妄想，所欲不遂，心神不宁，君火偏亢，相火妄动，亦能促使精液自遗。正如《金匮翼·梦遗滑精》所说："动于心者，神摇于上，则相遗于下也。"

（三）气不摄精

思虑过度，损伤心脾，或饮食不节，脾虚气陷，失于固摄，精关不固，精液遗泄。正如《景岳全书·遗精》说："有因用心思虑过度辄遗者，此中气不足，心脾之虚陷也。"

（四）湿热痰火下注

饮食不节，醇酒厚味，损伤脾胃，酿湿生热，或蕴痰化火，湿热痰火，流注于下，扰动精室，亦可发生精液自遗。正如《杂病源流犀烛·遗泄源流》："有因饮酒厚味太过，痰火为殃者……有因脾胃湿热，气不化清，而分注膀胱者，亦混浊稠厚，阴火一动，精随而出。"

综上，遗精的发病机制，主要责之于心、肝、脾、肾四脏。且多由于房事不节，先天不足，用心过度，思欲不遂，饮食不节等原因引起。

四、诊断与鉴别诊断

(一) 诊断

每星期 2 次以上，或一日数次，在睡梦中发生遗泄，或在清醒时精白滑出，并有头昏、耳鸣、精神萎靡、腰酸腿软等症状，即可诊断为遗精。

(二) 鉴别诊断

1. 生理性溢精

一般未婚成年男子或婚后长期分居者，平均每月遗精 1～2 次或虽偶有次数稍增多，但不伴有其他症状者，均为生理性溢精。正如《景岳全书·遗精》说："有壮年气盛，久节房欲而遗者，此满而溢者也。"又说："若满而溢者，则去者自去，生者自生，势出自然，无足为意也。"此时无须进行治疗，应多了解性知识，消除不必要的紧张恐惧心理。病理性遗精则为每星期两次以上，甚则每晚遗精数次。

2. 早泄

早泄是男子在性交时阴茎刚插入阴道或尚未进入阴道即泄精，以致不能完成正常性交过程。其诊断要点在于性交时过早射精。而遗精则是在非人为情况下频繁出现精液遗泄，当进行性交时，却可能是完全正常的。其诊断要点在于非人为情况下精液遗泄，但以睡眠梦中多见。有时临床上两者可同时并存。

3. 小便尿精

小便尿精是精液随尿排出，或排尿结束后又流出精液，尿色正常而不混浊，古人将本症归于"便浊""白浊""白淫""淋浊"等疾病门中。其诊断要点是精液和尿同时排出或尿后流出精液。多因酒色无度、阴虚阳亢、湿热扰动精室、脾肾气虚等引起。

4. 尿道球腺分泌物

当性兴奋时尿道外口排出少量黏稠无色的分泌物。其镜下虽偶见有精子，但并非精液，故要与遗精相鉴别。

5. 前列腺溢液

某些中青年，因纵欲、酗酒、禁欲、手淫等，致使前列腺充血，腺泡分泌增加，腺管松弛扩张，在搬重物、惊吓、大便用力时，腹压增加，会阴肌肉松弛，会有数量不等的白色分泌物流出，称为前列腺溢液。

五、辨证

（一）辨证要点

1. 审察病位

一般认为用心过度，或杂念妄想，君相火旺，引起遗精的多为心病；精关不固，无梦遗泄的多为肾病。故前人有"有梦为心病，无梦为肾病"之说。但还须结合发病的新久，以及脉证的表现等，才能正确地辨别病位。

2. 分清虚实

初起以实证为多，日久则以虚证为多。实证以君相火旺及湿热痰火下注，扰动精室者为主；虚证则属肾虚不固，脾虚气不摄精，封藏失职。若虚而有热象者，多为阴虚火旺。

3. 辨别阴阳

遗精属于肾虚不藏者，又当辨别偏于阴虚，还是偏于阳虚。偏于阴虚者，多见头昏目眩，腰酸耳鸣，舌质红，脉细数；偏于阳虚者，多见面白少华，畏寒肢冷，舌质淡，脉沉细。

4. 洞察转归

遗精的发生发展与体质、病程、治疗恰当与否有密切关系。病变初期及青壮年患者多为火盛或湿热所致，此时若及时清泻则可邪退病愈；遗精日久必耗伤肾阴，甚则阴损及阳，阴阳俱虚，此时可导致阳痿、早泄、男子不育等。故对遗精日久不愈、有明显虚象或年老体衰者，治疗又当以补血为主。若治疗后遗精次数减少，体质渐强，全身症状减轻，则为病势好转，病将痊愈之象。

（二）证候

1. 心肾不交

症状：每多梦中遗精，次日头昏且晕，心悸，精神不振，体倦无力，小便短黄而有热感。舌质红，脉细数。

病机分析：君火亢盛、心阴暗耗，心火不能下交于肾、肾水不能上济于心，水亏火旺，扰动精室，致精液走泄；心火偏亢，火热耗伤心营，营虚不能养心则心惊；外不能充养肌体，则体倦无力，精神不振；上不能奉养于脑，则头昏且晕；小便短黄而有热感，乃属心火下移小肠，热入膀胱之象；舌质红，脉细数，均为心营被耗，阴血不足之象。

2. 肾阴亏虚

症状：遗精，头昏目眩，耳鸣腰酸，神疲乏力，形体瘦弱。舌红少津，脉弦细带数。

病机分析：恣情纵欲，耗伤肾阴，肾阴虚则相火妄动，干扰精室，致使封藏失职，精液泄出；肾虚于下，真阴暗耗，则精气营血俱不足，不能上承，故见头昏、目眩；不能充养肌肉，则形体瘦弱，神疲乏力；腰为肾之府，肾虚则腰酸；肾开窍于耳，肾亏则耳鸣；舌红少苔，脉弦细带数，均为阴虚内热之象。

3. 肾气不固

症状：滑精频作，面白少华，精神萎靡，畏寒肢冷。舌质淡，苔白，脉沉细而弱。

病机分析：病久不愈，阴精内涸，阴伤及阳，以致下元虚惫，气失所摄，肾关因而不固，故滑精频作；其真阴亏耗，元阳虚衰，五脏之精华不能上荣于面，则面白少华，精神萎靡，畏寒肢冷；舌淡、苔白，脉沉细而弱，均为元阳已虚，气血不足之象。

4. 脾虚不摄

症状：遗精频作，劳则加重，甚则滑精，精液清稀，伴食少便溏，少气懒言，面色少华，身倦乏力。舌淡，苔薄白，脉虚无力。

病机分析：脾气亏虚，精失固摄，而见遗精频作；劳则更伤中气，气虚不摄，精关不固，则见滑精；频繁遗滑，故精液清稀；脾气亏虚，不能化成气血，心脉失养故心悸，气短，面色无华；脾虚气陷，无力升举故食少便溏，少气懒言；舌淡苔薄白，脉虚无力，均为脾气亏虚之象。

5. 肝火偏盛

症状：多为梦中遗泄，阳物易举，烦躁易怒，胸胁不舒，面红目赤，口苦咽干，小便短赤。舌红，苔黄，脉弦数。

病机分析：肝胆经绕阴器，肾脉上贯肝，两脏经络相连，如情志不遂，肝失条达，气郁化火，扰动精舍，则引起遗精；肝火亢盛，则阳物易举，烦躁易怒，胸胁不舒；肝火上逆则面红目赤，口苦咽干；小便短赤，舌红苔黄，脉来弦数，均为肝火偏盛之象。

6. 湿热下注

症状：遗精频作，或尿时有精液外流，口苦或渴，小便热赤。苔黄腻，脉濡数。

病机分析：湿热下注，扰动精室，则遗精频作，其则尿时流精；湿热上蒸，则口苦而渴；湿热下注膀胱，则小便热赤；苔黄腻，脉濡数，均为内有湿热之象。

7. 痰火内蕴

症状：遗精频作，胸闷脘胀，口苦痰多，小便热赤不爽，少腹及阴部作胀。苔黄腻，脉滑数。

病机分析：痰火扰动精舍，故见遗精频作；痰火郁结中焦，故见胸闷脘胀，口苦痰多；痰火互结下焦，故见小便热赤不爽，少腹及阴部作胀；苔黄腻，脉滑数，均为痰火内蕴之象。

六、治疗

（一）治疗原则

遗精的基本病机包括两个方面，一是火邪或湿热之邪，扰及精室；二是正气亏虚，精关不固。治疗遗精切忌只用固肾涩精一法，而应该分清虚实，实证以清泄为主；虚证方可补肾固精。同时还应区分阴虚阳虚的不同情况，而分别采用滋养肾阴及温补肾阳的治法。至于虚而有热者，又当予以养阴清火，审证施治。

（二）治法方药

1. 心肾不交

治法：清心滋肾，交通心肾。

方药：三才封髓丹加黄连、灯心草之类。方中天门冬补肺，地黄滋肾，金水相生也；黄柏泻相火，黄连、灯心草清心泻火，俾水升火降，心肾交泰，则遗泄自止。若所欲不遂，心神不安，君火偏亢，相火妄动，干扰精室，而精液泄出者，宜养心安神，以安神定志丸治之。

2. 肾阴亏虚

治法：壮水制火，佐以固涩。

方药：知柏地黄丸合水陆二仙丹化裁。方中知母、黄柏泻火，丹皮清热，地黄、怀山药、山茱萸、芡实、金樱子填精止遗。若遗精频作，日久不愈者，用金锁固精丸以固肾摄精。

3. 肾气不固

治法：补肾固精。

方药：偏于阴虚者，用六味地黄丸，以滋养肾阴；偏于阳虚者，用《济生》秘精丸和斑龙丸主之。前方偏于温涩，后者温补之力尤胜。

4. 脾虚不摄

治法：益气健脾，摄精止遗。

方药：妙香散合水陆二仙丹或补中益气汤加减。方中人参、黄芪益气健脾生精；怀山药、茯苓健脾补中，兼以安神，远志、辰砂清心调神；木香调气；桔梗升清；芡实、金樱子摄精止遗。若以中气下陷为主可用补中益气汤加减。

5. 肝火偏盛

治法：清肝泻火。

方药：龙胆泻肝汤加减。方中龙胆草直折肝火，栀子、黄芩清肝，柴胡疏肝，当归、生地滋养肝血，泽泻、车前子、木通导湿热下行，肝火平则精宫自宁。久病肝肾阴虚者，可去木通、泽泻、车前子、柴胡等，酌加何首乌、女贞子、白芍等滋养肝肾之品。

6. 湿热下注

治法：清热化湿。

方药：猪肚丸。猪肚益胃，白术健脾，苦参、牡蛎清热固涩，尚可酌加车前子、泽泻、猪苓、黄柏、草薢等，以增强清热化湿之力。

7. 痰火内蕴

治法：化痰清火。

方药：猪苓丸加味。方中半夏化痰，猪苓利湿。还可加黄柏、黄连、蛤粉等泻火豁痰之品。如患者尿时不爽，少腹及阴部作胀，为病久夹有瘀热之象，可加败酱草、赤芍以化瘀清热。

七、转归及预后

遗精初起，尤其是青壮年、体质强壮者，多为实证，此时一经清泻，往往邪退遗精自止。若不及时治疗或用补益固涩则邪热更盛，反致遗精频作。遗精日久不愈，肾精亏耗，可逐渐转变为虚证。在病机演变过程中还可见虚实夹杂，或阴虚兼火旺，或脾肾虚兼湿热痰火等。日久阴损及阳，造成阴阳俱损，可进一步导致阳痿、早泄等性功能障碍。遗精若能及时用药物及精神调治，多可治愈，预后一般良好。

八、预防和护理

（1）注意精神调养，排除杂念，清心寡欲，是治疗本病的关键。

（2）避免过度的脑力紧张，丰富文体活动，适当参加体力劳动。

（3）注意生活起居，节制性欲，戒除手淫，夜晚进食不宜过饱，睡前用温水洗脚，养成仰卧的习惯，被褥不宜过厚，脚部不宜盖得太暖，衬裤不宜过紧。

（4）少食辛辣刺激性食品如烟、酒、咖啡等。

（5）正确对待遗精。出现遗精后，应首先分清是生理现象还是病理性遗精。生理性遗精可不必治疗；病理性遗精，则应及时就诊，弄清疾病的原因，针对其病因进行调理，一般效果均较理想。

附：

早　泄

早泄（premature ejaculation）是男女在性交时，勃起的阴茎刚接触阴唇或未插入阴道即射精，阴茎随之软缩，使性交不能继续下去而被迫中止的一种常见的性功能障碍。健康人在性交2～6分钟后射精是很普通的，有的甚至更短。射精的快慢差异很大，因人而异。早泄的实质是过快射精发生在男性的愿望之前，他们在性活动中经常缺乏对射精和性高潮的合理而随意的控制力，使男性在性反应周期中迅速由兴奋期进入了高潮期，而几乎没有体会到性生活带来的快感。没有性活动周期中不断增进性紧张度的平台期，或平台期太短，致使双方未能获得性满足。

一、病因病理

（一）精神心理因素

在精神心理因素中，其主要的表现形式是焦虑，它是几乎所有性功能障碍的共同特征。至于造成焦虑的原因则是多种多样的。焦虑可以掩盖或妨碍患者对射精即将来临感知的警觉。医生的治疗目标之一应该是帮助早泄患者清楚地把射精的先兆感鉴别出来，并把它从本质上与射精本身区别开来。由于潜在焦虑常常导致早泄患者对时间概念具有一种主观上的扭曲，这自然会影响到他们的性表现能力。患者似乎被卷入一个时间的漩涡，它否定了射精之前的先兆感受和这两种感受的先后顺序。在这一关键时刻的感知错位和焦虑使他们不可能把欲望和满足感正确地区分开来。如夫妻感情不融洽，相互间存在潜在的敌意、怨恨和恼怒，或丈夫对妻子过分的畏惧、崇拜，存在自卑心理，使男方产生焦虑和恐惧心理，有的由某种偶然的原因，出现1～2次早泄，就背上了思想包袱，产生了恐惧与不安；焦急情况下的婚前性交；女方对性交厌烦，希望赶快结束，促使射精提前；长期禁欲后的首次性交等均可引起早泄。

（二）器质性因素

1. 泌尿生殖系感染

如尿道炎、前列腺炎、精囊炎、精阜炎等，因炎症的刺激，尿道敏感性增强，在发生充血时，前列腺和精囊的代谢和分泌发生紊乱的情况下，局部的刺激可能会对部分人引起暂时的早泄，因为对刺激的反应处于敏感的临界状态，就会很快发生射精。所以精阜炎和精阜增生常可发生早泄，因而电灼精阜也是治疗早泄的一种手段。

包茎和包皮过长的患者，由于龟头及系带平时都处于包藏的情况下，性交时一旦翻转，对性交和摩擦极其敏感，容易造成早泄。同样的原因，包皮口过紧，系带太短者，也易发生早泄。

2. 内分泌系统病变

如血内睾酮含量增高，使射精中枢兴奋性增高阈值下降时，射精中枢容易兴奋而过早出现射精。

3. 神经系统病变

如脑肿瘤、脑血管疾病、脊髓损伤、神经衰弱等，直接影响控制性的中枢，对射精中枢控制能力下降而产生早泄。

二、临床表现

性交时间极短，或勃起的阴茎未插入阴道即排精，或开始性交时，阴茎刚接触阴唇，甚至尚未接触就射精，阴茎随之软缩，使性交不能继续下去而被迫中止，常伴有遗精以及头晕眼花、耳鸣、精神萎靡，腰膝酸软等全身虚弱症状。早泄尚无一个完全统一的标准，故早泄的临床表现也会因人而异，根据患者的满意程度是否为"早泄"，是否需要治疗，以下几种临床现象为早泄的典型表现。

（1）只要看到裸体，甚至书刊、影视中有性色彩的画面，就情不自禁地出现射精。

（2）性伴侣双方只要身体一接触，尚未进行性器官的接触，就出现射精，即所谓"一触即发"。

（3）性伴侣双方生殖器官刚一接触，即出现射精，传统中医谓之"见花谢"。

（4）以往性生活时可达较长时间，而近来性交时间比以前明显的缩短，而女方在大多数情况下得不到性满足。

（5）生殖器进入阴道抽动数次即发生不可控制的射精，大多数情况下女方无法达到性高潮。

三、诊断与鉴别诊断

（一）诊断

早泄尚无一个完全统一的标准，典型的患者是生殖器未入阴道即泄，容易诊断。对其他类型早泄的临床表现也会因人而异，一般根据临床表现做出诊断。

（二）鉴别诊断

1. 阳痿

阴茎不能勃起，或勃起不坚而不能进行性交。早泄是过早射精，导致阴茎萎软而不能性交。早泄主要为功能性的，而阳痿除功能性外，也有器质性的，早泄经药物和心理治疗后预后较好，阳痿属功能性的预后较好，而器质性的药物和心理治疗效果较差，甚则无效。

2. 遗精

是在无性交状态下，频繁出现精液遗泄，当进行性交时，可以是完全正常的。早泄则是在进行性交时，阴茎刚插入阴道或尚未插入阴道即射精，以致不能正常进行性交。早泄为有性交准备，遗精为意念妄动无性交准备而精自遗。临床上两者多兼见，但其预后一般较好。

四、治疗

早泄的治疗是一个系统工程，它包括心理治疗、行为治疗、药物治疗等。早泄从根本上说是射精所需的刺激阈太低，如何提高射精的刺激阈是克服早泄的关键。何谓刺激阈？它反映了机体兴奋性的高低，它就像门槛一样，太低时无论什么样的刺激，哪怕是很低很短的刺激，都能轻易越过而引起组织反应，说明机体的兴奋性很高。治疗早泄就是要尽力提高这个门槛，提高刺激阈，延长性兴奋平台期，推迟情欲高潮到来，使妻子能享受性交的愉快，进而达到感情和谐。早泄的治疗目的是采用各种方法延长患者发动射精的时间，概括有以下几种。

（一）心理治疗

早泄主要是一种精神生理方面的疾病，长期性生活的挫折可影响夫妻间情感的投入，女方更可能认为是丈夫自私行为的表现，应告诉患者及其配偶快速射精是一个普遍性问题，与缺乏性知识和性行为技巧关系密切，尽管早泄导致性生活扫兴，但重建射精的条件反射并不困难，如双方密切配合，消除焦虑心理，并及时解决治疗中的抗阻，使女方也能获得一定程度的满足，则可能只需较短时间就能收到双方愉悦的效果。性伴侣双方一往情深，女方乐意配合治疗，往往事半功倍。性伴侣双方应一起参与治疗，交流彼此对性生活的感受与要求，建立双方亲切和谐的关系，对男女双方进行有关性知识、性心理的教育，解除思想中的各种疑虑、紧张和忧愁，树立信心，让他们感到重建正常的射精反应是可能的。因相当数量的早泄患者是心理因素所致的，因此应用心理疗法是治疗早泄的一种重要手段，可以调动患者的积极因素，及时地纠正和帮助患者心理上的不足，产生良性循环，解除患者的思想顾虑和紧张情绪，以促进疾病的早愈。良好的性行为需处于安宁、温馨的感情氛围中，这样夫妻才能纵情享受性爱带来的美好体验。

（二）行为疗法

主要是通过性知识教育和性感集中训练家庭作业，使患者与妻子接触时彻底放松，夫妻间建立起一种亲昵的、能够共同分享的性感受，而不是单纯的性交。行为疗法的指导是教育患者注意体验性高潮前的感觉，在尚未到不能控制之前，减少或停止阴茎抽动，使性感减退后重新活动，改变性交体位也可使射精时间延长。

1. 增加射精的次数

对于一些性交次数少，频率较低的患者，应鼓励他们增加每周性交的次数，也可连续性交。如晚上性交后次晨再次性交，或连续两晚性交，休息两三天后再连续两天。这样第二次性交时，由于男性性欲已降低，兴奋性得到释放，因此刺激值有提高，第二次性交时射精常可延长。所以，有的人在长期的禁欲后，先手淫1次再行性交，可使女方更满意。

2. 间断手淫法

采用男方延长手淫时间，长达15分钟开始射精，以后逐步再延长手淫时间，使之超过15分钟。

3. 改变性交体位

女上位做强烈的性器官插入与摩擦，可使女性性高潮提前到来，得到性满足。而男方处于被动地位，肌肉松弛，兴奋性降低，有时还可因深呼吸或分散注意力来延缓高潮的到来，最终与女方共同到达高潮。

4. 外生殖器冷敷法

延长男性性交时间，缩短女方达到高潮所需时间，有利于双方性和谐。但欲达到刺激女方尽快达到高潮，而男方又能心平气和是很难办到的。因此，冷敷阴茎和阴囊使血管收缩，血供减少，同时还可能起到转移男方的注意力，消除紧张情绪，待女方进入兴奋时再徐徐进入性反应状态，可延缓早泄。

5. 避孕套法

性交时可戴避孕套，必要时可戴双层避孕套，以降低阴茎对阴道摩擦的触觉，也降低对阴道温度、分泌物以及女方阴道收缩时的感觉，降低了整个性刺激的强度，也可延长射精时间。

6. 中断排尿法

中断排尿法又称耻骨肌训练法，具体方法是在排尿时，先排出一部分，停顿一下，再排，再憋住，分几次把尿排完。平时可有意识地收缩肛门以抬高睾丸，或将浴巾覆盖在勃起阴茎上做抬起运动。在其他情况下，只有当性欲高潮时才有机会锻炼耻骨肌。经过几周骨盆底肌肉的锻炼后，常可有意识地阻止射精，而且当快要射精时，压迫耻骨肌，可以使性交时间随意延长，而且可多次出现性欲高潮。

7. 阴囊牵拉法

在男性性高潮时，性兴奋很强烈，出现阴囊收缩、睾丸上提现象，此前用手向下牵拉阴囊及睾丸即可以降低兴奋性，以达到延缓射精，防止早泄的效果。

8. Semans 技术训练

Semans 技术训练即停顿与开始疗法（stop-start technique），由女方刺激阴茎至快要射精时，男方示意立即停止刺激，待射精预感完全消失之后，再重新刺激，如此反复进行，直至男方能接受大量刺激，方允许最后射精。此方法的基本原则是提高射精阈值，初步治疗成功后，仍需每周进行 1 次控制性训练，以巩固疗效。

9. 阴茎头部挤捏法

阴茎头部挤捏法又称耐受训练，首先由 Masters 和 Johnson 提出，挤捏法是对 Semans 技术的改良，此法的目的是加强丈夫的自控射精能力，并提高妻子的性快感，由女方实施此法效果较好。充分刺激阴茎，当男方阴茎勃起快要射精之前，女方将自己的拇指放在阴茎系带部位，食指与中指放在阴茎的另一面正好在冠状缘上方，稳捏压迫 4 秒，然后突然放松，施加压力的方向是从前向后，决不能从一侧向另一侧。女方要用指头的腹侧，避免用指甲捏夹或搔刮阴茎。挤捏所用力的大小与阴茎勃起的坚硬度成正比。此法可以缓解射精的紧迫感，坚持隔几分钟就使用 1 次此法，可以改善抑制功能，重建合适的射精反射。通过挤捏可以使阴茎硬度暂时减退 10%～25%。当男方信心已增强，则可转入性交再训练，要采用女上位的性交方式进行挤捏3～6次。在阴茎插入阴道之前进行挤捏，进入阴道后先静止，不主动摩擦，双方把注意力集中到全身性感上。阴茎在阴道内搁置短时间后，女方把阴茎拔出，再次挤捏，当在阴道内搁置4～5分钟时，可以改用阴茎根部挤捏法，这样就无需因挤捏而中断性交。经过2周的上述治疗后，多数男性在控制射精方面的能力会有很大的改善，如果坚持治疗3～6个月，可获得持久稳定的疗效。

（三）药物治疗

通过一些对自主神经系统有作用的药物，可起到控制射精的作用，如抗抑郁类药和吩噻类药物。镇静剂和单脂氢化酶抑制剂型抗抑郁的药物，有提高情绪、抗焦虑、延长射精时间，起到镇静和安静的作用。这些药物有苯巴比妥口服1次3毫克，3次/天；异丙嗪12.5毫克，1次/天或2次/天；或性交1小时前口服氯氮䓬之类的药。酚苄明（苯苄胺）10～30毫克/天口服。

有研究表明，射精管、输精管、前列腺、后尿道平滑肌上含丰富的 α-AR（α-肾上腺素受体），长效 $α_1$-AR 阻断剂络欣平，能阻断上述部位的 α-AR，使该部位的平滑肌松弛，蠕动减少，延长射精时间，有治疗早泄、延长射精的作用。成都中医药大学附属医院采用络欣平1毫克，每日1次，睡前口服，1周后改为2毫克/天，睡前口服，2周为1个疗程。服用1～2个疗程。治疗早泄35例。临床研究显示：络欣平治疗早泄总有效率为68.5%。

龟头及阴茎涂抹麻醉剂、乳剂、软膏等均可降低龟头、系带处的神经敏感性。例如，比法尔（前列腺素 E_1 软膏），1%丁卡因，或1%的达克罗宁油膏，或3%氨基苯甲酸乙酯涂霜等均属于此类药物。外用的涂抹药物要适量，于性交前10～30分钟使用，最好外套阴茎套，既可充分保持药效，也可避免用量过大、过多造成女方阴道吸收而引起不良反应。

目前，较新的疗法多采用抗抑郁类的药物如氯米帕明、曲唑酮等，现有的临床研究其有效率在50%～70%不等，一般初期效果较好，随着时间的延续需加大药物的剂量来维持药效。

（四）手术治疗

对于包皮过长及包茎的患者应行包皮环切术，因龟头及系带长期处于包皮的保护下，对性交时摩擦刺激非常敏感，阈值下降，易致早泄。包皮环切术后，龟头及系带暴露，经内裤的摩擦使敏感性下降，阈值提高，从而起到治疗早泄的作用。精阜炎和精阜增生常可发生早泄，因而电灼精阜也是治疗早泄的一种手段。

五、现代研究进展

（一）理论研究

（1）赵正元认为早泄属肾阳亏虚、肾气不固所致。其中青壮年已婚早泄多因房事过度、肾精不充所致，若误用壮阳之品，犹如涸泽而渔，早泄更重，故其用早泄汤，重在滋阴，意在阴中求阳。现代药理研究：方中淫羊藿具有雄性激素样作用，能促进精液分泌，兴奋神经，促进性功能；鹿角胶含有少量卵泡激素，二药合用均具有促进性腺功能的作用。盐黄柏能降低性神经系统的兴奋性（所谓降相火），减少性冲动，有利于性功能持久。全方具有滋阴降火，益肾涩精的功能，药症相符，故能控制早泄。

（2）康翠梅认为早泄是由于素体阴虚或病久伤阴，阴津亏虚，治宜滋阴补肾，清降虚火之法，方用六味地黄汤以滋阴降火，加肉桂以引火归元。

（3）戚广崇认为早泄的发病原因大多为功能性，从根本上说是射精所需的刺激阈太低，以致一触即发。患者多由于婚前习惯于快速自慰射精或性活动时紧张，环境不合适，怀疑性功能低下等，致使性活动时过分仓促、紧张而形成不良的条件反射；或夫妇不睦，对女方心怀敌意，或对妻子过于崇拜，自卑自怨，因而造成过度焦虑而致射精失控。认为，精之藏泄虽制之于肾，然与心、肝、脾关系密切。阴虚火旺，精官失职，纵欲竭精，肾虚不固；郁怒伤肝，情志抑郁，肝失疏泄；心脾两虚，气陷失摄；心有欲念，肾火妄动，心肾失交；湿郁精官，相火妄动，开合无权均可导致早泄。

（二）临床研究

（1）肖洲南用龙胆泻肝汤加减治疗早泄 60 例。药物组成：龙胆草、山栀子、黄芩、黄柏、丹皮、赤芍、川牛膝、车前子（包煎）各 10 克，柴胡 8 克，生地黄 15 克，生甘草 6 克。加减：伴生殖道感染者减丹皮、赤芍，加败酱草、白花蛇舌草；伴焦虑、畏惧、心慌者减丹皮、赤芍，加酸枣仁、龙齿；伴性欲减退者减生地黄、丹皮、赤芍，加仙灵脾、补骨脂、菟丝子；伴性欲亢进者黄柏、牛膝增为各 15 克。上方每日 1 剂，水煎分 2 次温服。每5 剂为 1 个疗程。一般治疗 1～3 个疗程。治疗结果：显效 23 例，有效 31 例，无效 6 例；其中 1 个疗程有效者为 16 例，2 个疗程有效者为 23 例，3 个疗程有效者为 15 例。

（2）古凤江用早泄汤治疗早泄 85 例。早泄汤处方：枸杞、生山药、熟地黄、茯苓、五味子、远志、鹿角胶、菟丝子、淫羊藿、生龙骨、知母、盐黄柏、甘草。水煎服，每日 1 剂，早晚服。治疗 4 周为 1 个疗程。治疗结果：85 例中，治愈 45 例，好转 29 例，无效 11 例，总有效率为 87.5%。

（3）欧春用滋肾固精汤治疗早泄 51 例。药用：巴戟天 12 克，韭菜籽 15 克，菟丝子 12 克，制首乌 15 克，熟地黄 15 克，当归12 克，白芍 9 克，桑螵蛸 15 克，煅龙骨 15 克，枳壳 9 克。随症加减：①早泄甚者加金樱子、芡实、山茱萸。②兼肾阳虚者加淫羊藿、仙茅、锁阳。③兼肾阴虚者加黄柏、知母、鳖甲。④兼气虚者加黄芪、党参、山药。每日 1 剂，水煎服。14 剂为一疗程，连续治疗 1～4 个疗程。治疗结果：近期治愈 16 例，显效 22 例，有效 7 例，无效 6 例，总有效率为 88.23%。疗程最长 2 个月，最短 3 天，平均 12.6 天。

（4）汪明德用封髓定志汤治疗早泄 22 例。基本方：知母15 克，黄柏 15 克，茯苓 30 克，炙远志 10 克，生龙骨 30 克，生牡蛎 30 克，金樱子 30 克，芡实 15 克，五味子 15 克，石菖蒲10 克。配合挤捏法。未婚新交或分居偶合者，用二次射精法，或用双层避孕套结合动停法。结果：痊愈 15 例，占 68.18%，好转

5例，占22.72%，无效2例，占9.09%。

用加味虎杖散治疗早泄56例。基本方：虎杖根30克，川牛膝15克，茯苓15克，黄柏15克，败酱草15克，石菖蒲10克，丹参15克，牡丹皮15克，金樱子30克，芡实30克，萆薢15克，黄芪15克。口服和保留灌肠。炎症好转后，配合挤捏法。结果：痊愈40例，占71.43%，好转11例，占19.64%，无效5例，占8.93%。

用兴阳固精汤治疗早泄40例。方用仙茅15克，金樱子30克，淫羊藿30克，菟丝子15克，蛇床子12克，沙苑子15克，生龙骨30克，桑螵蛸15克，蜂蜜15克，蜈蚣3条，肉苁蓉15克，锁阳15克，狗肾粉（吞服）5克。阳虚甚者加炮附子10克，人参3克。配合洗剂（蛇床子15克，细辛15克，干蟾皮15克，地骨皮30克，五倍子10克）浸擦阴茎龟头。结果：痊愈17例，占42.5%，好转19例，占47.5%，无效4例，占10%。

（5）黄清春用八正散加减治疗早泄68例。方用萹蓄15克，瞿麦12克，木通15克，车前子（包）20克，金樱子20克，滑石30克，栀子12克，莲子心12克，煅牡蛎30克，甘草6克，水煎服。外用五辛散洗剂：五倍子50克，细辛5克，打碎水煎至200毫升，在温度50℃时，将龟头置入药液外洗浸泡按摩，药凉即止，每晚1次，2周为1个疗程。结果：68例中近期治愈22例，显效29例，有效13例，无效4例。

（6）袁曙光用非药物疗法治疗早泄60例。方用：①心理疏导：要求夫妻双方同时就诊，首先要了解患者的性生活史，包括性欲、性生活环境、性生活的心理状态等，针对不同的情况进行心理疏导，以减轻性交时的心理负担，同时可给夫妻双方传授一些射精生理学方面的基本知识。②性行为疗法：要求男女双方共同参与到治疗中。首先是手法治疗，用手刺激阴茎，当阴茎勃起时，有射精紧迫感时则停止刺激，或用手挤压阴茎系带与冠状沟部位，直至阴茎萎软后，再度进行刺激，每晚进行2～3次。2周后则可进行性交疗法，即在阴茎勃起插入阴道后，保持静止，如有射精感则立即拔出，如此反复，使阴茎在阴道内保持时间逐渐延长。并可增加刺激强度，达到满意程度后即可让男方随意射精。一般坚持这种性交方法1～2个月后，可明显延长性交时间。③针灸、耳穴疗法：对伴有精神紧张、神疲失眠的患者可针刺三阴交、八髎、会阳穴，以王不留行籽用胶布固定于神门、内分泌、内生殖器、外生殖器等耳穴处，每日按压10次左右。结果：治疗组60例，显效40例，有效14例，无效6例。

(7) 李净用九天昊应散外用治疗早泄100例。方药组成：蛇床子15克，五倍子10克，炮附子10克，露蜂房10克，公丁香5克，远志10克，石菖蒲10克，冰片3克。将上药水煎后趁热熏洗阴茎，刺激阴茎时应用Semans法。刺激阴茎至快要射精的程度，然后停止刺激，直到兴奋高潮减退再刺激阴茎，如此反复进行。刺激过程在药液中进行。若性交时，开始阶段外用避孕套。治疗2周为1疗程。结果：治疗100例中，近期治愈34例，显效27例，有效33例，无效6例，显效率61%，有效率94%。

(8) 贺心云用针药结合治疗早泄51例。取穴分为2组：①气海、中极（加电脉冲）、关元、三阴交、公孙、太冲、行间、太溪、涌泉、内关、神门、安眠、百会。②肾俞（加电脉冲）、命门、三阴交、公孙、太冲、行间、太溪、涌泉、内关、神门、百会、安眠。每日针1次，两组穴位交替使用，连续25天，中间休息3～5天。两个月为1疗程。手法：治疗前令患者小便，使膀胱排空，用3寸毫针，针腹部穴以尿道根有电击感为度；针背部穴以局部酸、胀重而放射至臀部（或大腿根部）为佳。手、足、头穴位均应酸而麻重。行捻转平补平泻法，留针30分钟。内服中药基本方：金樱子15克，五味子15克，覆盆子15克，益智仁15克，枸杞子15克，枣仁15克，柏子仁15克，生龙牡各30克，莲米30克，芡实30克。辨证加减：肝胆湿热者，合龙胆泻肝汤加减；阴虚火旺者，合知柏地黄丸加减；肾阳不足者，合金匮肾气丸加减；肝气郁结者，合柴胡疏肝散加减。服法：每日1剂，2个月为1疗程。结果：显效28例，有效17例，无效6例。

(9) 黄讯用填精固泄丸治疗早泄 95 例。方用：山药 60 克，枸杞子 90 克，桑葚子 90 克，女贞子 90 克，金樱子 90 克，芡实 90 克，覆盆子 90 克，山萸肉 90 克，肉苁蓉 100 克，熟首乌 120 克，党参 90 克，白术 90 克，炙黄芪 60 克，肉桂 30 克，鹿茸 30 克，海马 30 克，龟甲胶 100g，共研细末，炼蜜为丸，每次 10 克，每日 2 次，分早晚服，淡盐汤送服，1 个月为 1 个疗程。治 2 个疗程，痊愈（房事时间在 20 分钟以上）64 例，好转（房事时间在 10 分钟以上）22 例，无效 9 例。

(10) 林中用金樱子汤合男士香露治疗早泄 112 例。金樱子汤方组成：金樱子 30 克，莲肉 10 克，五味子 10 克，菟丝子 10 克，沙苑蒺藜 15 克，芡实 15 克，莲须 10 克，煅龙牡各 15 克（先煎）。若偏于脾肾阳虚者加补骨脂、山萸肉、淫羊藿、党参、制附子；心肾不交者加黄连、肉桂；阴虚火旺者加黄柏、知母；偏于肾虚者加生地黄、龟甲、女贞子、枸杞子；大便干结者加肉苁蓉、当归；腰酸痛甚者加杜仲、续断；阴茎勃起不坚者加锁阳、淫羊藿、阳起石、仙茅。每日 1 剂，水煎分 2 次服，连服 10 天为 1 疗程，可连服 3 个疗程。服药期间，宜清心寡欲，禁止房事。男士香露方组成：细辛 5 克，公丁香 5 克，海马 5 克，蛇床子 3 克，淫羊藿 3 克，75% 乙醇 50 毫升。将上述中药去除杂质，浸泡入乙醇内 30 天。尔后将药液过滤装入空瓶或带喷嘴的花露水瓶中，即可作香露使用。每次房事前，向阴茎龟头部涂擦或喷洒香露 1～2 次，每次 0.5 毫升，经 2～3 分钟即可行房事。治疗结果：经治疗后房事并射精正常者为治愈，计 101 例；经 3 个疗程早泄未愈者为无效，计 11 例。治愈率为 90.18%。

(11) 叶炳言用黄芪地黄汤治疗早泄 55 例。方用：生黄芪、金樱子、煅牡蛎各 30 克，沙苑子 15 克，生地黄 12 克，丹皮、泽泻、怀山药、茯苓、山萸肉、升麻、五味子各 10 克。7 天为 1 疗程，连服 2～3 个疗程。治疗结果：25 例治愈（性交时间延长≥5 分钟，1 年以上无复发）；18 例有效（性交时间延长＜5 分钟，或性交时间延长≥5 分钟，但 1 年内复发者）；12 例无效（治疗后无进步)。

(12) 董和平用中药熏洗和落水冲击脱敏法治早泄。方用：①药物治疗法：蛇床子30克，苦参30克，五倍子20克，花椒20克，置冷水2 000毫升中浸泡30分钟，煎煮20分钟，过滤留取1 000毫升，待温度适中时将阴茎置于药液中浸泡，并反复挤捏龟头10～20分钟。②落水冲击脱敏法：普通淋浴器去掉喷头，使流出的水形成水柱状，将水温调控适中。患者裸体立于水柱旁，用手平托阴茎，使落水直接冲击龟头及冠状沟处。此时阴茎可勃起并有快意，当出现紧迫射精感时，将阴茎及时离开水柱，待阴茎稍有萎软再重复前法。每次10～20分钟。治疗时要求做到精神放松，树立治愈信念，正确对待治疗。上述两种方法，隔日交替使用，2周为1疗程。治疗结果：共治50例，其中治愈43例，占86%；显效5例，占10%；无效2例，占4%。总有效率96%。

(三) 实验研究

1. 刘哲用壮肾固春膏治疗阳痿、早泄的临床研究

(1) 方药组成：生附子、仙灵脾、马钱子、巴戟天、川芎、红花等。

(2) 药物生产工艺：①按照药物所含成分的化学性质，将药物运用渗漉法或煎煮法进行分类提取，并加以浓缩。②将提取、浓缩的药物成分与油相基质（硬脂酸、单硬脂酸甘油酸、凡士林等）和水相基质（三乙醇胺、蒸馏水）及二甲基亚砜等分别配制，并混合均匀即可。

(3) 病例选择及治疗观察：凡具有以下两项者即可诊断：①已做好性交准备（包括心理准备），阴茎尚未进入阴道，或已进入阴道30秒至1分钟内射精者，并有阴茎勃起后射精，随即疲软。②未通过性交过程达到性满足（包括未行性交或已行性交）。穴位贴敷：取穴神阙。贴药前将穴位部清洗干净，然后将2毫升许药膏填置于穴中，贴以胶布覆盖。疗程：每隔2天换帖1次，以10次为1疗程。外阴敷药：于每晚临睡前或每于同房前30分钟，

将药膏适量涂于龟头及冠状沟处；疗程：每日用药 1 次，10 次为 1 疗程。

（4）疗效结果患者 32 例，其中临床治愈 24 例，显效 3 例，有效 2 例，无效 3 例。临床治愈率为 75%，总有效率为 90.63%。以性交时间为指标，进行了治疗前后的观察。结果，治疗前性交平均时间为 0.5610±0.2748 分钟，治疗后为 5.2927±3.0703 分钟，经统计学处理 P＜0.01，存在显著性差异。证明本药对改善早泄情况有明显的疗效。

（5）药理药效学研究：药物经皮肤黏膜吸收较快地渗透入血液之中，作用于全身并保持在血液中较稳定的浓度，其用药疗效比较确切；给药不经过消化道，避免了口服给药对胃肠的不良刺激，以及由此所致的一些不良反应；且能避免消化酶、消化液对药物的破坏，从而可以使药物保持更多的有效成分，更好地发挥治疗作用。是治疗勃起功能障碍的重要方法。

组方中使用了马钱子，马钱子是马钱科植物马钱的成熟种子，经过测定其中含有生物碱 1.5%～5%，主要成分有士的宁，由于士的宁可激发脊髓的反射功能，而性兴奋是受骨盆内的神经丛支配的，只要用药恰当，可以提高性兴奋而促使阴茎勃起与维持。

此外，在组方中，还使用了行气活血化瘀的药物。对阴茎勃起血流动力学的研究表明，阴茎的勃起与维持很大程度上取决于动脉血流的增加和阴茎海绵体血管阻力的下降。因此，重视利用活血化瘀的药物以助阴茎充血勃起，正是中医所谓"筋为体，以气血为用"。

2. 凌娅蜘蟋丸的研制及治疗早泄疗效观察

（1）方药组成：蜘蛛 30 只，蟋蟀 10 对，蜂房 60 克，地龙 10 条，蛤蚧 1 对，仙灵脾、肉苁蓉、补骨脂、胡桃仁、巴戟天、菟丝子、熟地黄、蛇床子、合欢皮、杜仲、远志、防风等药若干，蜂花粉 60 克，紫河车 40 克。

（2）药物的生产工艺、制备：根据方中各味药物的质地及其有效成分的化学性质，分组进行打粉，醇、水提取真空浓缩膏，制成浓缩丸（如赤豆大小），80 ℃以下干燥、分装，即得60 克×10 瓶。本品外观圆整，色泽一致，质量符合《中华人民共和国药典》1995 年版丸剂项规定。

（3）病例选择及治疗观察：诊断符合早泄 51 例，分为治疗组与对照组。治疗口服蜘蟋丸每日 2 次，每次 3 克；对照组口服海马巴戟丸（吉林敦化市制药厂生产）治疗，每日 2 次，每次 3 粒，均为 10 天后开始随访。

（4）疗效结果：治疗组有效率与对照组无显著性差异 $P>0.05$。

（5）药理药效学研究：蜘蟋丸是以蜘蛛、蟋蟀为主药的一种配方，这 2 味虫类药含有大量的蛋白质、氨基酸及酶类、激素、脂类、矿物质和微量元素等成分，具有活血化瘀、壮阳益肾、提高性欲的功效，配以蜂房、蛤蚧、紫河车起协同益肾固摄下元作用，治疗肾阳虚衰而致的阳痿不举效果明显。从生物学上来讲，虫类药物比本草药更贴近人体，其有效成分容易被人体吸收，纠正机体体内平衡失调。肉苁蓉、蛇床子等都有温肾壮阳作用，现代药理研究其提取液都有雄性激素样作用，能促进精液的分泌。菟丝子、杜仲补肝肾、强筋骨。地龙、远志、合欢皮性皆偏凉，有镇静安神的功效，且能缓解阳药易耗伤阴津的温燥之性，还可解除患者的紧张情绪，调整机体交感神经和迷走神经的平衡。蜘蟋丸与海马巴戟丸相比总有效率无显著差异，但海马巴戟丸与其他治疗阳痿药物一样仅治疗阳虚型阳痿，对阴虚型、肝郁型等疗效不好，故适应性差，而蜘蟋丸正相反，具有良好的适应性，对各型阳痿疗效都理想。另外，本丸有延缓射精时间的作用，在治疗阳痿同时对早泄亦有很好的疗效，治疗 75 例患者中，伴有早泄者 51 例经治疗后早泄好转 33 例。由此可见，蜘蟋丸的综合疗效较好。

蜘蟋丸为临床验方加减并由汤剂改型而来，原汤药经临床应用多年未见不良反应。

制取丸剂按照国家新药审批办法做毒理学研究，结果表明蜘蟋丸毒性很小，安全范围大。将本组方制成丸剂，不仅生药耗用量降低，而且疗效更佳，携带、服用更方便。在制丸过程中注意根据药物的性质采取相应的措施，保证药物的有效成分提取或免遭高温破坏。如蜘蛛、蟋蟀鲜活虫类，捕捉后即用沸水烫死，用微波炉高效短时烘干，－10 ℃冷藏，这样即可杀菌又可以使其含有生物活性物质不受破坏。再如仙灵脾、肉苁蓉、菟丝子、杜仲、远志等中草药中含有苷类、生物碱、黄酮类化合物，这些有效成分在乙醇中溶解度大、水中溶解甚微，对此采取醇、水分别提纯，收浸膏入药制得浓缩丸，避免了汤剂中有效成分的丢失，从而提高疗效。

六、中西医结合治疗述评

早泄是临床最常见的男性性功能障碍。目前对早泄的诊断由于没有确切统一标准，对早泄的认识明显的不一致。但一般认为在 2～6 分钟，夫妻双方均满意者，不能诊断为早泄。新婚或因各种原因射精时间短一些，或随着年龄的增加，射精时间有不同的变化，这些均是正常生理现象。临床有的患者有勃起功能障碍（ED），合并有早泄是比较常见的，这类患者应该首先治疗 ED，一般 ED 正常，射精也会明显延长。因此，在诊断早泄的同时，是否有其他性功能障碍，选择合理的治疗方法是十分重要的。

目前治疗方法有西药、中医药、行为治疗、手术等方法。西药治疗药物多是利用镇静类药物增强性抑制力，达到延长射精的目的，但有导致性兴奋降低、勃起不坚，甚至阳痿以及头晕等并发症的可能，而且长期应用，停药后复发率亦较高。性交前外用局部麻醉，临床部分患者有效。也有人应用西地那非（万艾可）和比法尔乳膏剂治疗早泄，初次疗效不明显，第 2 次射精明显延长。

中医药治疗早泄有多种方法，如补肾固精、滋阴潜阳、疏肝理气、活血化瘀、镇静安神等治法，临床有一定疗效，尤其早泄合并有 ED，中医药对改善症状，增加勃起功能，疗效较好，但多数中医药的治疗仍然停留在经验的治疗，应该采用随机、双盲、多中心研究。

性行为疗法是有效的治疗方法，其治疗要有充分的耐心及夫妻的配合治疗，应用得当，疗程足，多能使射精时间得到一定程度的延长，对射精的控制能力增强，使早泄得以改善和治愈。

手术治疗对原发性早泄，通过各种治疗无效，排除有 ED 等其他疾病，可以采用切断阴茎背侧远端部分神经末梢，对延长射精时间是有效的。但在手术前应该向患者介绍不会导致 ED 等并发症，且部分远端神经末梢切断，仍然有神经末梢分布龟头。只要掌握好适应证，手术疗效满意。

综上，多数早泄都是可以治愈的，对于无严重器质性疾病者，通过适宜的治疗，一般均可治愈，只是射精的时间长短有所不同。早泄的治愈率取决于医师为患者所寻找的治疗方法。治疗轻、中度患者可采用中药内服和外用，重度患者常需加用性行为疗法。一般来说，在一个适宜的治疗方案中，不要急于求成，坚持治疗一段时间，早泄均可改善，并逐渐治愈。

必须强调，早泄的治疗除患者本人外，往往对其配偶的"治疗"也是关键，必须做好这方面的工作，才能提高治愈率。另外，性知识的普及教育则是预防早泄的关键。

第六节 关 格

关格是以小便不通、呕吐不止为主要临床表现的病证。小便不通名曰关，呕吐不止名曰格，两者并见名曰关格。关格一般起病较缓，此前多有水肿、淋证、癃闭、消渴等慢性病史，渐进出现倦怠乏力，尿量减少，纳呆呕吐，口中气味臭秽及多种复杂兼症。晚期可见神昏、抽搐、出血、尿闭、厥脱等危候。

另有所述以大便不通兼有呕吐而亦称为关格者，不属本节讨论范围。

一、历史沿革

关格之名，始见于《内经》。其所论述的关格，一是指脉象，二是指病机。前者如《灵枢·终始》，其曰："人迎四盛，且大且数，名曰溢阳，溢阳为外格。"又曰："脉口四盛，且大且数者，名曰溢阴，溢阴为内关，内关不通死不治。人迎与太阴脉口俱盛四倍以上，命曰关格，关格者与之短期。"认为人迎与寸口脉均极盛，系阴阳决离的危象。后者如《灵枢·脉度》，其曰："阴气太盛，则阳气不能荣也，故曰关；阳气太盛，则阴气弗能荣也，故曰格；阴阳俱盛，不得相荣，故曰关格。关格者，不得尽期而死也。"旨在说明阴阳均偏盛，不能相互营运的严重病理状态。

汉代张仲景发展了《内经》的认识，《伤寒论·平脉法》谓："关则不得小便，格则吐逆。"明确提出关格的主要表现是小便不通和呕吐。并指出此证为邪气关闭三焦，而正气虚弱，不能通畅，既可见于急性疾病，也可见于慢性疾病，属于危重证候。

隋代巢元方《诸病源候论·大便病诸候》认为："大便不通谓之内关，小便不通谓之外格，二便俱不通，为关格。"所指有别于《伤寒论》，而其对病机阐述则遵从《内经》。此说一经提出，其影响沿至北宋。

唐代孙思邈《备急千金要方》把以上两说并列。王焘《外台秘要·卷二十七》补充了腹部痞块亦属于关格病的一个常见症状。

南宋张锐编著的《鸡峰普济方·关格》把上述概念合而为一，提出关格病为上有吐逆，下有大小便不通。并举例应用大承气汤有效，是对关格病较早的医案记载。

金元以后诸医家，对关格概念，以宗仲景说者为多。针对关格一证的多种涵义，明代张景岳《景岳全书·关格·论证》有专门阐释："关格一证，在《内经》本言脉体，以明阴阳离决之危证也，如'六节藏象论''终始篇''禁服篇'及'脉度''经脉'等篇，言之再四，其重可知。自秦越人三难曰：'上鱼为溢，为外关内格；入尺为覆，为内关外格。'此以尺寸言关格，已失本经之意矣。又仲景曰："在尺为关，在寸为格；关则不得小便，格则吐逆。"故后世自叔和、东垣以来，无不以此相传。"同时，明清以来，对关格的病因认识、临床证治及预后判断方面则有所发展。如王肯堂《证治准绳·关格》提出了临床应掌握"治主当缓，治客当急"的治疗原则。李用粹《证治汇补》指出："既关且格，必小便不通，旦夕之间，陡增呕恶，此因浊邪壅塞三焦，正气不得升降，所以关应下而小便闭，格应上而呕吐，阴阳闭绝，一日即死，最为危候。"何廉臣则进一步提出"溺毒入血"理论，《重订广温热论》描述："溺毒入血，血毒上脑之候，头痛而晕，视力蒙眬，耳鸣耳聋，恶心呕吐，呼吸带有溺臭，间或猝发癫痫状，甚或神昏痉厥，不省人事，循衣摸床撮空，舌苔起腐，间有黑点。"不仅指出本病亦可见于急性热病，同时阐述了关格晚期或重症的证候学特征，均对临床有重要的指导意义。

二、范围

关格主要包括西医学所指各种原发性、继发性肾脏疾病引起的慢性肾衰竭。其他如休克、创伤以及流行性出血热、败血症等疾病的晚期引起急性肾衰竭者，可参考本节内容进行辨证论治。

三、病因病机

关格是小便不通、呕吐和各种虚衰症状并见的病证，此由多种疾病发展到脾肾衰惫，浊邪壅塞所致。临证表现为本虚标实，寒热错杂，三焦不行，进而累及其他脏腑，终致五脏俱伤，气血阴阳俱虚。

（一）脾肾阳虚

水肿病程迁延，水湿浸渍，或饮食不调，脾失健运，湿浊内困，以致脾阳受损，生化无源；或因劳倦过度，久病伤正，年老体虚，以致肾元亏虚，命门火衰，肾关因阳微而不能开。脾肾俱虚，脏腑失养，故见神疲乏力，面色无华，纳呆泛恶，腰膝酸软，尿少或小便不通。脾肾阳气衰微，气不化水，阳不化浊，则湿浊益其。末期精气耗竭，阳损及阴，而呈阴阳离决之势。《景岳全书·杂证谟·关格》谓："此则真阳败竭，元海无根，是诚亢龙有悔之象，最危之候也。"

（二）湿浊壅滞

脾肾虚损，饮食不能化为精微，而为湿浊之邪。湿浊壅塞，三焦不利，气机升降失调，故上而吐逆，下而尿闭。若属中阳亏虚，阳不化湿，湿浊困阻脾胃，则肢重乏力，纳呆呕恶，腹胀便溏，舌苔厚腻。若湿浊久聚，从阳热化，湿热蕴结中焦，胃失和降，脾失健运，则脘腹痞满，纳呆呕恶，口中黏腻，或见便秘。浊毒潴留上熏，则口中秽臭，或有尿味。湿浊毒邪外溢肌肤，症见皮肤瘙痒，或有霜样析出。湿浊上渍于肺，肺失宣降，肾不纳气，则咳逆倚息，短气不得卧。

（三）阴精亏耗

禀赋不足，素体阴虚，或劳倦久病，精气耗竭，阳损及阴，以致肾水衰少，水不涵木；水不济火，心肾不交；心脾两虚，水谷精微不化气血，则面色萎黄，唇甲色淡，心悸失眠；肝血肾精耗伤，失于滋养，则头晕耳鸣，腰膝酸软；阴虚火旺，虚火扰动，则五心烦热，咽干口燥。肾病日久累及他脏，乃至关格末期阴精亏耗，浊毒泛溢，五脏同病。肾病及肝，肝肾阴虚，虚风内动，则手足搐搦，甚则抽搐；肾病及心，邪陷心包，心窍阻闭，则胸闷心悸，或心胸疼痛，甚则神志昏迷。

（四）痰瘀蒙窍

脏腑衰惫，久病入络，因虚致瘀，或气机不畅，血涩不行，阻塞经脉，加之湿邪浊毒内蕴，三焦壅塞，气机逆乱，以致痰浊瘀血上蒙，清窍闭阻，神机失用，则神昏谵语，烦躁狂乱或意识蒙眬。

（五）浊毒入血

痰瘀痹阻，脉络失养，络破血溢；或湿浊蕴结，酿生毒热，热入营血，血热妄行，以致吐衄便血。此乃脾败肝竭，关格病进入危笃阶段。

（六）毒损肾络

失治误治，未能及时纠偏，酿生浊毒；或久服含毒药物，以致药毒蓄积，侵及下焦，耗损气血，危害肾络，进而波及五脏。

总之，关格多由各种疾病反复发作，或迁延日久所致。脾肾阴阳衰惫为其本，浊邪内聚成毒为其标，在病机上表现为本虚标实，"上吐下闭"。病变发展则正虚不复，由虚至损，多脏同病，最终精气耗竭，内闭外脱，气血离守，脏腑功能全面衰败。

四、诊断与鉴别诊断

（一）诊断

1. 发病特点

患者多有水肿、淋证、癃闭、消渴等基础病史，渐进出现关格见证。部分患者亦可由于急性热病、创伤、中毒等因素而突然致病。

关格一般为慢性进程，但遇外感、咳喘、泄泻、疮疡、手术等诱因引发，可致病情迅速进展或恶化。

2. 临床表现

关格临床表现为小便不通、呕吐和各种虚衰症状并见，兼症极为复杂。一般而言，关格前期阶段以脾肾症状为主，后期阶段则渐进累及多脏，出现危候。

早期阶段：在原发疾病迁延不愈的基础上，出现面色晦滞，神疲乏力。白天尿量减少，夜间尿量增多。食欲不振，恶心欲呕，晨起较为明显，多痰涎，或有呕吐。部分患者可有眩晕、头痛、少寐。舌质淡而胖，边有齿印，舌苔薄白或薄腻，脉沉细，或细弱。

中末期阶段：早期阶段诸般症状加重乃至恶化，恶心呕吐频作，饮食难进，口中气味臭秽，甚至有尿味。尿量减少，甚至少尿或无尿。或见腹泻，一日数次至十数次不等，或有便秘。皮肤干燥或有霜样析出，瘙痒不堪，或肌肤甲错，甚则皱瘪凹陷。或有心悸怔忡，心胸疼痛，夜间加重，甚至不可平卧。或胸闷气短，动则气促，咳逆倚息，面青唇紫，痰声辘辘。或有肢体抖动抽搐，甚至瘛疭。或有牙宣、鼻衄、咯血、呕血、便血、皮肤瘀斑、月经不调。或烦躁不宁，狂乱谵语，意识蒙眬。或突发气急，四肢厥逆，冷汗淋漓，神识昏糊，脉微欲绝等等。本证阶段患者脉象以沉细、细数、结或代为主。

（二）鉴别诊断

1. 走哺

走哺以呕吐伴有大小便不通利为主症，相似于关格。但走哺一般先有大便不通，继之出现呕吐，呕吐物多为胃中饮食痰涎，或带有胆汁和粪便，常伴有腹痛，最后出现小便不通。故属实热证，其病位在肠，与关格有本质的区别。《医阶辨证·关格》说："走哺，由下大便不通，浊气上冲，而饮食不得入；关格，由上下阴阳之气倒置，上不得入，下不得出。"两者相比，关格属危重疾病，预后较差。

2. 转胞

转胞以小便不通利为临床主要表现，或有呕吐等症。但转胞为尿液潴留于膀胱，气迫于胞则伴有小腹急痛，其呕吐是因水气上逆所致，一般预后良好。

五、辨证

（一）辨证要点

1. 判断临床分期

关格病的早期表现以虚证为主，脾肾气虚、脾肾阳虚或气阴两虚表现较为突出，由于原发病变不同及个体差异，部分患者可见阴虚证。此时兼有浊邪，但并不严重。把握前期阶段对疾病预后至关重要，须有效控制病情，延缓终末期进程。否则阳损及阴，浊邪弥漫，正气衰败。关格后期阶段虚实兼夹，病变脏腑已由脾肾而波及心、肺、肝诸脏，浊邪潴留，壅滞三焦，病趋恶化，以致出现厥脱等阴精耗竭、孤阳离别之危象。

2. 详审原发病证

根据临床普遍规律，脏腑虚损程度与原发疾病密切相关。原发病为本，继发病为标，不同病因对脏腑阴阳气血构成不同程度的损伤，寒化伤阳，热化伤阴，至病变晚期由于机体内在基础不一，从而呈现不同的证候趋向。水肿反复发作而致关格者，多以脾肾阳虚为主，很少单纯属于阴虚；淋证迁延而致关格者，由于病起于下焦湿热，湿可化热，热可伤阴，故常有阴虚见证。关格由癃闭发展而致者，转归差异很大。癃闭病因复杂，或外因感受六淫疫毒，或内因伤于饮食情志劳倦，以及砂石肿物阻塞尿路，湿热、气结、瘀血阻碍为病，涉及三焦。一般而言，渐进起病的虚性癃闭而致关格者，多以气虚、阳虚见证为先，其余者往往阴阳俱虚、寒热错杂。消渴的病机基础是肺燥、胃热、肾虚交互为病，病程经久，耗气伤阴，致关格阶段多属气阴两伤，阴阳俱虚。

3. 区别在气在血

关格早期阶段病在气分，后期阶段病入血分。分辨在气在血须脉症互参，其中最重要的有两点：一是兼夹风寒、风热、寒湿、湿热等各种诱发因素，病在上焦肺卫和中焦脾胃者，多在气分。可伴有发热，恶寒，或咽喉干痛，咳嗽痰黄，或尿痛淋漓，或泄泻腹胀等等。若病及心肝，则多属血分。二是不论有否外邪，凡见各种出血症状，表明病在血分，可使气血更虚，脾肾耗竭。

4. 明辨三焦病位

关格病情危重，证候复杂，辨察三焦病位是论治的关键问题。本病后期由于浊邪侵犯上中下三焦脏腑各有侧重，预后不同。浊邪侵犯中焦为关格必见之证，症状又有浊邪犯胃、浊邪困脾之别。病在上焦心肺，临床表现为气急，倚息不能平卧，呼吸低微，心悸胸痛，甚则神昏谵语。浊邪侵犯下焦肝肾，临床以形寒肢冷，四肢厥逆，烦躁不安，抽搐瘛疭为特点。

在关格的后期阶段，根据三焦病位可预察转归。偏于阳损者，多属命门火衰，不能温运脾土，故先见脾败，后见肝竭；偏于阴损者，多属肾阴枯竭，肝风内动，故先见肝竭，而后见脾败。至于心绝和肺绝等多数见于脾败或肝竭之后。浊邪侵犯上焦下焦，则关格病进入危重阶段，时时均可产生阴阳离决之象。

（二）证候

1. 脾阳亏虚

症状：纳呆恶心，干呕或呕吐清水，少气乏力，面色无华，唇甲苍白，晨起颜面虚浮，午后下肢水肿，尿量减少，形寒腹胀，大便溏薄，便次增多。舌质胖淡，苔薄白，脉濡细或沉细。

病机分析：脾阳不振，气血生化无源，气不足则少气乏力；血不足则面色无华，唇甲苍白；中运失健，湿浊内生，则尿少水肿，腹胀便溏；浊邪上逆，则恶心呕吐；脉濡细，苔薄舌质淡为脾阳虚的征象。

2. 肾阳虚衰

症状：腰酸膝软，面色晦滞，神疲肢冷，下肢或全身水肿，少尿或无尿，纳呆泛恶或呕吐清冷。舌质淡如玉石，苔薄白，脉沉细。

病机分析：下元亏损，命门火衰，脏腑失于温煦濡养，则腰酸膝软，面色晦滞，神疲肢冷，舌淡，脉沉而细；肾阳衰微，气不化水，阳不化浊，则湿浊潴留，壅塞水道，泛滥肌肤而为水肿；肾关因阳微而不能开，则少尿或无尿。

3. 湿热内蕴

症状：恶心厌食，呕吐黏涎，口苦黏腻，口中气味臭秽，脘腹痞满，便结不通。舌苔厚腻，脉沉细或濡细。

病机分析：脾胃受损，纳化失常，湿浊内生，壅滞中焦。湿浊困脾，则脘腹痞满，纳呆厌食，舌苔厚腻，脉沉细或濡细；浊邪犯胃，胃失和降，故恶心呕吐；湿浊化热，则口苦黏腻，口中气味臭秽，便结不通。

4. 肝肾阴虚

症状：眩晕目涩，腰酸膝软，呕吐口干，五心烦热，纳差少寐，尿少色黄，大便干结。舌淡红少苔，脉弦细或沉细。

病机分析：阴精亏耗，肾水衰少，水不涵木，肝肾失于滋养，则眩晕目涩，腰酸膝软，纳差少寐，舌淡红少苔，脉弦细或沉细；阴虚火旺，虚火扰动，则五心烦热，咽干口燥，尿少色黄，大便干结。

5. 肝风内动

症状：头痛眩晕，手足搐搦或肢体抽搐，纳差泛恶，尿量减少，皮肤瘙痒，烦躁不安，其则神昏痉厥癫痫，尿闭，舌抖或卷缩，舌干光红，或黄燥无津，脉细弦数。

病机分析：关格末期，肾病及肝，肝肾阴虚，肝阳上亢，则头痛眩晕，舌干光红，或黄燥无津，脉细弦数；浊毒阻闭心窍，则舌抖卷缩；浊毒泛溢，虚风内动，则肢体搐搦，皮肤瘙痒；阴分耗竭，阴不敛阳，阳越于外，故见烦躁不安，其则神昏痉厥。

6. 痰瘀蒙窍

症状：小便短少，其则无尿，胸闷心悸，面白唇暗，恶心呕吐，痰涎壅盛或喉中痰鸣，其则神识昏蒙，气息深缓。舌淡苔腻，脉沉缓。

病机分析：脏腑衰惫，浊毒壅塞，气机逆乱，瘀血阻滞经脉，以致痰浊瘀血上蒙，清窍闭阻，神机失用，则诸症蜂起。

7. 浊毒入血

症状：烦躁或神昏谵语，尿少或尿闭，呕吐臭秽，或见牙宣、鼻衄、咯血、呕血、便血、皮肤瘀斑，或有发热，大便秘结。舌干少津，脉细弦数。

病机分析：关格病进入危笃阶段，肾病及心，邪陷心包，或脾败肝竭，浊毒入营动血，络破血溢，以致吐衄便血，烦躁神昏。

8. 阳微阴竭

症状：周身湿冷，面色惨白，胸闷心悸，气急倚息不能平卧，或呼吸浅短难续，神昏尿闭。舌淡如玉，苔黑或灰，脉细数，或结或代，或脉微细欲绝或沉伏。

病机分析：肾者元气之根，水火之宅，五脏之阴非此不能滋，五脏之阳气非此不能发。肾阳衰微，阳损及阴，阴耗血竭，阴不敛阳，虚阳浮越，终至阳微阴竭，气脱阳亡，阴阳离决。

六、治疗

（一）治疗原则

1. 治主当缓，治客当急

本病脾肾衰惫为其本，浊毒内聚为其标。前者为主，后者为客。脏腑虚损为渐进过程，不宜峻补，而需长期调理，用药刚柔相兼，缓缓图之。湿浊毒邪内蕴，宜及时祛除继发诱因，尽力降浊排毒，以防发生浊毒上蒙清窍，阻塞经脉，入营动血或邪陷心包之变。

2. 虚实兼顾，把握中焦

关格是补泻两难的疾病。根据病程演变规律，早期宜侧重补虚，兼以化浊；后期阶段，浊邪弥漫，正气衰败，治疗宜虚实兼顾，用药贵在灵活。本病临床累及三焦脏腑虽有侧重，但浊毒壅滞中焦则贯彻病程始终，故把握中焦为治疗要务。上下交损，当治其中。其时患者尽管正气虚衰，若强用补益亦难以受纳，且更易助长邪实，加重病情。故调理脾胃，化浊降逆，缓解呕恶，增进饮食，才能为下一步治疗提供条件。

（二）治法方药

1. 脾阳亏虚

治法：温中健脾，化湿降浊。

方药：温脾汤合吴茱萸汤加减。方中附子、干姜温运中阳，人参、甘草、大枣益气健脾，大黄降浊，吴茱萸温胃散寒，下气降逆，生姜和胃止呕。本方为补泻同用之法，适用于脾胃虚寒，浊邪侵犯中焦，以致上吐下闭者。大黄攻下降浊是权宜之计，以便润为度，防止久用反伤正气。

此外，人参的选用应注意原发病的内在基础，如关格由水肿发展而来，以红参为宜；若关格的本病为淋证、癃闭、血尿、肾痨，为阴损及阳，兼有湿热者，选用白参较为适当。

阳虚水泛而为水肿者，治宜健脾益气，温阳利水，化裁黄芪补中汤或防己黄芪汤，以人参、黄芪益气补中，白术、苍术、防己健脾燥湿，猪苓、茯苓、泽泻、陈皮利水消肿，甘草和中。其中，生黄芪益气利水而无壅滞中满之弊，治疗水肿较为适宜。脾虚湿因而泛恶者，可用理中丸加姜半夏、茯苓利湿和胃。若湿抑中阳较著，可加用桂枝，师《金匮要略》防己茯苓汤法。

2. 肾阳虚衰

治法：温补肾阳，健脾化浊。

方药：《济生》肾气丸化裁。方中肉桂、附子温补肾阳，地黄、山药、山茱萸滋养脾肾，茯苓、丹皮、泽泻、车前子、牛膝化湿和络，引药下行。

肾阳亏损而水肿较重者，选用真武汤。兼有中焦虚寒者，配伍干姜、肉豆蔻、吴茱萸温运中阳。呕吐明显者，加用生姜、半夏。肾阳虚衰者，往往肾阴亦亏，在应用温肾药时，应了解关格病的原发疾病以及肾阴、肾阳虚损的情况。

若原发疾病有湿热伤阴基础乃至阴损及阳，温肾药物宜选用淫羊藿、仙茅、巴戟天等温柔之品，或选用右归饮，寓温肾于滋肾之中。若肾脏畸形，命火衰微，水湿潴留于肾，以致肾脏肿大，腹部癥积者，治宜温补肾阳，同时配伍三棱、莪术、生牡蛎、象贝母等活血祛瘀软坚之品。

3. 湿热内蕴

治法：清化湿热，降逆止呕。

方药：黄连温胆汤化裁。方用陈皮、半夏、竹茹、枳实、茯苓、黄连清化湿热，配用生姜降逆止呕。浊邪犯胃，和胃降逆化浊法的常用方剂尚有小半夏汤、旋覆代赭汤等，后者降逆止呕的作用较强。亦可加大黄通导腑气，使浊邪从大便而出。

4. 肝肾阴虚

治法：滋养肝肾，益阴涵阳。

方药：杞菊地黄丸化裁。方用地黄、山茱萸滋养肝肾，山药补脾固精，茯苓、泽泻渗湿，丹皮凉肝泄热，枸杞子、菊花滋补肝肾，平肝明目。肝肾阴虚，肝阳偏亢，易引动肝风，可配伍钩藤、夏枯草、牛膝、石决明平肝潜阳，降泻虚火，以防虚风内动。

本病兼夹湿热浊毒，用药不宜滋腻，以免滞邪碍胃。

5. 肝风内动

治法：平肝潜阳，熄风降逆。

方药：镇肝熄风汤化裁。方用龙骨、牡蛎、代赭石镇肝降逆；龟甲、芍药、玄参、天门冬柔肝潜阳熄风；牛膝引气血下行以助潜降；合茵陈、麦芽清肝舒郁。若出现舌干光红，抽搐不止者，宜用大定风珠，方用地黄、麦门冬、阿胶、生白芍、麻仁甘润存阴；龟甲、鳖甲、牡蛎育阴潜阳；五味子配甘草，酸甘化阴，滋阴熄风。

6. 痰瘀蒙窍

治法：豁痰化瘀，开窍醒神。

方药：涤痰汤化裁。本方适用于痰瘀蒙窍而偏于痰湿者，方中半夏、陈皮、茯苓健脾燥湿化痰；胆南星、竹茹、石菖蒲化痰开窍。若属痰瘀蒙窍而偏于痰热者，用羚羊角汤。该方以羚羊角、珍珠母、竹茹、天竺黄清化痰热；石菖蒲、远志化痰开窍；夏枯草、丹皮清肝凉血。以上二方化瘀力稍嫌不足，宜酌情配伍丹参、赤芍、蒲黄、桃仁、三七等化瘀之品。

痰瘀浊毒内盛，上蒙清窍而致神昏者，治宜利气开窍醒神。可用醒脑静或清开灵静脉滴注，或鼻饲苏合香丸。关格进入神昏危笃阶段，小便不通，治以开窍急救时，尤应注意禁用含毒药物，以免药毒蓄积，危害肾脏。

7. 浊毒入血

治法：解毒化浊，宁络止血。

方药：犀角地黄汤、清宫汤化裁。适用于痰浊化热，热入血分而致鼻衄、咯血等出血证。组方宜以水牛角、生地黄、赤芍等解毒清热、凉血止血为主药，或酌情配合应用至宝丹或紫雪丹。治疗血证，要掌握"治火、治气、治血"基本原则，酌情选用收敛止血、凉血止血、活血止血药物。严密观察病情变化。

8. 阳微阴竭

治法：温扶元阳，补益真阴。

　　方药：地黄饮子化裁。方用附子、肉桂、巴戟肉、肉苁蓉、地黄、山茱萸温养真元，摄纳浮阳；麦门冬、石斛、五味子滋阴济阳；石菖蒲、远志、茯苓开窍化浊。若出现呼吸缓慢而深，肢冷形寒，汗出不止，命门耗竭者，急宜温命门之阳，参附注射液静脉滴注。若正不胜邪，心阳欲脱，急用参麦注射液静脉滴注敛阳固脱。

　　凡浊邪侵犯上焦心肺，或下焦肝肾，为关格进入末期危重阶段，口服药物无法受纳者，应采用中西医结合的方法进行抢救。

　　（三）其他治法

　　1. 单方验方

　　（1）冬虫夏草：临床一般用量 3～5 克，水煎单独服用或另煎兑入汤剂中，亦可研粉装胶囊服用。20 日为一个疗程，连服 3～4 个疗程。

　　（2）地肤子汤：地肤子 30 克，大枣 4 枚，加水煎服，每日 1 剂，分 2 次服完。具有清热利湿止痒功效，适用于关格皮肤瘙痒者。

　　2. 针灸治疗

　　主要选穴为中脘、气海、足三里、三阴交、阴陵泉、肾俞、三焦俞、关元、中极、内关。每次选主穴 2～3 个，配穴 2～3 个。可根据病情需要选择或增加穴位。虚证用补法，实证用泻法，留针 20～30 分钟，中间行针 1 次，每日针刺 1 次，10 次为一个疗程。

　　3. 灌肠疗法

　　降浊灌肠方：生大黄、生牡蛎、六月雪各 30 克，浓煎 200～300 毫升，高位保留灌肠。2～3 小时后药液可随粪便排出。每日 1 次，连续灌肠 10 日为一个疗程。休息 5 日后，可再继续一个疗程。适用于关格早中期。

　　4. 药浴疗法

　　药浴方：由麻黄、桂枝、细辛、附子、红花、地肤子、羌活、独活等组成。将药物打成粗末，纱布包裹煎浓液，加入温水中，患者浸泡其中，使之微微汗出，每次浸泡 40 分钟，每日 1 次，10～15 日为一个疗程。

七、转归及预后

本病为多种疾病渐进而来，病程发展趋势为由轻渐重，由脾肾受损而致五脏俱伤，正虚则邪实，邪盛则正衰，形成恶性循环。关格的转归和预后，取决于脾肾亏损程度和浊邪壅滞部位。若病限脾胃，邪在中焦，而治疗调摄得当，且避免复感外邪，尚可带病延年；若病变累及他脏，浊毒凌心射肺，入营动血，引动肝风，甚则犯脑蒙窍，最终正不胜邪，则预后较差。

八、预防和护理

积极治疗水肿、淋证、癃闭、消渴、眩晕、肾痨等原发疾病。注意消除外感、寒湿、劳顿等各种诱因。注意饮食调摄，不宜膏粱厚味。